Die
Elektrokardiographie

und andere graphische Methoden
in der Kreislaufdiagnostik

Von

Professor Dr. Arthur Weber

Direktor des Balneologischen Universität-Instituts Bad Nauheim

Vierte Auflage

Mit 150 Abbildungen

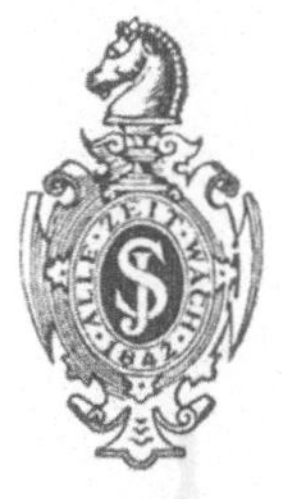

Berlin · Göttingen · Heidelberg

Springer-Verlag

1948

ARTHUR WEBER

Fechenheim, Kr. Hanau, 3. 8. 1879

ISBN 978-3-540-01360-0   ISBN 978-3-642-86239-7 (eBook)
DOI 10.1007/978-3-642-86239-7

US-W-1093, November 1948
2500 Exemplare
Druck der Universitätsdruckerei H. Stürtz AG., Würzburg

Vorwort zur vierten Auflage *.

Was mir in jüngeren Jahren nicht zustand, das darf ich wohl jetzt, wo ich mich der Vollendung des siebenten Dezenniums nähere, sagen: Mit zunehmender Zahl der Jahresringe nehmen Neigung und Fähigkeit, sich neue Gedanken zu eigen zu machen, ab. Wenn der Direktor einer Wiener Universitätsklinik noch vor wenigen Jahren bei Besprechung der Monographie von Behr über maligne Diphtherie schreiben konnte: „Für letzteren (nämlich für den praktischen Arzt) ist das Ekg nicht wichtig. Ja selbst für den Kliniker halte ich das Ekg zwar für interessant, aber nicht wichtig, ja in manchen Fällen von besonderer Erregbarkeit der Kinder für schädlich", so kann man dazu nur sagen, was der Bauer nicht kennt, ißt er nicht. — Allerdings wird man solche Gefühlsäußerungen in wissenschaftlichen Arbeiten, in denen für jede Behauptung auch Beweispflicht besteht, nicht finden.

Es kann vielmehr keine Meinungsverschiedenheit darüber bestehen, daß eine Untersuchung der Kreislauforgane ohne Anwendung der Elektrokardiographie unvollkommen ist. Über die *Bewertung* der elektrokardiographischen Ergebnisse besteht noch keine Einigkeit.

Die Elektrokardiographie ist eine klinische Untersuchungsmethode, genau so wie die Auskultation, Blutdruckmessung, Röntgenuntersuchung usw. Die alte Regel gilt auch für die Elektrokardiographie: man soll niemals eine vollständige Diagnose mit einer Untersuchungsmethode allein begründen wollen. Das Ergebnis jeder einzelnen Untersuchungsmethode bildet einen Stein in dem Mosaik, das durch Zusammenfügen aller Untersuchungsergebnisse und der Anamnese „das klinische Bild" ergibt. Man kann deswegen nicht wohl das Ekg dem klinischen Bild gegenüberstellen.

Die Methoden, deren sich die graphische Herzdiagnostik bedient, sind meist erst in unserem Jahrhundert entwickelt worden. Aber den Anstoß zu der imponierenden Geistesarbeit auf diesen Gebieten geht nicht etwa von der Medizin aus, sondern von den beiden Weltmächten Kino und Rundfunk. Wenn man von der chemischen Industrie absieht, arbeiten die Erfinder viel weniger für die Heilkunde als etwa für Verkehr und Unterhaltung. Ganz ohne Schuld sind die Ärzte an diesem bemerkenswerten Zustand nicht. Sie pflegen nur selten Verbindung mit der Technik, ja bei vielen Ärzten, auch bei akademischen Lehrern, besteht eine Abneigung gegen alle apparativen Methoden, zumal in der Diagnostik. Man hört nicht selten das Argument: der praktische Arzt kann nicht immer einen Röntgenapparat oder einen Elektrokardiographen mitnehmen, er muß auch ohne diese Hilfsmittel eine Diagnose stellen und eine sachgemäße Behandlung einleiten können. Gewiß soll und muß jeder Arzt sehen, fühlen, perkutieren und auskultieren lernen, weil er nur allzu oft in die Lage kommt, ohne alle Apparate handeln zu müssen. Aber — und das ist das Entscheidende — er muß wissen, daß

---

* Das Manuskript lag schon 1943 fertig vor, der bereits fertiggestellte Satz wurde durch Kriegsereignisse vernichtet.

er mit diesen einfachen Hilfsmitteln in vielen Fällen an Grenzen der Erkenntnis kommt, die er mit apparativen Methoden weit überschreiten kann. Wer wollte es wagen, eine beginnende Aortensyphilis ohne Röntgenuntersuchung zu diagnostizieren? Wer könnte die Verantwortung übernehmen, eine Diphtherie-Myokardschädigung ohne eine Ekg-Aufnahme auszuschließen? Man kann alle nicht-apparativen Methoden und die Anamnese einerseits, die apparativen messenden Methoden andererseits vergleichen mit dem indirekten und direkten Sehen: Um uns in der Umwelt orientieren zu können, haben wir beide in gleicher Weise nötig. Während wir mit dem indirekten Sehen allein nur einen verschwommenen Eindruck von den Dingen um uns bekämen, würden wir mit der Macula allein vieles von unserer Umwelt übersehen. Genau so bei der Krankenuntersuchung. Die Anamnese und die groben Untersuchungsmethoden, wie etwa die Perkussion, geben uns mit Hilfe diffuser Eindrücke die Richtung an, in der wir exakt messende Methoden anzuwenden haben.

Aus Mangel an Besserem hat man zwar von jeher durch Kombination zahlreicher, mehr oder weniger exakter Sinneswahrnehmungen eine scharf umrissene Diagnose erstrebt und zweifellos vielfach auch erreicht. Aber daß dieses Verfahren immer unsicher bleibt und daß die Diagnose wesentlich exakter durch die Benutzung objektiv messender Verfahren wird, dafür kann ich auf dem Gebiet der Kreislaufstörungen einen vieltausendfältigen Beweis erbringen. Seit über 25 Jahren betreue ich die von der Angestelltenversicherung hierher geschickten Kranken, anfangs jährlich einige hundert, seit 15 Jahren mindestens tausend Patienten jährlich. Alle diese Kranken kommen mit einem Befundbericht von ihrem Hausarzt, meist auch noch mit einem Attest vom zuständigen Vertrauensarzt, (Kreisarzt usw.). Wir haben nun durch all die Jahre in jedem Einzelfall die Diagnosen der einweisenden Ärzte mit der hiesigen, auf Grund einer 4—6wöchigen Beobachtung gestellten Diagnose verglichen. In den ersten Jahren bestand nur in einer kleinen Minderheit Übereinstimmung zwischen den Einweisungsdiagnosen und unserer hiesigen. Im Laufe der Jahre ist die Übereinstimmung immer besser geworden. Vollständige Fehldiagnosen, früher keine Seltenheit, sehen wir nur noch ausnahmsweise. Die Erklärung kann ich nur darin sehen, daß früher häufig nicht einmal der Blutdruck gemessen, ein Röntgenapparat nur selten, der Elektrokardiograph niemals angewendet wurde. Alle diese Hilfsmittel der Diagnostik werden, in den letzten 10—15 Jahren in steigendem Maße benutzt, und damit werden auch die Diagnosen exakter.

In unseren Krankengeschichten versuchen wir das Krankheitsbild möglichst umfassend und eindeutig zu schildern. Aber die Sprache ist dazu ein sehr unzureichendes Instrument. Wieviel Worte wären nötig, um einen Apfelbaum so zu beschreiben, daß man ihn von irgendeinem anderen Laubbaum nur nach der Beschreibung unterscheiden könnte! Ein achtjähriges Landkind würde mit einem Blick einen Apfelbaum von allen anderen Bäumen sicher unterscheiden, auch im Winter, ohne deswegen imstande zu sein, mit Worten anzugeben, warum dies gerade ein Apfelbaum sei.

Die im folgenden beschriebenen Untersuchungsmethoden erlauben fast immer präzisere, weniger vieldeutige Angaben, als eine noch so wortreiche Beschreibung dazu imstande ist. Die kurvenmäßige Darstellung von Lebensvorgängen brauchte aber nicht auf den Kreislauf beschränkt zu sein. Sie sollte für alle Organsysteme erstrebt werden. Man kann eine Krankengeschichte ganz anders als derzeit üblich abfassen. Man kann an Worten sparen und statt dessen Dokumente in Form von Kurven und Bildern zusammentragen. Zu einer guten Krankengeschichte der Zukunft sollte die farbige Photographie, mindestens des Gesichtes, unter Standardbedingungen aufgenommen, gehören. In der Aufnahme müßten alle Farbwerte, z. B. die Intensität von Ikterus oder Cyanose, jederzeit nachträglich bestimmbar sein. Sprache, Herzschall, etwaige Veränderungen des Atemgeräusches könnten als Kurve und außerdem auf der Schallplatte, oder noch besser auf dem Magnetophonfilm festgehalten und jederzeit reproduziert werden. Gang und etwaige Bewegungsanomalien könnten im Laufbild festgehalten werden. Kurzum, jede registrierbare Lebensäußerung, jede für die Krankenbeobachtung wichtige Körperstelle sollte kurven- oder bildmäßig immer nach einem nachprüfbaren Verfahren registriert werden. Auf diese Weise würden wir ein sehr viel klareres und lebendigeres Bild vom Krankheitszustand und seinen Veränderungen entwerfen.

Dem vermehrten Aufwand an Zeit und Apparatur stände als Gewinn größere Exaktheit und Zuverlässigkeit der Krankenbeobachtung gegenüber. Der dokumentarisch festgehaltene Befund würde auch noch nachträglich Feststellungen von zunächst noch übersehenen Veränderungen erlauben. In der Gutachtertätigkeit wird vielfach beklagt, daß die ungenügende anfängliche Untersuchung die richtige Beurteilung erschwert. Das ist zweifellos ein ganz allgemein herrschender Fehler, nur wird er meist nicht bemerkt. Die wissenschaftliche Forschung aber, deren Ziel doch schließlich bessere Heilung und bessere Verhütung von Krankheiten ist, würde ungemeinen Vorteil haben. Es wäre ein großer Fortschritt, wenn man die wenig wertvolle unkontrollierbare Behauptung „nach meiner Erfahrung" ersetzen könnte durch die kontrollierbare: „nach meiner Feststellung".

Die hier vorgeschlagene Art die Krankengeschichte zu führen, brauchte keineswegs ein Reservat der größeren Krankenanstalten zu sein. Der einzelne Arzt muß nur den Grundsatz anerkennen, daß er heutzutage nicht mehr alles selbst machen kann, sondern, daß Arbeitsteilung vielfach Voraussetzung für Leistungssteigerung ist. Das, was Krankenkassen oder große Industriewerke mit Errichtung von Untersuchungsstellen fertigbringen, das müßte auch durch genossenschaftlichen Zusammenschluß von Privatärzten erreichbar sein.

Der Herzschall ist in der vorliegenden Auflage ausführlicher behandelt worden. In der Elektrokardiographie wurden die thorakalen Ableitungen, die Antesystole (Kentsches Bündel) und das Belastungs-Ekg ausführlicher besprochen. Eine Reihe von Abbildungen wurden durch neue ersetzt. Falls die schwierigen Verhältnisse es gestatten, soll im Anschluß an dies Buch noch ein Atlas erscheinen.

Bad Nauheim, August 1948.

Arthur Weber.

Inhaltsverzeichnis.

Verzeichnis der Abbildungen.

I. Allgemeines über die Einrichtung einer Herzuntersuchungsstation.

Registrierapparate sollen gegen mechanische und erst recht gegen elektrische Störungen geschützt aufgestellt werden. Saitengalvanometer am besten im Erdgeschoß oder im Keller möglichst weit abgelegen von verkehrsreichen Straßen. Für Verstärkerapparate wird am besten das ganze Untersuchungszimmer als faradischer Käfig ausgebildet. Das Untersuchungszimmer muß groß und geräumig sein; es sollte zum mindesten 6×8 m Grundfläche haben und nicht unter 3,50 m hoch sein. Die Aufnahmen selbst können bei herabgemindertem Tageslicht gemacht werden, trotzdem ist eine Einrichtung zur völligen Verdunkelung des Zimmers unentbehrlich, um bei etwaigen Betriebsstörungen das Kymographion öffnen zu können. Unmittelbar neben dem Untersuchungsraum muß ein etwa 3×3 m großes Dunkelzimmer eingerichtet werden.

II. Prinzipien der Registrierung.

Alle modernen Methoden zur photographischen Registrierung von Vorgängen am Kreislauf fußen auf den grundlegenden Arbeiten von O. Frank (97—99), der die Forderungen festlegte, denen die Registrierapparate genügen müssen, wenn sie ihre Bestimmung erfüllen sollen: die Vorgänge am Kreislauf ohne Entstellung aufzuzeichnen. Von einem Registrierapparat ist zu verlangen, daß er ihm aufgezwungene Bewegungen ohne Entstellung aufzuschreiben vermag. Hierzu ist der Apparat nur dann befähigt, wenn er neben der genügenden Empfindlichkeit eine Eigenschwingungszahl hat, die wesentlich höher liegt als die rascheste Schwingung, z. B. der Arterienwand, die er aufzuzeichnen hat.

Jeder Registrierapparat kann als *Pendel* aufgefaßt werden. Die Eigenschwingung eines Pendels stellt man fest, indem man es durch einen einmaligen Anstoß aus seiner Ruhelage bringt, dann führt es gedämpfte Schwingungen aus, d. h. es pendelt mit von Schlag zu Schlag abnehmender Exkursionsweite um seine Nullage hin und her, bis es wieder dauernd seine Ruhelage einnimmt. Die Anzahl der Schwingungen in der Zeiteinheit, das ist die *Eigenschwingungszahl*, ist unabhängig von der Stärke des einmaligen Anstoßes, sie ist nur bedingt durch die physikalische Beschaffenheit des Pendels. Durch einen von Frank angegebenen einfachen Versuch kann man sich jederzeit leicht selbst veranschaulichen, welchen Einfluß die Eigenschwingungszahl des Pendels auf die richtige Wiedergabe der ihm mitgeteilten Bewegung ausübt. Man stelle sich ein Pendel her, indem man an ein Gewicht einen etwa 20 cm langen Bindfaden knüpft. Stößt man nun dieses Pendel an, so schwingt es in der Sekunde vielleicht einmal hin und her, ganz gleich, wie stark der Anstoß war. Das Pendel hat also eine Eigenschwingungszahl von 1. Vollführt man nun, während man das Pendel hält, mit der Hand ganz langsam hin und her gehende Bewegungen, so folgt das Gewicht getreu der Handbewegung; es hängt immer senkrecht unter der Hand. Wenn man aber mit der Hand schneller hin und her fährt, so bleibt zunächst das Gewicht zurück und schießt dann weit über den Punkt hinaus, zu dem die führende Hand gelangt. Steigert man die Geschwindigkeit der Hand so, daß sie ungefähr ebenso rasch hin und her fährt, wie das einmal angestoßene Pendel, also einmal in der Sekunde, so gerät das Gewicht in viel stärkere Bewegungen als die führende Hand, weil jeder Bewegungsimpuls, der sich ja im Rhythmus der Eigenschwingung des Pendels wiederholt, dem Pendel einen neuen Stoß gibt. Das ist der bekannte Vorgang an einer Schaukel, die wir durch immer wiederholtes Anstoßen im Rhythmus ihrer Schwingung in solche Exkursionen versetzen, wie wir es durch einen einzigen Anstoß nie vermöchten (Resonanz). Steigern wir die Geschwindigkeit der Handbewegungen über die Eigenschwingungszahl des Pendels hinaus, so bemerken wir, daß die Exkursionen des Gewichtes kleiner werden als die der Hand.

Wenn also ein Registrierapparat mechanische Vorgänge richtig aufzeichnen soll, so muß seine Eigenschwingungszahl höher sein als die rascheste Schwingung, die er aufzuzeichnen hat.

Physikalische Vorbemerkungen.

Die moderne Physik nimmt für die Elektrizität einen atomaren Aufbau an: die elementaren, nicht weiter zerlegbaren Anteile der negativen Elektrizität sind die *Elektronen.* Diese stellen ihrer Größe nach etwa den 2000. Teil des kleinsten Atoms, nämlich des Wasserstoffatoms dar. Die Physik lehrt weiter, daß alle chemischen Elemente, damit also alle uns umgebenden festen, flüssigen oder gasförmigen Körper, aus einer Anhäufung von Mikroplanetensystemen bestehen, derart, daß um einen elektropositiven Kern elektronegative Elektronen in ganz bestimmten Bahnen kreisen. Nahe dem Kern werden die Elektronen mit ungeheuren elektrostatischen Kräften in ihrer Bahn gehalten, je weiter weg vom Kern, um so geringer sind die anziehenden Kräfte. In festen oder flüssigen Medien grenzen die Moleküle bzw. Atome unmittelbar aneinander. Die Grenzflächen zweier benachbarter Atome werden durch die Bahnen der kernfernen, locker sitzenden Elektronen dargestellt. Jede Bewegung von Molekülen, mag es sich um eine grob mechanische Bewegung wie Reiben oder um Erwärmung, bei der die Moleküle um eine Ruhelage schwingen, oder mag es sich um einen chemischen Vorgang handeln, bei der Moleküle gesprengt und neue gebildet werden: immer werden locker sitzende Randelektronen frei, wird also das elektrische Gleichgewicht gestört. Kurzum: *es ist kein Bewegungsvorgang denkbar ohne Bildung von Elektrizität.* Die Entstehung der Bioelektrizität ist an chemische Vorgänge geknüpft, die sich bei der Muskelkontraktion, der Drüsensekretion usw. abspielen.

Verbindet man die Pole einer Elektrizitätsquelle, von denen der eine, der negative, Elektronenüberschuß, der andere, der positive, Elektronenmangel hat, durch einen Draht, so wandern auf diesem die Elektronen vom negativen zum positiven Pol. Für diesen Elektronenstrom, das ist der elektrische Strom, gilt das Ohmsche Gesetz:

$$J \text{ (Stromstärke)} = \frac{E \text{ (Spannung)}}{W \text{ (Widerstand)}}.$$

Das Maß der *Stromstärke* ist *Ampere*, oder $^1/_{1000}$ A $= 1$ mA. Die Amperezahl steigt, je mehr Elektronen sich auf dem Leiter bewegen. Das Maß der *Spannung* ist *Volt*, oder $^1/_{1000}$ V $= 1$ mV. Die Voltzahl steigt, je mehr Elektronen auf einem Körper aufgehäuft sind. Das Maß des *Widerstandes* ist *Ohm* $= \Omega$ (1 Million $= 1$ MΩ [Megohm]). Der Widerstand nimmt ceteris paribus mit fallendem Querschnitt des Leiters zu. Wenn ein Strom von 1 A eine Sekunde lang durch ein Drahtstück geflossen ist, so ist eine *Elektrizitätsmenge* von *1 Coulomb* vorbeipassiert. Wird die Elektrizitätsmenge von 1 Coulomb auf einem Körper, z. B. einer isoliert aufgehängten Kugel, angesammelt, und diese dadurch auf 1 V Spannung aufgeladen, so hat sie ein *Fassungsvermögen (Kapazität)* von *1 Farad* (F). Farad $=$ Coulomb/Volt, 1 F $=$ 1 Million Mikrofarad (μF). Zur Ansammlung von ruhender (statischer) Elektrizität dient der Kondensator, der im Prinzip aus zwei elektrizitätsleitenden Flächen mit einer dazwischenliegenden Isolierschicht besteht. Die Aufnahmefähigkeit (Kapazität) eines Sammlers wird meist nach Mikrofarad gemessen oder auch nach Zentimeter (1 μF $= 900\,000$ cm). Werden die beiden Pole einer Gleichstromquelle, etwa einer Akkumulatorzelle von 2 V Spannung, mit den beiden Belägen eines Kondensators verbunden, so laden diese sich auf, bis sie einen Spannungsunterschied von 2 V haben. So lange fließt Strom aus dem Akkumulator aus, dann nicht mehr, d. h. *Gleichstrom wird durch einen eingeschalteten Kondensator nach Ablauf des Ladestromes unterbrochen.*

Ganz anders bei Wechselstrom: in Abb. 1 soll die Kurve 1—5 den graphischen Ausdruck eines Wechselstromes, etwa einer Dynamomaschine entstammend, darstellen. Verbindet man die beiden Pole einer solchen Maschine mit den Belägen eines Kondensators, so wird von Moment *1* ab dem Kondensatorbelag positive Elektrizität, erst in steigender, dann in abnehmender Spannung zufließen, dem anderen Belag in entsprechender Weise negative Elektrizität. Im Moment *2* wird der eine Belag seine maximale positive, der andere seine maximale negative Ladung haben. Im Moment *3* kehrt sich die Stromrichtung in der Dynamomaschine um, jetzt fließt dem ersten Belag entgegengesetzte, nämlich negative Elektrizität zu, und dem zweiten, der bis dahin negative Elektrizität erhalten hatte, fließt nun positive zu. Das heißt also, dem Kondensator fließen, solange der Wechselstrom geht, andauernd Ladeströme zu. Seine beiden Beläge werden dauernd aufgeladen und entladen. *Der Kondensator unterbricht also den Wechselstrom nicht,* ein in den Stromkreis eingeschaltetes Galvanometer wird während der Dauer des Wechselstromes ausschlagen[1]. Diese Regel gilt aber nur, wenn der Kondensator groß und die Frequenz der Stromrichtungsänderung des Wechselstromes hoch ist, so daß, ehe der Kondensator voll geladen ist, die Stromrichtung sich schon wieder umkehrt. Zahlenmäßig lassen sich diese Bedingungen durch die Formel für den Wechselstromwiderstand z des Kondensators ausdrücken:

$$z = \frac{1}{2\pi \cdot f \cdot c},$$

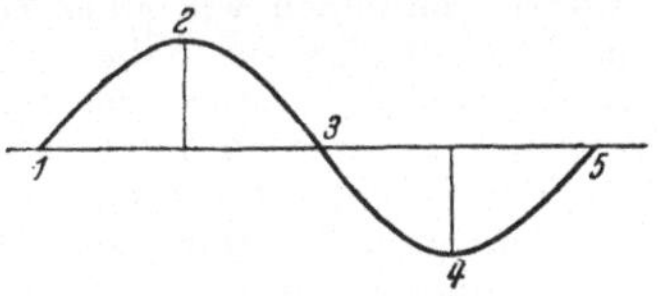

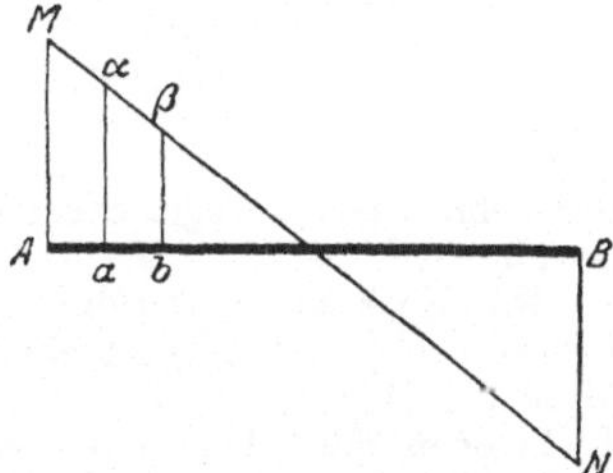
Abb. 1. Graphische Darstellung vom Wechselstrom.

wobei f die Frequenz des Wechselstromes und c die Kapazität des Kondensators darstellt. Je größer also f, d. h. je häufiger in der Zeiteinheit die Stromumkehr des Wechselstromes und je größer das Fassungsvermögen des Kondensators, um so geringer ist der Wechselstromwiderstand des Kondensators.

In dem Folgenden wird öfters die Rede vom *Spannungsabfall* an einem Widerstand sein. Es handelt sich dabei um folgendes: Wenn die Pole einer Elektrizitätsquelle, z. B. ein Akkumulator mit 2 V Spannungsunterschied, durch einen dünnen, gerade ausgezogenen, 200 cm langen Draht von 200 Ω Widerstand verbunden werden, so fließt nach dem Ohmschen

Gesetz ein Strom von $\frac{2\,V}{200\,\Omega} = 1/100$ A hindurch.

Man kann sich die Spannungsverteilung auf der Drahtstrecke $A\,B$ durch Senkrechte, z. B. bei A in der einen — positiven — Richtung als $A\,M$ und in der anderen — negativen — Richtung als $B\,N$ anschaulich darstellen (Abb. 2). Zwischen den beiden Punkten A und B herrscht die gesamte Spannungsdifferenz von 2 V, zwischen irgend zwei anderen Punkten der Linie, etwa zwischen a und b herrscht aber ebenfalls eine Spannungsdifferenz, die durch den Höhenunterschied der Senkrechten $a\,\alpha$ und $b\,\beta$ auszudrücken wäre, und

Abb. 2. Schema der Spannungsverteilung im Gleitdraht.

die um so kleiner ist, je näher die Punkte beieinander liegen, d. h. also längs eines vom Strom durchflossenen Widerstandes, geht die Spannung proportional dem Widerstand zurück oder, wie man sich auch ausdrücken kann, findet ein Spannungsabfall statt, der im geraden Verhältnis zur Widerstandsgröße steht.

Polarisation. Jede elektrisch leitende Lösung wird beim Stromdurchgang verändert, sie wird elektrolysiert, d. h. es findet in ihr ein chemischer Zersetzungsvorgang statt. Bei Anwendung von Metallelektroden schlagen sich auf diesen die Zersetzungsprodukte nieder bzw. sie bilden mit den Metallen eine neue chemische Verbindung. Am Minuspol scheidet sich stets Wasserstoff oder Metall ab (Kation), am Pluspol Sauerstoff oder ein Säurerest (Anion). Die durch Elektrolyse veränderten Elektroden bilden mit der dazwischenliegenden Flüssigkeit ein galvanisches Element. Da aber die an den Elektroden niedergeschlagenen Stoffe das Bestreben haben, wieder in Lösung zu gehen (Lösungsdruck), also sich entgegen dem polarisierenden Strom zu bewegen, der sie an den Elektroden niederschlug, so hat das durch Polarisation gebildete Element entgegengesetzte Stromrichtung als der ursprüngliche Strom. *Der Polarisationsstrom schwächt den ursprünglichen Strom.*

Polarisation findet zwar stets statt, wenn Metallelektroden zum Durchleiten des Stromes durch eine Flüssigkeit benutzt werden bzw. wenn man zur Ableitung von Aktionsströmen Metallelektroden benutzt. Aber der Polarisationsstrom wird unmerklich, wenn auf den Quadratzentimeter Elektrode die Strom-

---

[1] Siehe **Graetz**: Die Elektrizität, 15. Aufl.

dichte unter einen bestimmten Wert sinkt. Es ist mit anderen Worten zum Auftreten einer merklichen Polarisation eine gewisse Strommenge nötig. Da nun die
Elektrizitätsmengen bei den Aktionsströmen immer nur sehr gering sind, so kann
man die schädlichen Folgen der Polarisation einfach dadurch ausschalten, daß
man die ableitenden Elektroden relativ groß und den Galvanometerwiderstand
recht hoch nimmt; dadurch wird die Stromdichte so weit herabgesetzt, daß die
Polarisation unmerklich wird. Für die Elektrokardiographie am Menschen genügen
für diesen Zweck Metallbleche von den Maßen 6:25 cm. Für *Strom*elektrokardiographen empfehlen wir einen Galvanometerwiderstand von mindestens 10 000 Ω
und Blechstreifen aus Silber oder nichtrostendem Stahl von den Maßen 6:25 cm
als Elektroden. Man vermeidet damit nicht nur Entstellung der Kurve durch
Polarisation, sondern auch alle Störungen, die bei Anwendung von unedlem
Metall, wie Zink oder Blei, auftreten. Hier bilden sich durch Oxydation leicht
Ungleichheiten der Metalloberfläche, die im Verein mit der Elektrodenflüssigkeit
kleine galvanische Elemente bilden, durch deren Wirkung dem Aktionsstrom

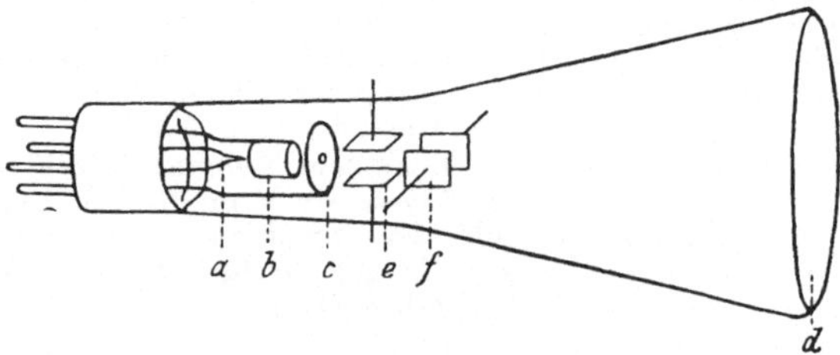

Abb. 3. Braunsche Röhre.

unregelmäßige geringe Ströme überlagert werden, die eine dauernde Saitenunruhe bedingen.

Die Kathodenstrahlröhre (Braunsche Röhre). In einem stark evakuierten
Glaskolben (s. Abb. 3) ist ein Heizfaden wie in einer Radioröhre eingeschmolzen.
Wird der Heizfaden an einen Akkumulator angeschlossen, so glüht er und sendet
Elektronen aus. Um den Heizfaden *a* ist ein kurzes Metallrohr *b* (Wehnelt-
Zylinder) von etwa 1 cm Durchmesser gelegt, dem eine hohe negative Spannung
erteilt wird. Die aus dem Glühfaden austretenden Elektronen erfahren allseits
von der negativ (also gleichnamig) aufgeladenen Wand des Wehnelt-Zylinders
eine Abstoßung, sie werden dadurch zu einem dünnen Faden in der Längsachse
des Zylinders zusammengeschnürt. Vor dem Zylinder, senkrecht zu seiner Längsachse, befindet sich ein einfaches Metallblech *c* mit zentraler Durchbohrung, die
Anode, die eine positive Spannung von mehreren 100 bis einigen 1000 V Spannung
gegenüber dem Heizfaden erhält. Durch die elektrostatische Anziehung des
stark positiv aufgeladenen Anodenblechs werden die (negativen) Elektronen
mit bis zu $^1/_3$ Lichtgeschwindigkeit vom Glühfaden weggesaugt. Durch die
Durchbohrung des Anodenblechs fliegt ein Teil der Elektronen in Form
eines bläulich leuchtenden Fadens, den man auch Kathodenstrahl nennt, in
der Längsrichtung zur Abschlußplatte *d* der Röhre, die mit einer weißen Masse:
ZnS oder $CaWO_4$ (Calciumwolframat) versehen ist. Wo sie hier auftreffen,
rufen sie einen leuchtenden Punkt hervor, der sich ausgezeichnet photographieren
läßt. Geht man von dem Heizfaden aus in der Längsrichtung der Röhre, so trifft
man nach dem Wehnelt-Zylinder das Anodenblech und danach das *erste Ablenk-
plattenpaar e*, das sind zwei in der Längsrichtung der Röhre sich gegenüberstehende Metallplatten, von denen die eine mit dem Anodenblech leitend verbunden ist, die andere isoliert davon, aber mit einer in das Glas eingeschmolzenen
Elektrode verbunden. Der Kathodenstrahl nimmt zwischen diesen beiden Ablenkplatten seinen Weg. Wird zwischen diesen Platten ein elektrischer Spannungsunterschied hergestellt, so wird der Elektronenstrahl abgelenkt. Die positive Platte
wirkt anziehend, die negative abstoßend. Jeder Spannungsänderung an den
Platten folgt der Kathodenstrahl, der ja aus masselosen Elektronen besteht,

augenblicklich. Deshalb ist die Braunsche *Röhre* der ideale Oszillograph, für Aufzeichnung der raschesten wie der langsamsten Vorgänge gleich geeignet. Ein Nachteil ist seine relative Unempfindlichkeit. Eine Spannungsdifferenz von etwa 50 V ist nötig, um einen Ausschlag über den ganzen Leuchtschirm zu erzielen. — Im rechten Winkel zum ersten und isoliert davon angeordnet befindet sich noch ein *zweites Ablenkplattenpaar f.* Zu jeder dieser beiden Platten ist eine zuführende Elektrode in das Glas eingeschmolzen. Durch elektrostatische Aufladung dieses Plattenpaares kann man den Elektronenstrahl rechtwinklig zum ersten Plattenpaar ablenken.

Photozellen. Wird eine negativ geladene, isoliert aufgestellte Metallplatte mit Kohlenbogenlicht bestrahlt, so verliert sie ihre negative Ladung, mit anderen Worten: es werden Elektronen durch Auftreten von Licht aus der Metallplatte freigemacht *(sog. äußerer lichtelektrischer Effekt).* Schließt man das Metall in ein evakuiertes Glasgefäß, so läßt sich das Freiwerden von Elektronen durch Auftreffen von Lichtstrahlen noch besser beobachten. Man nennt solche Instrumente *Photozellen.* In einem hochevakuierten Glasgefäß sind zwei Elektroden eingeschmolzen. Bis auf eine Aussparung, „das Fenster", ist die Innenseite des Glases versilbert, auf das Silber wird eine ganz dünne Schicht des lichtempfindlichen Metalls (meist ein Alkalimetall) aufgebracht. Weiter befindet sich in dem Glasgefäß im Bereich des Fensters und von dem Alkalimetall isoliert, ein Gitter aus sehr feinem Draht. Das Gitter wie der lichtempfindliche Belag sind mit je einer

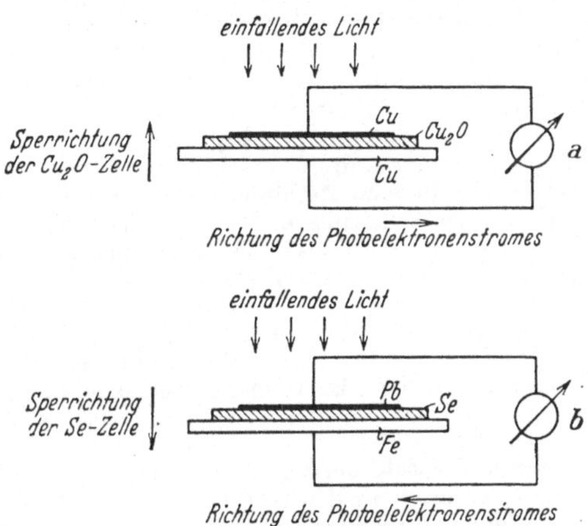

Abb. 4. Schema einer Kupferoxydul- und einer Selen-Sperrschichtzelle.

in das Glas eingeschmolzenen Elektrode leitend verbunden. Trifft nun durch das Fenster Licht auf die Alkalimetallschicht auf, so werden hier Elektronen frei, die sich als Elektronenwolke vor die Metallschicht lagern und dem weiteren Austritt von Elektronen einen Widerstand entgegensetzen (Raumladeeffekt, s. S. 6). Legt man aber über einen Schutzwiderstand von etwa 1 MΩ an das Drahtgitter den positiven Pol (die sog. Saugspannung), und an die lichtempfindliche Schicht den negativen Pol einer Anodenbatterie, so werden die Elektronen zum Drahtgitter herübergezogen, es entsteht ein elektrischer Strom, der mit einem empfindlichen Galvanometer nachweisbar ist. — Die Vakuumzelle arbeitet vollkommen trägheitslos und liefert einen Photostrom, der genau proportional der Lichtintensität folgt. Die Photoströme sind an sich sehr schwach, lassen sich aber ausgezeichnet verstärken (s. S. 6), da der innere Widerstand der Photozellen sehr hoch ist (mehrere 100 000 Ω). — Es gibt noch eine zweite Form von Photozellen, die einen sehr geringen inneren Widerstand haben und sich deshalb weniger gut zum Anschluß an Verstärkerapparate eignen. Sie liefern dafür aber so starke Photoströme, daß man z. B. Oszillographenschleifen ohne Verstärker mit ihnen betreiben kann. Es sind dies die sog. *Sperrschichtphotozellen* (Abb. 4). Auch hier werden durch Licht Elektronen freigemacht, sie gehen aber nicht in ein Vakuum über, sondern in eine Grenzschicht zwischen zwei Leitern, die in der einen Richtung sehr gut, in der anderen schlecht leitet (z. B. Widerstandsverhältnis der einen zur anderen Richtung wie 1:2500), daher der Name *Sperrschichtzelle.* Man wendet eine Kombination von Kupfer-Kupferoxydul an. Die Sperrschicht liegt hier zwischen Cu und Cu₂O. Die Anordnung und Funktion einer solchen Cu₂O-Zelle geht aus Abb. 4 ohne weiteres hervor. Noch wirkungsvoller sind Selen-Eisensperrschichtzellen, die sich zur Darstellung des Venenpulses ausgezeichnet eignen.

Prinzip der Verstärkereinrichtungen. Wird in ein hochevakuiertes Glasgefäß a ein Metalldraht b eingeschmolzen (Abb. 5) und dieser durch Anschluß an eine Stromquelle c zum Glühen gebracht, so werden aus dem glühenden Metalldraht Elektronen mit ganz verschiedener Geschwindigkeit ausgetrieben, sie verdampfen gewissermaßen. Je nach ihrer Anfangsgeschwindigkeit erreichen sie eine bestimmte Entfernung und kehren dann zum Ursprungsort zurück. Die Zahl der in der Zeiteinheit abströmenden (emittierten) Elektronen ist bei gleichbleibender Temperatur des Glühfadens konstant; sie steigt mit steigender Heiztemperatur und ändert sich mit dem Material des Glühfadens. Sie ist bei Wolframfäden wesentlich geringer als bei Thorium oder sog. Oxydfäden (Überzug von Strontium- oder Bariumoxyd). — Da die emittierten Elektronen verschieden weit vom Glühfaden abgeschleudert werden, so befindet sich in jedem Zeitmoment eine Wolke von Elektronen um den Glühfaden, die am dichtesten unmittelbar am Faden ist, und um so lichter wird, je weiter weg von demselben. Da die Elektronen als gleichnamig elektrisch sich gegenseitig abstoßen, so leisten sie der Emission weiterer Elektronen Widerstand, sie üben den sog. *Raumladeeffekt* aus, der in unmittelbarer Umgebung des Fadens am stärksten ist. Die hier beschriebenen Vorgänge, die sich übrigens auch in jeder Glühlampe abspielen, lassen sich von außerhalb der evakuierten Röhre nicht ohne weiteres nachweisen. Wenn man im Innern des Rohres gegenüber dem Heizdraht eine Metallplatte (die Anode) d anbringt und diese über eine eingeschmolzene Zuleitung und ein empfindliches Galvanometer mit dem negativen Heizfadenende verbindet, so zeigt das Meßinstrument einen ganz schwachen Strom an, wenn der Glühfaden geheizt wird: die am weitesten abgeschleuderten Elektronen erreichen die Anode und haben von hier über das Meßinstrument zurück zum Heizfaden einen Weg geringsten Widerstandes. Legt man nun an die Anode den Pluspol, an das Minusende des Heizfadens den Minuspol einer Spannungsquelle (z. B. Anodenbatterie), so besteht zwischen Anode und Heizfaden ein elektrisches Feld, d. h. es werden Kräfte wirksam, die anziehend auf entgegengesetzte Elektrizität wirken. Die Stärke dieser Kräfte drückt man symbolisch aus durch die Zahl der Kraftlinien, die von den Polen, z. B. der Anode, ausgehen. Heizt man nunmehr den Glühfaden, so zeigt das Meßinstrument einen konstanten und höheren Ausschlag als ohne die Anodenbatterie, den *Emissionsstrom*. Dieser Strom wächst wiederum bei gleichbleibender Heizung und zunehmender Anodenspannung bis zu einer gewissen Grenze. Der Raumladeeffekt leistet der Zunahme der Elektronenemission Widerstand, die positive Anodenspannung fördert sie, sie zieht die freiwerdenden Elektronen zur Anode hin. Wenn alle freiwerdenden Elektronen zur Anode hingezogen werden, so ist der *Sättigungsstrom* erreicht, eine Zunahme der Anodenspannung kann die Zahl der zur Anode gelangenden Elektronen nicht mehr vermehren. Werden jetzt durch stärkere Heizung mehr Elektronen freigemacht, so steigt auch der Emissionsstrom an.

Die dichte Anhäufung von Elektronen in unmittelbarer Nähe des Heizdrahtes (die Raumladung) bedingt eine eigenartige Verteilung der elektrischen Spannung in dem Raum zwischen Heizdraht und Anode. Im Gebiet der dichtesten Elektronenwolke besteht nur ein geringer Spannungsunterschied gegen die Kathode. Je weiter weg vom Heizfaden, um so steiler steigt die Kurve des Spannungsunterschiedes gegen den Faden an. Unmittelbar an der Anode besteht der maximale Spannungsunterschied. Wird nun im Bereich ganz geringen Spannungsunterschiedes, z. B. von 2 V, also nahe am Heizfaden, ein *Metallgitter* angebracht, dem eine negative Spannung gegen den Faden erteilt wird, so wird durch die abstoßende Wirkung gleichnamiger Elektrizität die Elektronenemission gehemmt, der Anodenstrom muß abnehmen. Macht man jedoch das Gitter weniger negativ, so wird seine abstoßende Wirkung geringer, dann wächst der Anodenstrom an, also: *wechselnde Gitterspannung führt zu Veränderungen der Anodenstromstärke. Die Gitterspannung steuert den Anodenstrom.*

Röhrenkennlinie. Wenn man, wie in Abb. 5 schematisch angegeben, den Heizfaden einer Röhre mit einem konstanten Strom heizt und zwischen negativem Heizfadenende (Kathode) den Minuspol und an die Anode $+$ 100 V einer Anodenbatterie anlegt, während das Gitter überhaupt noch keine Spannung erhält, so fließt ein konstanter Strom vom Heizfaden durch die Röhre zu der Anode und von da über $+$ 100 zum Minus der Anodenbatterie und weiter zum Heizfaden. Dieser *Emissionsstrom* nimmt ab bis zu Null, wenn das Gitter *e* der Röhre mehr und mehr negativ gemacht wird gegen die Kathode *b*, und er nimmt zu, wenn die Negativität des Gitters abnimmt. Seine Grenze nach oben ist da gegeben, wo ein Teil der Elektronen über das Gitter den Weg zum Heizfaden zurücknimmt, d. h.: ein *Gitterstrom* einsetzt; seine untere Grenze liegt da, wo der Elektronenflug zur Anode durch das Gitter vollkommen abgedrosselt wird. Ein Gitterstrom muß vermieden werden, weil er die Proportionalität von Gitterwechselspannung und Anodenstromänderung stört, also zu Verzerrung führt. Der Gitterstrom wird sicher vermieden, wenn auch die positiven Halbwellen der Gitterwechselspannung niemals die Negativität des Gitters gegen die Kathode unter 1,5 V bringen. Trägt man in einem Koordinatennetz auf der Abszisse die Gitterspannungswerte und auf den Ordinaten die zu jedem Gitterspannungswert gehörenden *Anodenstromwerte* ein (Abb. 6), so erhält man durch Verbindung der einzelnen Ordinatenpunkte die *Kennlinie der* Röhre.

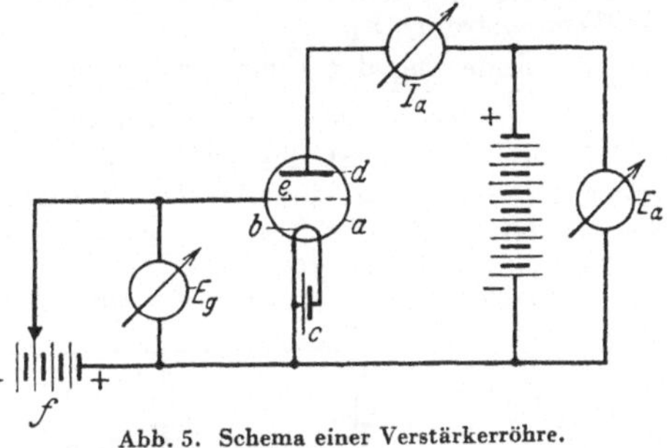

Abb. 5. Schema einer Verstärkerröhre.

Man sieht aus beistehender Abbildung, daß diese Kennlinie aus einer nahezu geraden Strecke besteht, die unten über eine Krümmung führt. Die gerade Strecke der Kennlinie bis zu dem Punkt, wo der Gitterstrom einsetzt, ist der *aussteuerbare Bereich* der Röhre. Nur in diesem Bereich findet eine unverzerrte Verstärkung statt, weil auf diesem aussteuerbaren Bereich der Kennlinie sich der Anodenstrom für je 1 V Gitterveränderung um einen bestimmten Betrag verändert; dies Verhältnis, nämlich

$$\frac{\text{Änderung des Anodenstromes}}{\text{Änderung der Gitterspannung}}$$

bei konstanter Anodenspannung, nennt man die *Steilheit* der Röhre, die man im konkreten Fall z. B. so ausdrückt: 2 mA/V, d. h. wenn die Gitterspannung sich um 1 V ändert, ändert sich der Anodenstrom um 2 mA. Man gibt dem Gitter schon von vornherein eine negative Spannung gegen die Kathode, sog. *Gittervorspannung* (*f* in Abb. 5), so daß die zu verstärkende Wechselspannung niemals das Gitter positiv machen kann. Abb. 6 zeigt, wie eine solche negative Gittervorspannung den Bereich, in dem positive

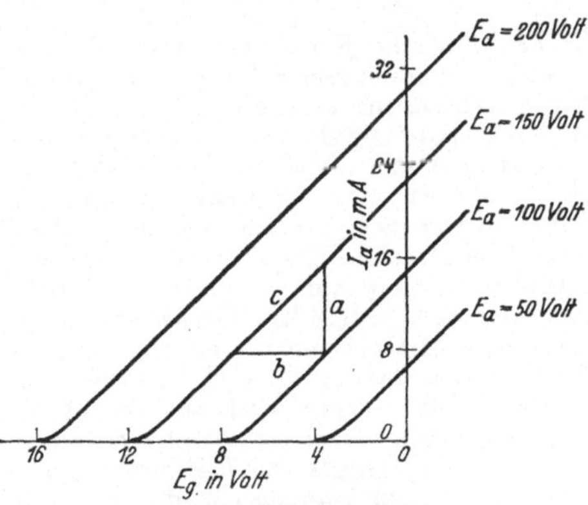

Abb. 6. Röhrenkennlinien.

Wechselspannung verstärkt werden kann, vergrößert, gleichzeitig aber den Bereich der negativen Wechselspannung verkleinert, weil mit weiterer Zunahme der Gitternegativität bald der Bereich der unteren Kennlinienkrümmung erreicht wird. Man vermeidet diesen Übelstand durch Erhöhung der *Anodenspannung*. Damit erhöht man die Zahl der von der Anode ausgehenden Kraftlinien, das Abströmen der Elektronen über die Anode wird begünstigt und das Gitter muß viel stärker negativ gemacht werden, ehe der Elektronenstrom vollkommen unterdrückt wird, d. h.: die gerade Strecke der Kennlinie kann sowohl nach der positiven wie auch nach der negativen Seite besser ausgenutzt werden. Bei positiven Werten der zu verstärkenden Spannung entsteht dann kein Gitterstrom, bei negativen Werten wird der untere Bereich der Kennlinie nicht erreicht.

Aus Abb. 6 ergibt sich, daß der gleiche Anodenstromwert bei erhöhter Anodenspannung erzielt wird, wenn man gleichzeitig die negative Gitterspannung erhöht.

die Abhängigkeit der Gitterspannung von der Anodenspannung bei gleichbleibendem
Anodenstrom nennt man den *Durchgriff (D)* der Röhre. Man stellt sich bildlich
vor, die Kraftlinien der Anode greifen durch die Gittermaschen hindurch auf die
Kathode der Röhre.

$$D = \frac{\text{Änderung der Gitterspannung}}{\text{Änderung der Anodenspannung}} \text{ bei gleichbleibendem Anodenstrom.}$$

Eine dritte wesentliche Größe der Verstärkerröhre ist ihr innerer Widerstand
für Wechselstrom: R_i.

$$R_i = \frac{\text{Änderung der Anodenspannung}}{\text{Änderung des Anodenstromes}} \text{ bei konstanter Gitterspannung.}$$

Die drei Größen Steilheit (S), Durchgriff (D) und innerer Widerstand *(Ri)*
stehen zueinander in einem festen Verhältnis. Es ist nämlich $S \cdot D \cdot R_i = 1$.
Das ist die Grundgleichung der Verstärkerröhre.

Schaltet man bei der Kennlinienbestimmung einen festen Widerstand in
den Anodenkreis, so resultiert die *statische Arbeitskennlinie*, die flacher ist als

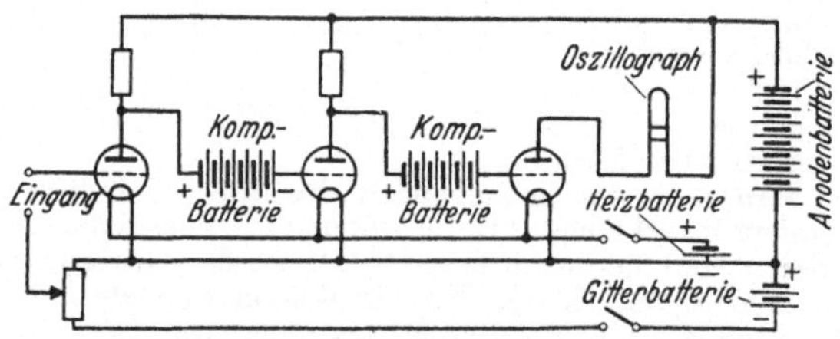

Abb. 7. Schaltschema des Gleichspannungsverstärkers.

die ursprüngliche Kennlinie, ohne den Widerstand, weil der Anodenwiderstand
zu einem Spannungsabfall führt, der entsprechend dem Ohmschen Gesetz mit
dem Anodenstrom wechselt: sog. *Anodenrückwirkung*. Infolgedessen liegt nicht
die volle Spannung der Anodenbatterie an der Röhrenanode, sondern vermindert
um den Spannungsabfall an dem Widerstand. Ist der äußere Widerstand gerade
so groß als der innere Röhrenwiderstand, so sinkt die Kennliniensteilheit auf die
Hälfte. — Der *statischen Arbeitskennlinie*, die die Abhängigkeit des mit einem Widerstand belasteten Anodenstromes von einer von Punkt zu Punkt steigenden oder
fallenden Gitterspannung registriert, bei der also ein mit der Gitterspannungs-
änderung sich ändernder *Gleichstrom* zur Verzeichnung kommt, stellt man die
dynamische Arbeitskennlinie entgegen, bei der dem Anodengleichstrom noch ein
Wechselstrom überlagert wird, dadurch, daß dem Gitter Wechselspannungen zugeführt werden (dieser Fall ist z. B. bei der Aufnahme des Ekg verwirklicht).
*Nach dem Gesagten beruht die Verstärkerwirkung der Röhre darauf, daß kleine
an das Gitter gelegte Wechselspannungen erhebliche Anodenstromschwankungen
hervorrufen.* Legt man nun in die Anodenleitung einen sehr hohen Widerstand,
so treten nach dem Ohmschen Gesetz an seinen Enden Spannungsdifferenzen
auf, die entsprechend den Schwankungen des Anodenstromes wechseln, und zwar
um so erheblicher, je größer die Steilheit der Röhre und je kleiner ihr Durchgriff
ist. — Mit einem guten Eingitterrohr kann man eine etwa 20—25fache Spannungsverstärkung erzielen. Durch Anbringung mehrerer Gitter, z. B. in sog. *Schirm-
gitter*röhren, kann man den Verstärkungsfaktor einer Röhre bis auf mehrere
hundert treiben.

Nun reicht diese Verstärkung bei den sehr schwachen bioelektrischen Spannungen gewöhnlich nicht aus, um Registrierinstrumente zu betätigen. Man
kommt erst zu den notwendigen Energien, wenn man die Anodenspannungsschwankungen einer Röhre auf das Gitter einer zweiten Röhre überträgt, in der
nochmals eine ungefähr 20—25fache Spannungsverstärkung erreicht wird, d. h.
also eine etwa 400—600fache Verstärkung der Eingangsspannung.

Gleichspannungsverstärker. Es ist jetzt die Frage zu lösen, wie man die
Anodenspannungsschwankung der ersten Röhre auf die zweite überträgt. Man
kann die direkte galvanische Kopplung anwenden wie in Abb. 7. Zwischen Anoden-

widerstand und Anode der ersten Röhre geht eine direkte Leitung über eine variable Spannungsquelle zum Gitter der zweiten Röhre. Diese Spannungsquelle liegt mit ihrem negativen Ende am Gitter. Auf diese Weise wird die Anodengleichspannung der ersten Röhre ausgeglichen — kompensiert — und darüber hinaus noch dem Gitter eine entsprechende negative Vorspannung erteilt. Derselbe Vorgang wird dann in der Regel bei einer dritten Röhre nochmals wiederholt. — Im Anodenkreis der dritten Röhre liegt dann das Registrierinstrument. Der Vorteil eines solchen *Gleichspannungsverstärkers* ist, daß man gleich gut die allerlangsamsten wie die schnellsten Vorgänge verstärken kann. Der Nachteil ist die große Empfindlichkeit gegen elektrische Störungen, der Verstärker hält infolgedessen nicht so leicht seine Nullinie.

Verstärker mit Widerstandskapazitätskopplung (RC-Kopplung). Die große Störempfindlichkeit des Gleichspannungsverstärkers wird vermieden, wenn man die Anode der ersten Röhre über einen Kondensator mit dem Gitter der zweiten Röhre koppelt (Abb. 8). Der Kondensator läßt bekanntlich Gleichstrom nicht

hindurchgehen, wohl aber Wechselstrom (s. S. 2). Die hohe Anodengleichspannung kann infolgedessen nicht an das Gitter der zweiten Röhre gelangen, wohl aber die überlagerte Anodenwechselspannung. Die Kompensationsbatterien werden bei dieser Schaltung gespart. Dagegen braucht man einen Gitterableitewiderstand — 1 bis mehrere MΩ —, der ver-

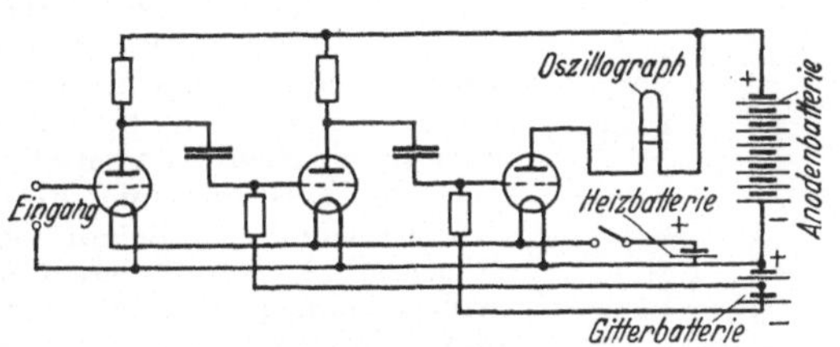

Abb. 8. Schaltschema des Verstärkers mit Widerstandskapazitätskopplung.

hindert, daß sich auf dem Gitter zuviel Elektronen ansammeln, wodurch es so stark negativ aufgeladen würde, daß es den Anodenstrom vollkommen sperrte (s. S. 6). Durch den Gitterableitewiderstand wird der Elektronenüberschuß zur Erde abgeführt, nur der zum richtigen Arbeiten der Röhre notwendige Elektronenbetrag wird auf dem Gitter belassen. Dies geschieht dadurch, daß der Gitterableitewiderstand nicht direkt mit der Erde, sondern mit dem negativen Ende der Gitterbatterie verbunden ist, die mit ihrem positiven Ende an Erde liegt. Diese negative Gittervorspannung muß auf jeden Fall so groß sein, daß das Gitter negativ gegenüber der Kathode bleibt, auch wenn die zugeführte zu verstärkende Spannung positiv ist. Da mit jeder Verstärkerstufe die zu verstärkende Spannung in beiden Richtungen, also auch in der positiven, zunimmt, so muß die Gittervorspannung in der zweiten und den weiteren Stufen des Verstärkers höher sein als der ersten.

Die großen Vorteile dieser Schaltung sind die Einfachheit der Bedienung und die Unempfindlichkeit gegen Störung. Der Nachteil besteht darin, daß der Verstärker Gleichspannungen überhaupt nicht und Wechselspannungen nur in einem bestimmten Frequenzbereich unentstellt verstärken kann. Im Ekg kommen Frequenzen vor zwischen 0 und 200 Hz (Holzer *166*), sie können praktisch unentstellt aufgezeichnet werden, wenn ein passendes Verhältnis der Größe des Kopplungskondensators, des Gitterableitewiderstandes und des Anodenwiderstandes besteht. Damit am Anodenwiderstand eine möglichst hohe Spannungsamplitude auftritt, muß einmal der Durchgriff der Röhre möglichst klein sein und der Anodenwiderstand möglichst groß im Verhältnis zum Röhrenwiderstand.

Die Endstufe im Verstärker. Meist wird an den Ausgang des Verstärkers ein Oszillograph angeschlossen, der mehrere Milliampere Strom zu seiner Betätigung verlangt. Es muß also in der letzten Verstärkerstufe die in den beiden ersten Stufen erzielte *Spannungsverstärkung* in eine *Strom*verstärkung überführt werden. Dazu wird wieder über einen Kondensator eine Röhre mit möglichst großer Steilheit und geringem innerem Widerstand angeschlossen, so daß je Volt Gitterspannungswechsel ein möglichst hoher Anodenstromwechsel eintritt. Außerdem muß die Endröhre einen großen aussteuerbaren Bereich haben, damit nicht bei großen Gitterspannungsschwankungen die Röhre übersteuert wird, d. h. der untere Knick der Kennlinie oder Einsetzen des Gitterstromes vermieden werden

Das würde eine verzerrte Darstellung ergeben, weil dann die Stromänderung der Spannungsänderung am Gitter nicht mehr proportional ist.

Kurze Zusammenfassung der Wirkungsweise eines RC-Ekg-Verstärkers. Die zu verstärkende Wechselspannung, z. B. die Herzaktionsspannung, wird an Gitter und Kathode der ersten Röhre (Verstärkereingang) gelegt. Die im Rhythmus der Herzaktionsspannung wechselnden Gitterspannungsschwankungen rufen entsprechende Anodenstromschwankungen hervor, die um so größer sind, je steiler die Kennlinie und je geringer der Durchgriff der Röhre ist. In dem Anodenkreis befindet sich ein Hochohmwiderstand, der vom Anodenstrom durchflossen einen Spannungsabfall hervorruft, der sich nach dem Ohmschen *Gesetz* proportional der Stromstärke ändert. Diese Anodenspannungsschwankungen werden direkt oder über einen Kondensator an das Gitter der zweiten Röhre geführt. Die Spannungsschwankung (Wechselstrom) läßt der Kondensator passieren, nicht aber Gleichstrom (den Anodenemissionsstrom). Das Gitter der zweiten Röhre wird über eine Gittervorspannungsbatterie und einen Hochohmwiderstand mit der Röhrenkathode verbunden. Die in der ersten Röhre etwa 20fach verstärkte Eingangsspannung wird in der zweiten Röhre nochmals um etwa das 20fache verstärkt. An diese beiden ersten — sog. Spannungsstufen — folgt wieder direkt oder durch einen Kondensator angekoppelt als dritte Röhre eine sog. Leistungsstufe, die weniger die Spannung erhöhen als vielmehr *Strom* liefern soll. Zu diesem Zweck wird eine Röhre mit kleinem innerem Widerstand und großem Durchgriff genommen. Das an den Ausgang des Verstärkers, also in den Anodenkreis der letzten Röhre, angeschlossene Registriergerät muß zur optimalen Ausnutzung des Verstärkers gut angepaßt sein, das heißt es muß einen ähnlich großen Widerstand wie die letzte Röhre haben.

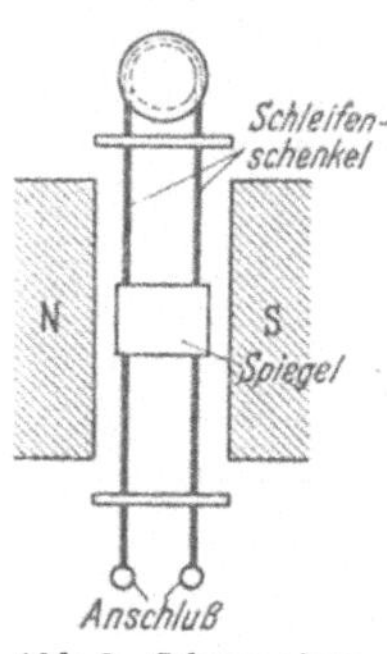

Abb. 9. Schema eines Oszillographen.

Oszillograph. Zur Registrierung elektrischer Vorgänge spielt heutzutage der Oszillograph eine beherrschende Rolle. In einem sehr starken Magnetfeld (Elektro- oder besser Permanentmagnet) ist eine einfache Drahtschleife ausgespannt. Auf die beiden Schleifenschenkel ist ein kleiner Spiegel geklebt (Abb. 9).

Man kann den Oszillographen als ein Doppelsaitengalvanometer, dessen Saiten im entgegengesetzten Sinne vom Strom durchflossen werden, ansehen. Jede der beiden Saiten macht bei Stromdurchgang nach der Linken-Hand-Regel eine Bewegung senkrecht zu den Kraftlinien des Magneten und senkrecht zu seiner eigenen Richtung. Um denselben Betrag, um den sich die eine Saite in der einen, muß die andere Saite sich in der anderen Richtung bewegen. Der auf beiden Saiten, d. h. auf den Schenkeln der Schleife aufgeklebte Spiegel macht also eine Drehbewegung um eine Achse, die parallel zu den Schenkeln und in der Mitte zwischen ihnen anzunehmen ist.

Ein auf den Spiegel fallendes Lichtstrahlenbündel wird nach den Spiegelgesetzen abgelenkt. Die Eigenschwingungszahl einer Oszillographenschleife hängt von Länge, Gewicht und Spannung des Schleifendrahtes und vom Gewicht des Spiegels ab; sie kann bis auf 10 000, ja 20 000 getrieben werden. So hoch abgestimmte Schleifen würden, aus der Gleichgewichtslage gebracht, wie ein angestoßenes Pendel Eigenschwingungen ausführen, sie müssen gedämpft werden. Das geschieht durch Versenken in Öl. Man prüft die Zeit, in der sie auf einen Stromimpuls ihre neue Gleichgewichtslage einnehmen, diese Einstellzeit muß um so kürzer sein, je frequenter die Schwingungen sind, die aufgezeichnet werden sollen. Es ist leicht, die Einstellzeit auf 10—2 σ herunterzudrücken. Eine in Öl hängende Schleife kann man nicht auf ihre Eigenschwingungszahl prüfen, man stellt aber ihre „Einstellzeit" fest, indem man sie an eine Gleichstromquelle durch einen momentan wirkenden Schaltkontakt anschließt. Die Zeit, in der dann die Schleife ihre neue Ruhelage einnimmt, ist eben ihre *Einstellzeit*, sie beträgt z. B. bei Oszillographen für Herzschallzeichnung 1 σ oder ein wenig mehr. So rasch reagierende Schleifen sind wesentlich unempfindlicher als Saitengalvanometer, sie brauchen ein oder mehrere Milliampere Strom, um genügend große Kurven zu schreiben. Wenn man also schwache elektrische Vorgänge registrieren will, so muß man mehrstufige Verstärker anwenden, was nicht nur mehr Kosten, sondern auch mehr Störmöglichkeiten bringt.

Trotz dieser unzweifelhaften Nachteile ist die Oszillographenschleife zur Zeit allen anderen Registrierinstrumenten überlegen, wenn mehrere Vorgänge gleichzeitig registriert werden sollen. Wir haben, ohne daß man mit der Apparatur besondere Schwierigkeiten gehabt hätte, in zahlreichen Versuchen das Ekg in sechs Ableitungen gleichzeitig auf einen 12-cm-Film aufgezeichnet.

Oszillograph nach Elmquist. Zwischen zwei Magnetstücken (Oerstit) N und S (Abb. 10) ist eine Eisenzunge Fe befestigt, die mit ihrem einen Ende zwischen den Weicheisenpolen NFe und SFe frei schwingen kann. Sie ist durch die Lichtung einer Spule Cu geführt, die von dem Anodenstrom der Endröhre des Verstärkers durchflossen wird. Soweit handelt es sich um eine Lautsprecherkonstruktion. Zwischen dem freien Ende der Zunge Fe und einem galgenartigen Aufbau ist der entscheidende Teil des Apparates, ein Bändchen aus Duraluminium, befestigt, dessen obere und untere Hälfte in entgegengesetztem Sinne torquiert ist. An der nicht torquierten Mitte des Bändchens ist ein kleiner Spiegel angebracht. Bei Schwingungen der Zunge wird das Bändchen abwechselnd gedehnt und zusammengedrückt. Dabei führt die Mitte mit dem kleinen Spiegel entsprechende Winkelbewegungen aus. Die Vorteile dieses Apparates liegen in der großen mechanischen Widerstandsfähigkeit gegen Stoß und elektrische Überlastung, worin sie andere Oszillographensysteme übertreffen, in der hohen Empfindlichkeit und hohen Einstellgeschwindigkeit. Man kann leicht Systeme erhalten, die bei 1 m Schreibhebellänge 75 cm Ausschlag je Milliampere geben und dabei eine Eigenschwingungszahl von 1000 Hz haben.

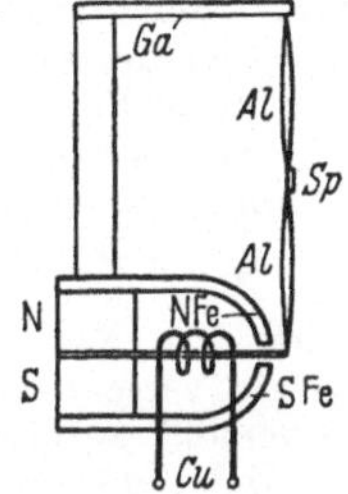

Abb. 10. Oszillograph nach Elmquist.

III. Beschreibung und Bedienung der Apparate zur photographischen Aufzeichnung von Vorgängen am Kreislauf.

A. Das Photokymographion.

Drei grundsätzlich verschiedene Apparate sind zu unterscheiden:

1. Eine Glasplatte fällt mit gleichmäßiger Geschwindigkeit hinter dem Objektiv herab (Prinzip der Atwoodschen Fallmaschine). Einen solchen Apparat baut die Firma Edelmann nach den Angaben von Cremer (60). Vorteile: Höchste Genauigkeit bezüglich der gleichmäßigen Plattenbewegung. Nachteile: Kurze Registrierfläche, deshalb für die klinische Diagnostik ungeeignet.

2. Einfache rotierende Trommel, die in ihrer ganzen Peripherie oder auch nur teilweise mit dem Film umspannt wird, wie z. B. beim Gartenschen Schießkymographion (112). Vorteile: Gleichmäßiger Gang, langsamste bis schnellste Filmgeschwindigkeit ist leicht einstellbar. Trommelumfang von 1 m gibt noch eine ganz handliche Größe des Apparates. Filmgeschwindigkeiten von mehrere Metern je Sekunde sind leicht zu erreichen.

3. Apparate für fortlaufenden Film. Sie kommen für klinische Zwecke in erster Linie in Frage. Hier kann nur der grundsätzliche Aufbau besprochen werden: Von einer Vorratstrommel, die bis zu 50 m lange Filmrollen von 4—12 cm Breite faßt, wird der Film über die Haupttrommel geleitet, an der der Antriebsmotor angreift. Vor der Haupttrommel sind Spalt mit Momentverschluß und Zylinderlinse (am besten mit eingeätzter Millimeterteilung) angebracht. Der durch diese Linse hindurch belichtete Film rollt entweder auf einer dritten Rolle auf, oder er fällt in einen größeren Kasten hinein. Nach beendeter Aufnahme wird der Film durch eine Schneidevorrichtung abgetrennt und kann in dem Kasten ins Dunkelzimmer gebracht werden. Der Antrieb erfolgt durch ein kräftiges Grammophonwerk, das aber bei größerer Filmgeschwindigkeit leicht versagt,

oder durch einen Elektromotor. Dieser muß zuverlässig entstört werden, wenn man mit Verstärkerapparaturen im gleichen Raume arbeitet. Vorteile: Es können unbegrenzt lange Kurven aufgenommen werden. Nachteile: Ganz genau gleichmäßiger Filmablauf läßt sich schwer erreichen.

1. Der photographische Prozeß.

Die Grundlagen des photographischen Prozesses müssen als bekannt vorausgesetzt werden. Hier sollen nur einige praktische Winke gegeben werden. Für unsere Zwecke genügt die photographische Empfindlichkeit von Papierfilm vollkommen. Man bestellt am besten Rollen von 30—50 m Länge und gibt den Durchmesser der Vorratstrommel des Kymographions an, auf die der nichtbelichtete Film aufgesetzt wird.

Als *Entwickler* benutzt man entweder *Rodinal* 1:30 mit einigen Tropfen 10%iger Bromkaliumlösung oder *Metol-Hydrochinon* nach folgender Vorschrift: Metol 5,0, Hydrochinon 10,0, Natriumsulfit 120,0, Kal. carbon. 150,0, Kal. brom. 1,5, Aqu. dest. ad 1000,0. Zum Gebrauch im Verhältnis 1:3 mit abgekochtem oder dest. Wasser verdünnen. Nach dem Gebrauch soll der Entwickler sofort in ein verschließbares Gefäß gegossen werden, da er beim Stehen an der Luft Sauerstoff aufnimmt und dadurch unbrauchbar wird.

Bei richtiger Belichtung ist die Entwicklung in 1—3 Min. vollendet. Entwickelt man zu lange, so werden die Aufnahmen grau, kontrastlos, bekommen eventuell auch braungelbe Flecken. Der fertig entwickelte Film wird einige Sekunden lang in Leitungswasser abgespült und dann etwa 10 Min. lang in saurem Fixierbad ausfixiert. Bei zu langem Verweilen im Fixierbad wird auch das reduzierte Silber aufgelöst, unter Umständen bis zum völligen Veschwinden des Kurvenbildes. Die Mischung für das Fixierbad kann man fertig von der Firma Hauff beziehen. Es kann bis zur Erschöpfung gebraucht werden. Man muß darauf achten, daß seine Reaktion gegen Lackmus immer sauer ist, eventuell hilft man mit etwas verdünnter Schwefelsäure nach.

Man braucht einige Entwicklerschalen 13:18 cm und eine Schale für das Fixierbad 30:40 cm, am besten aus Steingut. Zum Wässern der Filme benutzt man einen größeren, mit Blei ausgeschlagenen Trog, der direkt unter der Wasserleitung steht und einen Überlauf hat, der nicht durch die Filme verlegt werden kann, am zweckmäßigsten ein vertikal stehendes Rohr mit einem Kranz seitlicher Öffnungen.

2. Die Zeitschreibung.

Eine genaue Zeitschreibung ist zur Auswertung der Kurven unentbehrlich. Wenn man nicht mit Verstärkern arbeitet, so ist eine elektromagnetisch betriebene Stimmgabel zu empfehlen. Benutzt man Verstärker, so verrichtet man besser auf den elektromagnetischen Antrieb, der leicht Störungen im Verstärker hervorruft. — Bronzestimmgabeln auf 50 Hz abgestimmt schwingen nach einem einmaligen Anstoß genügend lange. Sie werden am besten unmittelbar vor dem Spalt des Kymographions angebracht. Für die Elektrokardiographie ist es nicht ratsam, Zeitmarkierungen unter $^1/_{20}$ Sek. anzuwenden, am besten nimmt man $^1/_{50}$ oder $^1/_{100}$ Sek.

3. Die Registrierung des Koordinatensystems.

Für alle Mehrfachverzeichnungen ist genau darauf zu achten, daß alle Lichthebel in einer Vertikalen stehen, daß also im ganzen Verlauf der Aufnahme synchrone Punkte der verschiedenen Kurven genau vertikal untereinander zu stehen kommen. Die vertikale Ausrichtung ist leicht, wenn man nur ein möglichst schmales Lichtband nimmt, dessen genau vertikale Stellung durch das Lot kontrolliert wird. Auch die Zylinderlinse des Kymographions soll genau senkrecht zur Richtung des Filmablaufs stehen. Damit aber auch in der fertigen Kurve jeder Beschauer die genaue Ausrichtung aller Lichthebel kontrollieren kann, werden Ordinaten gleichzeitig mit den Kurven auf den Film photographiert. Das geschieht einfach in der Weise, daß man ein Speichenrad (Episkotister) unmittelbar vor dem Spalt des Kymographions rotieren läßt. Jedesmal, wenn eine Speiche vorbeipassiert, werden alle Lichtstrahlen abgefangen, es gibt eine Aussparung in der schwarzen

Kurve in Form einer feinen weißen Linie. Wenn alle Lichthebel genau ausgerichtet sind, so ergibt die Verbindung dieser weißen Linien eine gerade Linie. Ist ein Spiegel etwa seitlich aus der Vertikalen verschoben, so zeigt die Ordinate in der vom nicht ausgerichteten Spiegel geschriebenen Kurve einen Knick.

Das Speichenrad wird am besten von einem entstörten Elektromotor angetrieben. Will man die Ordinaten gleichzeitig als Zeitmarkierung benutzen, so muß das Speichenrad auf eine ganz bestimmte Umdrehungszahl gebracht und die Stromzufuhr zum Motor immer auf konstanter Spannung gehalten werden. Derartige nicht billige und für klinische Zwecke auch entbehrliche Anordnungen hat Garten angegeben (*112*).

Die Abszissen werden am einfachsten durch eine feine Millimeterskala, die in die Zylinderlinse des Kymographions eingraviert ist, erzielt.

Das rotierende Speichenrad vor der Zylinderlinse ist unumgänglich nötig, wenn man außer Pulskurven noch das Ekg aufzeichnet. Arbeitet man dagegen nur mit Frankschen Kapseln, so kann man auch statt des Speichenrades ein Pendel im Brennpunkt des Objektivs, wie Frank es tut, unmittelbar vor der Lichtquelle schwingen lassen, wodurch in regelmäßigen Zeitintervallen das Licht für sämtliche Kapseln für einen Moment abgedeckt wird, statt durch das Speichenrad Schattenmarken als Ordinaten aufzuzeichnen, die in der entwickelten Kurve als weiße Linien erscheinen.

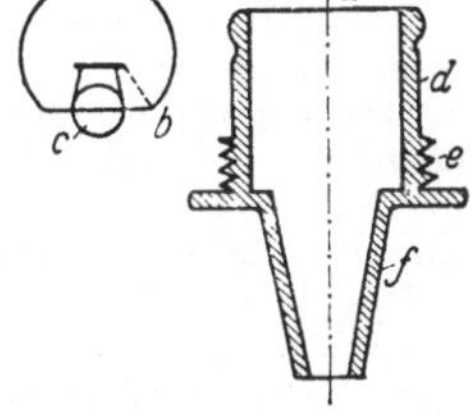

Abb. 11. Herztonkapsel nach Frank. Aufsicht: *a* Membran; *b* Glimmerstück; *c* Spiegelchen. Querschnitt: *a* Membran; *d* Kapselwand; *e* Gewinde; *f* conus.

B. Die Apparate zur Aufzeichnung von Atmung, Spitzenstoß und Herzschall.

1. Die Herztonkapsel nach Frank.

Die Forderungen: genügende Empfindlichkeit und hohe Eigenschwingungszahl können am leichtesten unter Benutzung photographischer Verfahren erfüllt werden, z. B. mit Hilfe der Frankschen *Herztonkapsel*, die sich für photographische Registrierung von allen möglichen Vorgängen vorzüglich eignet: Diese Kapsel wird in zwei Größen hergestellt, die eine mit 8 mm, die andere mit 10 mm Durchmesser. Ihre Einrichtung ergibt sich ohne weiteres aus Abb. 11. Die Kapsel stellt eine ganz kurze Röhre dar, die an ihrem einen Ende konisch zugeht, am anderen seitlich etwas abgeplattet ist, so daß dieses Ende ein Kreissegment mit einer abschließenden Sehne bildet (s. Abb. 11, Aufsicht). Dieses freie Ende wird mit feinstem Kondomgummi, oder, was noch mehr zu empfehlen ist, mit Mesenterium vom Meerschweinchen oder Kaninchen (in Glycerin konserviert) überzogen. Auf die Membran klebt man mittels eingedickten Zedernöls ein kleines Stückchen ganz dünnen Celluloides oder Glimmer, wie in beistehender Abbildung in natürlicher Größe angegeben, und auf dieses wieder ein kleines Spiegelchen von etwa 1,5:2 mm Größe. Das Spiegelchen soll auf die Kreissehne oder um Bruchteile eines Millimeters peripher davon zu liegen kommen, wie aus der Abbildung ersichtlich ist. Nirgends darf der Spiegel auf der glycerindurchtränkten Membran direkt aufliegen, da sonst der Silberbelag in kürzester Zeit zerstört wird.

Sehr feine Spiegel liefert die Firma J. D. Moeller in Wedel bei Hamburg.

Der Consteil der Spiegelkapsel (s. Abb. 11) paßt luftdicht in ein Messingrohr. Dieses steht durch einen Schlauch mit dem Aufnahmeapparat in Verbindung und ist in einer Art Lafette durch Schrauben und Gegenfedern um die vertikale und eine horizontale Achse beweglich, während die Bewegung um die andere Horizontalachse durch Drehung des Conus im Messingrohr geschieht. Auf diese Weise ist die Spiegelkapsel um die drei Achsen des Raumes verstell- und einstellbar. In der Klinik bedient man sich bei der Registrierung von mechanischen Kreislaufvorgängen vielfach der Lufttransmission, d. h. der Aufnahmeapparat steht durch ihre Schlauchleitung mit der Herztonkapsel in Verbindung. Die zu registrierende Bewegung wird zunächst auf den Receptor (s. weiter unten)

übertragen, von da aus geht sie als Luftwelle durch den Schlauch zur Herztonkapsel. Jeder Wellenberg wölbt die Membran der Spiegelkapsel vor, dabei vollführt das Glimmerplättchen mit dem aufgeklebten Spiegel eine Winkelbewegung
um die Sehne der Herztonkapsel als Achse.

Läßt man auf den Spiegel ein Lichtstrahlenbündel fallen, so wird dieses unter
dem gleichen Winkel zum Einfallslot reflektiert, unter dem es ankommt. Wenn
der Spiegel nun um einen bestimmten Betrag, z. B. 10°, gedreht wird, so macht
natürlich das Einfallslot dieselbe Drehung, der reflektierte Strahl geht aber um
den doppelten Betrag über seine Ruhestellung hinaus. Je weiter das Kymographion vom Spiegel entfernt aufgestellt wird, je länger also der Lichthebel,
um so stärker wird die Vergrößerung. Wenn z. B. das Kymographion 1 m weit
von der Spiegelkapsel aufgestellt ist, so würde bei nur 2° Winkeldrehung des
Spiegels ein 3,5 cm hoher Kurvenausschlag resultieren.

2. Die optische Einrichtung zur Frankschen Herztonkapsel.

Das Lufttransmissionsverfahren in Verbindung mit der Frankschen Herztonkapsel ermöglicht in bequemster Weise die gleichzeitige Registrierung von mehreren
Vorgängen auf demselben Film. Es ist ein leichtes, z. B. Herztöne, Spitzenstoß,
Venenpuls und Radialpuls zugleich mit dem Ekg in mehreren Ableitungen auf
einen Film zu registrieren. Die Deutung von komplizierten Unregelmäßigkeiten wird
dadurch sehr erleichtert.

Jede Herztonkapsel ist mit ihrem Gestell an einem 1 cm starken und 10 cm
langen Rundeisenstab befestigt, der in eine Doppelmuffe eingeklemmt wird, die
zweite Klemmschraube der Muffe dient zum Festschrauben an einem Stativ von
40—50 cm nutzbarer Höhe; so hat man bequem Platz, um 5—6 Herztonkapseln
vertikal untereinander anzubringen.

Die Beleuchtungseinrichtung für mehrere Schreibkapseln wird zweckmäßiger-
weise folgendermaßen aufgestellt: in etwa 2 m Entfernung von den Spiegeln
der Herztonkapseln und in ungefähr der gleichen Höhe mit der Mitte des Stativs
für die Kapseln ist eine Bogenlampe mit Uhrwerksregulierung (von der Firma Leitz)
aufgestellt. Die Lampe soll mit etwa 5 A brennen. Die Lampe beleuchtet einen
in seiner Weite verstellbaren Spalt, dessen vergrößertes Bild mittels Doppel-
kondensors und photographischen Objektivs (Aplanat) in der gleichen Entfernung
scharf abgebildet wird, wie die Strecke vom Spalt bis zum Spiegel der Herztonkapsel und weiter von da bis zur Linse des Kymographions beträgt. Die Bogenlampe, Spalt mit Doppelkondensor und photographisches Objektiv sind mittels
Reitern auf einer optischen Bank angebracht, dadurch wird die optische Zentrierung,
nachdem sie einmal hergestellt ist, nicht gestört, wenn man die einzelnen Teile
des Systems gegeneinander verschiebt. Das von dem beschriebenen System
entworfene Lichtband hat in der Vertikalen, in der das Stativ mit den Frankschen
Spiegeln steht, eine Länge von 1,2 m, so daß man also bequem beliebig viele
Spiegelkapseln gleichzeitig beleuchten kann.

In der Mitte der freien Strecke zwischen Bogenlampe und Herztonkapseln
ist das Kymographion auf einem so niedrigen Tisch aufgestellt, daß die von der
Lampe kommenden Strahlen gerade den oberen Rand noch streifen, und zwar
genau in der Mitte der Kymographiontrommel und der Zylinderlinse. Auf diese
Weise liegen der Spalt vor der Lampe, die Spiegel der Herztonkapseln und die
optische Achse des Kymographions in einer Vertikalen. Man hat außerdem den
Vorteil, daß die Lichtstrahlen unter einem möglichst geringen Winkel auf die
Spiegel fallen. Das bedeutet nicht nur die beste Ausnutzung des Lichtes, sondern
es ergeben sich auf diese Weise auch die übersichtlichen Verhältnisse für die Berechnung der Vergrößerung in den erzielten Kurven. Das Koordinatensystem
für derartig gezeichnete Kurven ist rechtwinklig, die Ausschläge des Lichthebels
sind proportional den Ordinatenhöhen, da man bei einem Kreis von 1 m Radius
(Entfernung des Spiegels zum Kymographion) den Unterschied von Bogenlänge
und zugehöriger Sehne vernachlässigen kann. Wenn dagegen einfallender und re-
flektierter Strahl nicht in einer Ebene liegen, so ist das Koordinatensystem der
geschriebenen Kurven nicht mehr rechtwinklig, die Auswertung der Kurve ist
also viel komplizierter.

3. Registrierung der Atmung.

Die Atmung kann man sehr einfach mit der Manschette eines Riva-Rocci-Apparates aufnehmen. Die Manschette wird nur ganz wenig aufgeblasen und durch Schlauchleitung luftdicht mit einer Frankschen Herztonkapsel verbunden auf den Thorax gelegt, eventuell noch mit einem Sandsack von einigen hundert Gramm beschwert.

4. Technik der Spitzenstoßregistrierung.

Die Technik der photographischen Spitzenstoßaufzeichnung ist folgende: Eine Mareysche Kapsel von 2 cm Durchmesser, mit oder ohne Membranüberzug, steht durch eine 60 cm lange Schlauchleitung mit einer Frankschen Herztonkapsel in Verbindung. Die Mareysche Kapsel wird auf die Spitzenstoßgegend aufgesetzt und durch ein schweres Stativ oder durch eine in mehreren Touren umgelegte Stauungsgummibinde fest und unverrückbar in ihrer Lage gehalten. Benutzt man als Receptor eine Kapsel ohne Membran, so muß besonders darauf geachtet werden, daß sie der Haut durchaus luftdicht anliegt. Das System vom Receptor bis zur Herztonkapsel muß luftdicht sein.

5. Messung der Druckoszillationen des Brustkorbes.

Eine andere Methode zur Aufzeichnung der vom Herzen der Brustwand mitgeteilten Schwingungen hat mein früherer, 1941 im Osten gefallener Mitarbeiter G. Kayser angegeben, es handelt sich dabei um ein dem Idealfall der reinen Druckmessung möglichst angenähertes Verfahren. Der Körper wird zwischen einer starren Eisenleiste im Rücken und einer mit Eisenstäben an der Rückenleiste unnachgiebig befestigten Abnehmerkapsel, die durch eine Kreuztischeinrichtung in den drei Richtungen des Raumes ein- und feststellbar ist, so eingezwängt, daß der Druck gerade noch nicht unangenehm empfunden wird. Die schwere eiserne Aufnahmekapsel ist mit einer stark gewellten Aluminiummembran von 6 kg/mm Steife überzogen. Ein zentral befestigter Trolitstab von fast 2 cm Durchmesser stellt die Verbindung mit der Brustwand dar. — Die Kapsel ist durch Schlauchleitung mit einer Torsionsbandkapsel nach P. Petersen verbunden. Diese Kapsel entspricht dem auf S. 11 beschriebenen Oszillographen nach Elmquist. Nur wirkt nicht ein Elektromagnet, sondern eine pneumatisch bewegte Metallmembran auf das Torsionsbändchen. G. Kayser hat gezeigt, daß bei einem solchen pneumatischen System: Aufnahmekapsel — Schlauchleitung — Spiegelkapsel die Treue der Wiedergabe nicht allein von der Eigenschwingungszahl der Kapseln am Anfang und Ende des Systems abhängt, sondern von der Eigenfrequenz der stehenden Luftwelle, die sich im Schlauch ausbildet. So hatte in einer Versuchsanordnung von Kayser die Torsionsbandkapsel eine Eigenfrequenz von 850 Hz, die Luftsäule in einem Schlauch von 110 cm Länge und 4,5 mm lichter Weite eine solche von 90. Außerdem hatte aber die Luftsäule noch mehrere bemerkenswerte Resonanzstellen infolge von Oberschwingungen. Diese stehenden Wellen konnte Kayser durch besondere Maßnahmen unterdrücken.

6. Messung der Beschleunigungsoszillationen des Brustkorbes.

Wie von Landes (219—221) gezeigt, lassen sich Beschleunigungsoszillationen der Brustwand mit einem nach dem Prinzip der Erdbebenmesser gebauten Instrument einfach registrieren. In einem Aluminiumhohlkörper ist eine träge Masse (Messingzylinder) so an vier Stahllamellen aufgehängt, daß sie nur in der Längsrichtung schwingen kann. In der Schwingrichtung ist der Messingzylinder zwischen zwei Säulen von Kohleplättchen gelagert. Jede dieser beiden Säulen bildet einen Arm einer Weathstoneschen Brücke. Wenn *die Masse* schwingt, wird die eine Säule komprimiert, dabei vermindert sich ihr elektrischer Widerstand, während gleichzeitig die andere Säule die gegenteilige Veränderung erfährt. Die Brücke arbeitet über einen dreistufigen Verstärker mit sehr langer Zeitkonstante auf eine Braunsche Röhre. Die Beschleunigung stellt den ersten Differentialquotienten der Geschwindigkeit und diese wiederum den ersten Differentialquotienten des

Ausschlags dar. Man erhält also durch zweimalige Integration der Beschleunigungskurve die Kurve der wirklichen Ausschläge der Brustwand. Landes weist darauf hin, daß man mit dieser Methode alle, auch die langsamsten Schwingungen der Brustwand wahrheitsgetreu aufzeichnet. Der Apparat läßt sich eichen.

7. Herzschallregistrierung (118).

Die Methoden der Herzschallverzeichnung nach O. Frank und nach R. Ohm müssen heute als überholt angesehen werden, es kommen nur noch elektrische Verfahren in Betracht, d. h. die unter dem Einfluß der Herzaktion auftretenden Brustwandschwingungen werden durch irgendein Mikrophon in elektrische Spannungsschwankungen transformiert und diese werden direkt oder nach Durchgang durch einen Verstärker registriert[1]. Die einfachste, heutzutage ebenfalls überholte Methode ist die nach Scheminzky (325). Es wird eine Muschel eines hochohmigen Radiokopfhörers als Mikrophon auf die Brustwand aufgelegt, unmittelbar mit einem Saitengalvanometer verbunden unter Parallelschaltung eines variablen Nebenwiderstandes von 0 bis etwa 300 Ω.

Eine weitere Methode, die theoretisch allen Ansprüchen genügt, ist die von F. Trendelenburg (381), bei der ein auf die Brustwand aufgesetztes Kondensatormikrophon (nach Riegger) unter dem Einfluß des Herzschalles Kapazitätsänderungen erfährt. Durch diese Kapazitätsänderungen wird ein Hochfrequenzschwingungskreis verstimmt. Es führen dann also Hochfrequenzamplituden dem Herzschall entsprechende Schwankungen aus. Nach Gleichrichtung werden diese Schwankungen verstärkt und dem Lautsprecher zur akustischen Wiedergabe oder einem Oszillographen zur photographischen Registrierung zugeführt. Mit dieser Methode können alle im Herz- und Lungenschall vorkommenden Frequenzen getreu aufgezeichnet werden. Abgesehen von dem erheblichen Aufwand an Mitteln ist die Empfindlichkeit des Kondensatormikrophons gegen Luftschall und die Verwendung von hochfrequenten Schwingungen, durch die die gleichzeitige Aufnahme des Ekg erschwert wird, von Nachteil.

Das Mikrophon nach Sell. Das schallharte Mikrophon nach Sell (354) war bis vor kurzem der beste Apparat zur graphischen Darstellung und zur Lautbarmachung des Herzschalls. Das Sellsche Mikrophon ist nach dem Telephonprinzip gebaut; zum Schutz gegen störende Luftschallwellen trägt es eine kräftige Eisenkapsel. Auf einen sehr starken Permanentmagneten sind zahlreiche Windungen eines feinen Kupferdrahtes aufgebracht. Vor den Polen des Magneten befindet sich die zur Aufnahme der Schallschwingungen bestimmte, sehr steife Eisenmembran von 200 kg/mm Biegungsfestigkeit. Vermittels einer auf der Membran befestigten Aluminiumpelotte wird eine direkte Verbindung mit dem Körper des zu Untersuchenden hergestellt. Trotz ihrer großen Biegungsfestigkeit wird bei dieser direkten Kopplung mit dem Körper die Membran durch die starken Kräfte des direkt übertragenen Körperschalls mitbewegt, und nach bekannten Prinzipien induziert die im Kraftfeld des Magneten schwingende Eisenmembran elektrische Spannungen in der Drahtwicklung des Magneten. Die Höhe der induzierten Spannung ist proportional der Zahl der je Zeiteinheit durchschnittenen Kraftlinien. Je rascher sich die Membran im Magnetkraftfeld bewegt, um so höher wird die abgegebene Spannung, die daher mit zunehmender Frequenz steigt. Diese Frequenzabhängigkeit des schallharten Mikrophons ist von Vorteil, sie wird von Sell angestrebt, um die Arbeitsweise der Apparatur dem Frequenzgang des menschlichen Ohres anzugleichen.

Elektrodynamisches Mikrophon nach Janowski. Die vom Herzen ausgehenden Schwingungen werden mittels einer Pelotte auf eine Spule mit geringem Ohmschen Widerstand übertragen, die im Feld eines kräftigen Permanentmagneten schwingt. Die in der Spule induzierte Spannung wird in einem Spezialtransformator stark herauf übersetzt. Die Brustwandschwingungen werden mit großem Nutzeffekt an den Verstärker weitergegeben. Für störende Luftschallschwingungen ist das Mikrophon wenig empfindlich, wohl aber für elektromagnetische Störungen (funkender Motor und ähnliches).

---

[1] Schon 1878 beschrieb Stein in Nr. 49 der Berl. klin. Wschr. eine Herzschallregistrierung mit Hilfe des Telephons.

Das Krystallmikrophon. Neuerdings benutzen wir vielfach das Krystallmikrophon (*193*). Feine Platten aus Seignette-Salzkrystallen (parallel zur Prismenachse geschnitten) werden durch die Brustwandschwingungen gebogen oder gedrückt. Dabei entstehen elektrische Spannungen im Krystall (Piezo-Effekt). Durch Stanniolbeläge, die zwei gegenüberliegenden Flächen der Krystallplatte aufgeklebt sind, werden die Spannungen aufgenommen und einem Niederfrequenzverstärker zugeführt. Die Vorteile des Krystallmikrophons sind folgende:

1. Größere Empfindlichkeit als das Sell-Mikrophon. Gleiche Drucke ergeben größere Spannungen.

2. Große Unempfindlichkeit gegen elektromagnetische Störungen. Selbst der Betrieb eines Röntgenapparates in einem Nebenzimmer stört die Herzschallaufnahme mit dem Krystallmikrophon nicht. — Mit dem Sell-Mikrophon wäre unter solchen Bedingungen eine Schallaufnahme unmöglich.

3. Gegen Luftschallwellen ist das Krystallmikrophon ebenso unempfindlich wie das Sellsche Mikrophon.

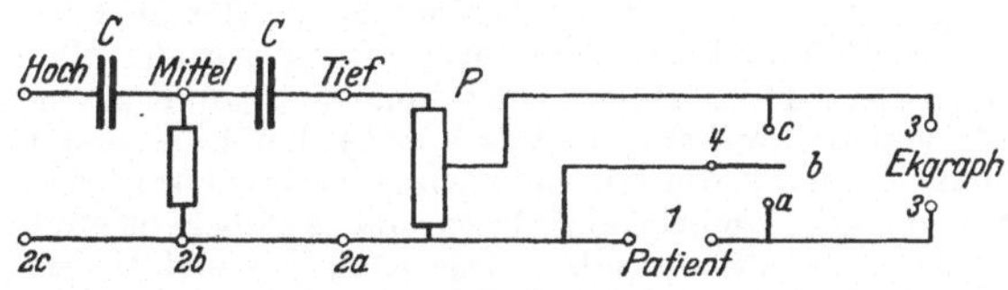

Abb. 12.
Zusatzgerät zur Aufnahme des Herzschalls bei tiefer, mittlerer und hoher Abstimmung des Verstärkers.

Zusatzgerät zur Herztonregistrierung mit transportablem Elektrokardiographen. Die Ergebnisse der Herzschallregistrierung dürfen heutzutage so weit als gesichert angesehen werden, daß sie eine unter Umständen entscheidende diagnostische Bedeutung bekommen. Deshalb ist es von Belang, daß sich mit relativ einfachen Apparaten eine Herzschallkurve aufzeichnen läßt, die für die Diagnose verwertet werden kann. Für sich allein sind nun pathologische Herzschallkurven oft nicht zu deuten, wohl aber in Verbindung mit dem Ekg. Es ist ein leichtes, das Herzschallbild dem Ekg zu überlagern. Um sicher deutbare Kurven zu erhalten, verfährt man am besten so, daß man gleichzeitig das Ekg (in Abl. II) und den Herzschall mit je einem Verstärker aufzeichnet, oder aber, falls nur ein Registriersystem zur Verfügung steht, den Herzschall dem Ekg überlagert aufschreibt. Das gelingt leicht durch ein kleines *Zusatzgerät*, das man an einem der transportablen Elektrokardiographen anschließt (Abb. 12).

Bei *1* wird der Patient angeschlossen, bei *2a* bzw. *2b* das Mikrophon, bei *3* der transportable Elektrokardiograph. Durch den Schalter *4* wird in Stellung *a* der Patient kurzgeschlossen, dann werden die Herztöne allein aufgezeichnet. In der Endstellung *c* wird der Herzton kurzgeschlossen und nur das Ekg registriert. In der Mittelstellung *b* wirken Ekg und Herzton gleichzeitig auf den Elektrokardiographen, d. h. Ekg und Herztöne werden einander überlagert als Summenkurve geschrieben.

Bei Mikrophonanschluß *2a* werden alle vom Mikrophon aufgenommenen Frequenzen aufgezeichnet (tiefe Abstimmung). In der Stellung *2b* werden durch den Kondensator die tiefen Frequenzen ausgeschaltet. Der Spannungsteiler *D* reguliert die Amplitude der Herztöne. Wegen der ungenügenden Verstärkung in transportablen Elektrokardiographen lohnt es meist nicht, eine noch weitergehende Aussiebung (auch der mittleren Frequenzen) vorzunehmen, um eine „gehörsähnliche" Registrierung des Herzschalls zu erreichen. Da die hierbei eine Rolle spielenden Schwingungen nur sehr geringe Amplitude haben, reicht die Verstärkungsziffer der kleinen Apparate nicht aus, um noch leserliche Kurven zu erhalten.

Apparat zur Darstellung von Herztonfilmen. Der mit dem Krystallmikrophon aufgenommene und in einem Verstärker mit gehörsähnlicher Frequenzkurve verstärkte Herzschall wird auf eine hoch abgestimmte Oszillographenschleife

(s. S. 10) gegeben und hier auf einem Schmalfilm, der mit 10 cm je Sekunde äuft, photographiert. Die Optik für die Oszillographenschleife ist so eingerichtet, daß ein breites Lichtband auf den Filmstreifen geworfen wird, das bei Ruhelage des Oszillographen gerade den halben Streifen deckt, so daß nach der Entwicklung der Film in seiner einen Hälfte glasklar, in der anderen Hälfte tief geschwärzt ist. Schwingt nun der Spiegel des Oszillographen im Rhythmus des Herzschalls, so wird auf den Film eine Silhouette gezeichnet, die sich auf der geschwärzten einen Hälfte des Films erhebend. Zacken von verschiedener Höhe und verschiedener Anstiegsgeschwindigkeit aufweist, die bei normalem Herzschall leicht als I. und II. Ton zu erkennen sind, in komplizierten pathologischen Fällen jedoch oft nur mit Hilfe eines gleichzeitig aufgenommenen Ekg entziffert werden können. Ein 3 m langes Stück Film in der beschriebenen Weise belichtet (dazu braucht man eine Zeitdauer von $^1/_2$ Min.), enthält eine genügende Anzahl von Herzrevolutionen, um sich bei der nachherigen Rückverwandlung in Schallwellen, ein Urteil über den aufgezeichneten Herzschall zu bilden. Die Rückverwandlung in Schallwellen geschieht ganz nach dem Prinzip des Tonfilms, d. h. der Schmalfilm wird nach Entwicklung, Fixieren und Trocknen mit genau der gleichen Geschwindigkeit wie bei der Aufnahme in gleichmäßigem Gang vor der Photozelle vorbeigeführt. Dabei passiert durch einen sehr schmalen Spalt ($^1/_{20}$ mm Breite) Licht aus einem Niedervolt-Osram-Lämpchen (4 V 3 A) den Film und trifft dann auf die Photozelle auf. Es wird also ein ganz schmaler Lichtstreif durch den vorbeigezogenen Film mehr oder weniger abgedeckt und es fällt ganz entsprechend mehr oder weniger Licht auf die Photozelle, die je nach der Lichtmenge stärkere oder schwächere elektrische Ströme entwickelt. Diese Ströme werden durch einen Verstärker so weit verstärkt, als es zum Betrieb eines Lautsprechers, oder, was vorzuziehen ist, mehrerer Kopfhörer nötig ist. Wenn man hohe Frequenzen, z. B. hohe musikalische Geräusche (bis zu 500 Hz[1]), richtig wiedergeben will, so muß der Spalt sehr schmal sein, weil sonst das optische Auflösungsvermögen nicht hinreichen würde.

Für diagnostische und noch mehr für Lehrzwecke sind solche Herztonfilme besonders dann wertvoll, wenn man mit der akustischen Wiedergabe gleichzeitig das Schallbild zusammen mit dem Ekg projiziert. Viele verwickelte Schalleindrücke lassen sich überhaupt erst dadurch deuten, daß man denselben Vorgang akustisch und optisch gleichzeitig, noch dazu mit einer optischen Bezugskurve, z. B. dem Ekg, zusammen wahrnimmt. Nur auf solche Weise kann man Veränderungen in den Herzschallerscheinungen, z. B. bei hörbarem Vorhofston, exakt verfolgen. Unseres Erachtens wird sich die Methode im Unterricht und bei Krankenbeobachtung ihren Platz erringen.

Grundsätzliches zur Herzschallverstärkung. Wendet man Verstärker an, die in physikalischem Sinne ideal arbeiten, also die an der Brustwand auftretenden Schwingungen amplituden- und frequenzgetreu wiedergeben, so bekommt man Bilder, die mit dem akustischen Eindruck nicht übereinstimmen. Das liegt an der Eigenart unseres Gehörorgans, dem für verschiedene Frequenzen eine ganz verschiedene Empfindlichkeit zukommt. Nur das Grundsätzliche sei hier erwähnt: Die Reizschwelle unseres Ohres liegt für hohe Frequenzen wesentlich niedriger als für tiefe. Wir sehen also in dem physikalisch richtig registrierten optischen Schallbild einerseits mehr als wir hören, weil wir auch langsame Schwingungen sehen, die beim unverstärkten Herzschall oft nicht die Reizschwelle des Ohres überschreiten, andererseits auch weniger, weil hohe Frequenzen, für die unser Ohr sehr empfindlich ist, infolge ihrer kleinen Amplitude nicht gesehen werden. Wenn wir aber die vieltausendfach verstärkte Energie des Herzschalls auf den Lautsprecher geben, so hören wir jetzt viel dumpfer, viel tiefer klingende Herztöne oder Geräusche. Das liegt an einer zweiten Eigenart unseres Ohres, das bei Schalleindrücken, die weit über der Reizschwelle liegen, die tiefen Töhne relativ besser hört als bei Schalleindrücken nahe der Reizschwelle. Wenn das gesamte Frequenzgemisch große Amplituden hat, ist die Empfindlichkeit unseres Ohres eine andere als bei geringen Amplituden; es werden dann nicht mehr in dem Maße die hohen Frequenzen herausgehört und die tiefen vernachlässigt. Will man, wie das für

---

[1] Einmal zählten wir bei einem musikalischen Geräusch 3000 Hz.

Unterrichtszwecke nötig ist, im verstärkten Schall leicht den unmittelbar auskultierten wiedererkennen, so muß man Verstärker anwenden, die „gehörsähnlich" arbeiten, d. h. die tiefen Frequenzen geringer verstärken als die hohen. — Das wird am einfachsten erreicht durch widerstandskapazitätsgekoppelte Verstärker mit hinreichend kleinen Kondensatoren als Kopplungsgliedern.

C. Der Apparat zur photographischen Registrierung des Radialpulses.

Der Radialpuls wird nach O. Frank in folgender Weise aufgenommen: Ein Gummischlauch, der an einem Ende zugebunden ist, wird mit diesem Ende auf die Radialarterie dort, wo man den Puls fühlt, aufgepreßt, das andere Schlauchende führt zur Herztonkapsel. Dies System hat eine Eigenschwingungszahl von mindestens 90. Wenn der Schlauch ebenso stark von außen auf die Arterienwand drückt wie das Blut von innen zur Zeit des geringsten Druckes in der Arterie, also kurz nach Ende der Kammerdiastole, so wird durch den systolisch ansteigenden Blutdruck die Arterienwand und die ihr aufliegende Schlauchwand gehoben. Hat

die der Arterie abgekehrte Schlauchwand ein festes Widerlager, das ein Ausweichen des Schlauches in toto verhindert, so wird der Schlauch fortschreitend mehr eingebuchtet, bis die Pulswelle ihren Gipfel erreicht hat, um dann mit dem Abfall der Pulswelle, d. h. also mit dem Absinken des systolischen Blutdruckes, immer der Arterienwand fest anliegend, zurückzugehen. Die Bewegungen der Schlauchwand sind also

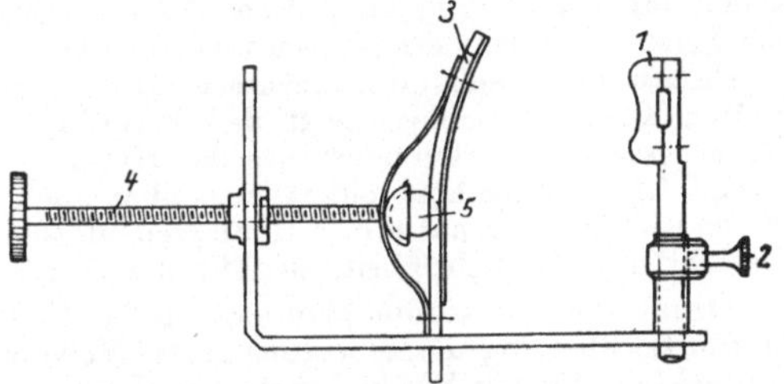

Abb. 13. Apparat zur Befestigung des Gummischlauches auf der Radialarterie.

proportional den Änderungen des Blutdruckes, weshalb man auch die nach dem geschilderten Prinzip aufgeschriebenen Pulskurve nach v. Kries „Druckpulskurve" nennt. Die Bewegungen des der Arterie aufliegenden Schlauchwandstückes führen zu Druckänderungen in dem Schlauch, der ja an einem Ende zugebunden, am anderen Ende durch die Herztonkapsel abgeschlossen ist. Die Druckschwankungen pflanzen sich in dem Schlauchlumen mit Schallgeschwindigkeit (also 344 m in der Sekunde) fort, gelangen demnach bei einer Schlauchlänge von 60 cm mit einer Verspätung von rund $^2/_{1000}$ Sek. an die Spiegelkapsel, von wo sie mit Lichtgeschwindigkeit auf den Film geworfen werden.

Der Apparat zur Befestigung des Gummischlauchs auf der Radialarterie. Man hat bisher meist bei der photographischen Pulsregistrierung in Anlehnung an ältere Verfahren eine Manschette benutzt, die um den Arm geschnallt wurde und dabei den Schlauch gegen die Radialarterie preßte. Bei diesem Prinzip hat man die Unannehmlichkeit, daß beim Anziehen der Schnallen der ganze Apparat sich etwas um den Arm dreht, dadurch verschiebt sich der Schlauch von der Arterie weg und man erhält infolgedessen nur geringe oder gar keine Ausschläge. Diesen Übelstand umgeht man leicht, wenn man einen Apparat benutzt, der den Unterarm nur von zwei Seiten umklammert, nämlich von der Streck- und Beugeseite. Die Hand wird in Mittelstellung zwischen Pro- und Supination, also die Kleinfingerkante nach unten, bei ganz mäßiger Dorsalflexion aufgelegt. Der Fixierapparat hat im Prinzip hufeisenförmige Gestalt. Der eine Schenkel des Hufeisens ist mit einem Ebonitklotz (1) (s. Abb. 13) versehen, der eine Rinne zur Aufnahme des Schlauches hat. Der Ebonitklotz wird in die Höhe des Pulses gebracht und hier festgestellt (durch Anziehen einer Kordelschraube) (2). Der andere Hufeisenschenkel (3) ist beweglich, er kann mittels Schraube (4) dem feststehenden Schenkel mehr oder weniger genähert werden. Die Schraube ist jedoch nicht starr mit ihm verbunden, sondern durch ein streng gehendes Kugelgelenk, so daß er jeder Armform einfach angepreßt werden kann. Mit Hilfe dieses kleinen Apparates ist die photographische Pulsaufnahme ganz außerordentlich leicht und rasch auszuführen.

D. Apparate zur photographischen Registrierung des Venenpulses.

Für die Aufzeichnung des Venenpulses gelten die Grundsätze, die O. Frank (*98*) für *bewegungsregistrierende* Instrumente aufgestellt hat. Da die Schwankungen des Venenpulses viel weniger brüsk erfolgen als die des Arterienpulses, so genügt ein Registrierapparat mit geringer Eigenschwingungszahl, z. B. eine Mareysche Kapsel von 2 cm Durchmesser, die mit Hundemesenterium überspannt ist und eine 5 mm große zentrale Korkplatte trägt. Mittels eines 60 cm langen Schlauches ist sie mit der Herztonkapsel verbunden. Die Eigenschwingungszahl der Empfangskapsel beträgt je nach Spannung der Membran 20—60. Die Empfangskapsel wird an einem niedrigen, sicher stehenden Stativ möglichst vielseitig verstellbar angebracht, wesentlich ist, daß sie in einer gewünschten Stellung rasch und sicher fixiert werden kann. Eine Entstellung ist möglich, wenn die Mareysche Kapsel zu stark auf die Vene aufgedrückt wird.

Mit einer kleinen Hilfsvorrichtung kann man die Apparatur eichen und zugleich auf ihre Dichtigkeit prüfen. Es wird durch eine mechanische Vorrichtung die Pelotte der Aufnahmekapsel um einen bestimmten Betrag, z. B. 0,1 mm, vorgeschoben und nach einer gewissen Zeit wieder freigegeben, die Höhe des erzielten Kurvenausschlags zeigt den Vergrößerungsfaktor der Apparatur an, mit Hilfe dessen die Exkursionsweite der Halshaut über der Vene berechnet werden kann. Gleichzeitig kontrolliert man aber auch das System auf Dichtigkeit: der Eichausschlag muß auf seiner Höhe bleiben, solange der Eichknopf gedrückt wird. Besteht eine Undichtigkeit, so fällt die Kurve ständig bis zur Nullinie ab[1].

Ohm, der zuerst die photographische Venenpulsregistrierung in die Klinik einführte, übertrug die Bewegungen der Venenwand auf einen mit einem kleinen Spiegel bewaffneten Winkelhebel. Durch ein von dem Spiegel reflektiertes Lichtstrahlenbündel werden die Bewegungen der Vene photographisch registriert. Die Methode ist ebenfalls außerordentlich bequem. Es besteht theoretisch die Möglichkeit, daß bei raschen Kaliberveränderungen der Vene der Winkelhebel von der Haut abgeschleudert wird, was zu Entstellung der Kurve führen müßte. Bei zahlreichen Kontrollaufnahmen mit dem gleich zu schildernden Verfahren der direkten Venenpulsregistrierung konnte freilich niemals ein solcher Fehler nachgewiesen werden.

Direkte Venenpulszeichnung. Die Forderung, daß bei der Aufzeichnung keine Rückwirkung auf die Vene stattfindet, an der Kopplungsstelle von Vene und Registriersystem jede Belastung vermieden wird, läßt sich bei der Venenpulszeichnung auch vollkommen erreichen, indem man mit dem gewichtslosen Lichthebel die Bewegungen einer Hautpartie über der Jugularvene verzeichnet. Parkinson (*279*) lagert den Patienten so vor das Projektionsokular des Saitengalvanometers, daß der Lichtkegel den Hals in der Jugularisgegend gerade streifte. Der Schatten des Halses erscheint dann scharf auf dem Kymographion und bewegt sichim Rhythmus des Venenpulses auf und ab. Da der Patient hierbei aber in eine sehr unbequeme Lage gebracht werden muß, und die Ausschläge auf der Kurve nur sehr klein sind (bei Parkinson maximal 2 mm), so eignet sich das Verfahren in dieser Form für klinische Zwecke nicht. Statt nun die Lage des Menschen nach dem Lichtbündel einzurichten, kann man auch umgekehrt das Licht entsprechend der Lage des Menschen dirigieren. Im einzelnen gestaltet sich das Verfahren folgendermaßen (*393*): Der Patient liegt auf dem Venenpulsbett nach Ohm[2] horizontal oder doch so flach, als es ihm möglich ist und die Pulsation am besten erkennbar wird (bei starker Überfüllung der Venen muß der Oberkörper erhöht liegen). Der Kopf liegt, die obere Kante des Bettes überragend, bequem auf einer besonderen Stütze. Das Bett läuft auf Rollen und kann leicht so geschoben werden, daß die Hautstelle über der Jugularis, die man zu photographieren wünscht, in die optische Achse des Kymographions zu liegen kommt. Mit dem *Venenpulsschreiber* gestaltet sich die direkte photographische Aufzeichnung des Jugularvenenpulses sehr einfach.

---

[1] Zu beziehen bei der Firma Rausch und Holler Gießen.
[2] Erhältlich bei der Firma Lenz, Berlin.

Auf einem schweren Dreifuß (Abb. 14) steht ein etwa 80 cm hohes kräftiges Stahlrohr (*a*), in dem sich ein zweites Stahlrohr (*b*) mittels Zahn und Trieb um 50 cm auf und ab bewegt und außerdem um seine Längsachse gedreht werden kann. Das Rohr (*b*) trägt einen Kopf mit kräftigem Schlitten (*c*), der in Schwalbenschwanzführung 6 cm lang in horizontaler Richtung verschiebbar ist. Außerdem ist dies Rohr in seinem Lager um die horizontale Achse drehbar und kann durch die beiden Schrauben in jeder Stellung fixiert werden. Der Schlitten trägt ein stabil befestigtes horizontales Rohr (*d*) von etwa 40 cm Länge, das in einer Kugel (*e*) endet, in der durch Zahn und Trieb rechtwinklig zum Rohr (*d*) ein weiteres 80 cm langes Rohr (*f*) verschiebbar ist. Am einen Ende von (*f*) befindet sich der Stab (*g*) mit der Lichtquelle (*h*), eine Niedervolt-Osram-Lampe mit vorgeschalteter Kondensorlinse, am anderen Ende der Stab (*i*) mit dem Mikroskoptubus (*k*) und dem Mikroobjektiv (*l*) sowie der Prismenkombination (*m*). Durch letzteres wird das aus der Lampe (*h*) unter etwa 45° abwärts gerichtete Licht in die Horizontale abgelenkt.

Aufstellung des Apparates. Zunächst werden Lampe und Mikroobjektiv optisch zentriert; Höhenverstellung und Drehung der Lampe am Stab (*g*) bis der Lichtkegel gerade die Frontlinse des Mikroobjektivs ausfüllt. Auf maximale Helligkeit und Farbenreinheit des aus dem Objektiv austretenden Lichtkegels stellt man durch Einregulierung der Kondensorlinse und eventuell noch der drei Stellschrauben am Lampengehäuse ein. Nunmehr muß der Venenpulsschreiber mit anderen gleichzeitig gebrauchten Apparaten, wie Herztonschreiber, Saitengalvanometer usw., optisch ausgerichtet werden. Man stellt die verschiedenen Apparate so auf, daß nach dem Augenmaß ihre Strahlenbündel vertikal untereinander in die optische

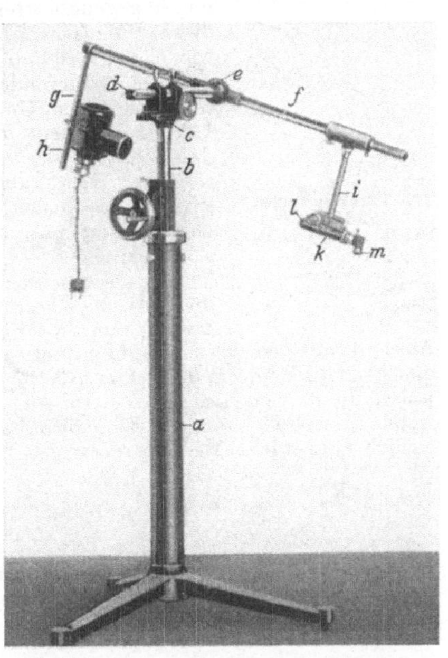

Abb. 14. Stativ zur direkten Aufnahme des Venenpulses. (Aus Abderhalden, Handbuch der biologischen Arbeitsmethoden, Abt. V, Teil 8.)

Achse des Kymographions fallen. Ein in den Strahlengang der verschiedenen Apparate möglichst weit vom Kymographion gehaltenes Lot wirft auf den Spalt des Kymographions einen Schatten. Ist die Schattenlinie an einer Stelle gebrochen, so muß die zugehörige Lichtquelle so lange seitlich verschoben werden, bis die Schattenlinie eine Vertikale darstellt. Die Feineinstellung des Venenpulsschreibers geschieht mit dem Schlitten (*c*). Jetzt kann man zur

Aufnahme des Venenpulses übergehen. Der Patient wird auf das Ohmsche Untersuchungsbett gelegt, so flach als es sein Zustand erlaubt. Der Kopf des Kranken ruht, das obere Ende des Bettes überragend, auf einem besonders gepolsterten Ring, der mittels eines Stiels am oberen Ende des Untersuchungsbettes angebracht ist. Auf diese Weise ist Platz gewonnen, um rechts und links vom Hals mit dem Apparat dicht an den Patienten heranzukommen. Die am deutlichsten pulsierende Stelle des Halses (Bulbus oder V. jugularis externa) wird mit der Lampe intensiv beleuchtet, und zwar so, daß ein Teil des Strahlenbündels am Hals vorbeigehend in das Mikroobjektiv fällt[1]. Dann wird der Schatten des Halses am Kymographionspalt scharf eingestellt und durch Drehung des Prismas

---

[1] Von J. Grundig (*128*) wurde gezeigt, daß der Venenpuls am besten am Hinterrand des M. sternocleidom, in mittlerer Halshöhe aufgenommen wird oder etwas mehr claviculawärts, doch stören hier die Atembewegungen stark.

die auf und ab gehende Bewegung dieses Schattens genau vertikal, also senkrecht zur Filmrichtung, ausgerichtet. Öffnet man nun den Kymographionverschluß und setzt den Film in Bewegung, so erhält man eine Silhouettenkurve. Die Grenze zwischen Schwarz und Weiß stellt den Venenpuls dar. Wünscht man nun an Stelle der Silhouettenkurve das Schattenbild eines den Venenpuls mitmachenden Haares aufzuzeichnen — man bekommt dann eine bequemer lesbare Kurve —, so kann man den in beistehender Abb. 15 in Aufsicht und Querschnitt dargestellten

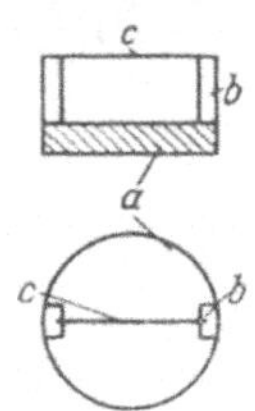

Abb. 15. Haarträger. (Aus Abderhalden, Handbuch der biologischen Arbeitsmethoden, Abt. V, Teil 8.)

Haarträger benutzen. Er besteht aus einer ungefähr 1 cm großen runden Holundermarkplatte (a) mit zwei an der Peripherie gegenüberstehenden kleinen Säulchen (b), über die ein dünnes Menschenhaar (c) geklebt ist. Dieses ganze Gebilde wiegt etwa 10 mg, es wird mit eingedicktem Zedernholzöl auf die pulsierende Halsvene aufgeklebt und stellt infolge seines geringen Gewichtes keine in Betracht kommende Belastung der Vene dar. Man bildet mit Hilfe des Apparates den Schatten des im Rhythmus des Venenpulses auf und ab gehenden Haares ab und bekommt dann, wie in nachstehender Abb. 16 ersichtlich, eine gut lesbare Kurve des Venenpulses. Der Apparat hat vor allen bisher angewandten Venenpulsschreibern den Vorteil, daß man die wirkliche Größe der Venenpulsausschläge exakt messen kann, dadurch, daß man die optische Vergrößerung bestimmt. Man braucht zu diesem Zweck nur die Millimeterteilung eines Glaslineals mit dem Apparat auf dem Kymographionspalt abzubilden. Arbeitet man immer mit der gleichen Optik und in demselben Abstand zum Kymographion, so kann man Venenpulse, die zu verschiedenen Zeiten aufgenommen sind, messend vergleichen. Wir wenden gewöhnlich eine 20—25fache optische Vergrößerung an. Vollständig exakt ist freilich eine solche Messung deswegen nicht, weil das Haar sich nicht immer in derselben Vertikalen auf und ab bewegt. Man kann, wie Herr Professor Moritz von Rohr riet, diesen Fehler vermeiden, wenn man den telezentrischen Strahlengang auf der Dingseite herstellt. Dies wird erreicht, wenn man möglichst nahe der pulsierenden Vene noch eine Sammellinse anbringt, deren hinterer Brennpunkt mit der Eintrittspupille des Mikroobjektivs zusammenfällt. Diese möglichst nahe der Einstellebene angebrachte Sammellinse macht die Hauptstrahlen auf der Dingseite parallel zur Achse des Mikroobjektivs und erlaubt nunmehr streng Höhenunterschiede zu messen.

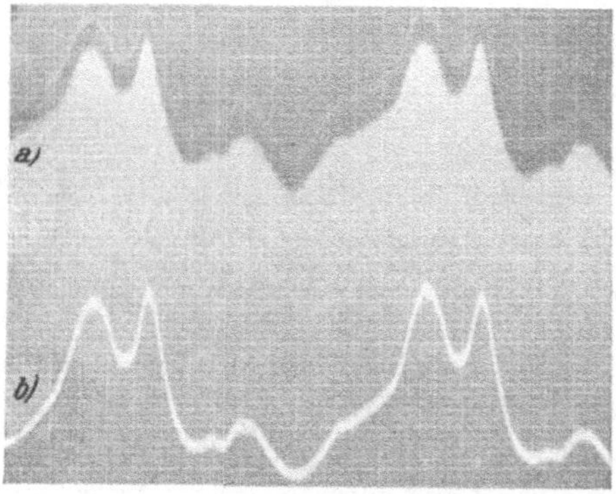

Abb. 16. Venenpuls direkt photographiert. a als Silhouette; b gleichzeitig der Schatten eines auf die Vene aufgeklebten Haares photographiert. (Aus Abderhalden, Handbuch der biologischen Arbeitsmethoden, Abt. V, Teil 8.)

Darstellung des Venenpulses mit der Photozelle. Nach einem Vorschlag von meinem Mitarbeiter Collatz (59) haben wir den direkt aufgenommenen Venenpuls auf eine lichtempfindliche Zelle wirken lassen. Der durch den Venenpuls gesteuerte Photostrom wird über einen zweistufigen Niederfrequenzverstärker mit einer Abklingzeit von mindestens 3 Sek. auf den Oszillographen oder auf das Saitengalvanometer übertragen, nachdem der Emissionsstrom der Verstärkerröhre kompensiert ist. Bei Benutzung von Sperrschichtphotozellen kann man den Verstärker entbehren, und das Saitengalvanometer oder eine empfindliche Oszillographenschleife direkt anschließen.

Zwei Fehlermöglichkeiten bestehen bei dieser Methode. Die Lichtintensität muß im ganzen Bereich des den Hals treffenden Strahlenbündels homogen sein, ferner darf der Verstärker auch bei der größtmöglichen Belichtung der Photozelle nicht übersteuert werden. Man schließt diese beiden Fehler aus, wenn man den Spalt auf der Photozelle zunächst in seiner ganzen Länge ausleuchtet und dann sukzessive um gleiche Strecken mehr und mehr abdunkelt, bis er überhaupt kein Licht mehr erhält, dann muß der verstärkte Photostrom um jeweils gleiche Beträge bis Null abfallen. — Ist das nicht der Fall, so kann man durch Verminderung der Heizspannung des Beleuchtungslämpchens eine eventuell bestehende Übersteuerung beseitigen. Wird auf diese Weise keine Proportionalität von beleuchteter Strecke der Photozelle und Photostrom erzielt, so ist das Lichtstrahlenbündel inhomogen und muß durch Verwendung einer möglichst punktförmigen Lichtquelle und eines Kollimators homogen gestaltet werden.

Man kann auch diese Kurven eichen, zu diesem Zwecke ist eine Eichblende angebracht, die während der Venenpulsaufnahme hochgeklappt wird. Ist sie in den Strahlengang eingeschaltet, so läßt sie eine bestimmte Lichtmenge, die auf die Photozelle fällt, hindurchpassieren. Durch Betätigung eines Drahtauslösers, wie er zum Momentverschluß photographischer Apparate angewendet wird, läßt sich die Spaltlänge der Eichblende um genau 1 mm verkürzen. Dann nimmt der Photostrom um einen entsprechenden Betrag ab. Aus dem dann resultierenden Eichausschlag auf der Kurve kann man also berechnen, welche tatsächlichen Exkursionen die Haut ausgeführt hat. Diese Eichung ist nur dann exakt, wenn der auf die Eichblende bzw. die Photozelle fallende Lichtkegel in seinem ganzen Querschnitt homogen ist und wenn ferner die Zelle über die ganze Fläche gleichgroße Lichtempfindlichkeit zeigt.

E. Der Elektrokardiograph.

Zur Darstellung des Elektrokardiogramms stehen entweder strom- oder spannungsmessende Apparate zur Verfügung.

1. Strommessende Instrumente.

a) Großes Edelmannsches Saitengalvanometer.

Prinzip. Zwischen den Polen eines starken Elektromagneten ist eine dünne Metallsaite von 2—3 µ Durchmesser (oder eine versilberte, ebenso dünne Quarzsaite) ausgespannt. Die beiden Saitenenden werden mit zwei verschiedenen Stellen der Körperoberfläche verbunden. Spannungsdifferenzen zwischen verschiedenen Stellen der Körperoberfläche, die durch die Herzaktionsspannung bedingt sind, finden durch die angelegten Elektroden, die über die feine Metallsaite verbunden sind, einen Weg zum Ausgleich. Es fließt ein elektrischer Strom, in Richtung und Stärke vom Herzen diktiert, durch die Saite: diese stellt einen vom Strom durchflossenen Leiter im Magnetfeld dar und muß sich demgemäß nach der Ampereschen Regel bewegen. Das Schattenbild der sich proportional den Stromänderungen bewegenden Saite wird tausendfach vergrößert, auf einem gleichmäßig vorbeigezogenen Film photographisch fixiert. Man kann mit 2 oder 3 Galvanometern gleichzeitig in 2 oder 3 verschiedenen Ableitungen den Aktionsstrom aufnehmen, und kann daneben noch andere Vorgänge, z. B. Herztöne und Venenpuls, auf demselben Film registrieren. Will man exakt vorgehen, so muß man den Ruhestrom durch Einschalten eines gleichgroßen entgegengesetzt gerichteten „Kompensationsstromes" vernichten. Das erfordert bei drei Aufnahmen gleichzeitig einige Geduld, da die Kompensation in einer Ableitung die beiden anderen Ableitungen mitbeeinflußt. Einfacher, aber nicht ganz so exakt, ist die Ausschaltung des Ruhestromes durch große Kondensatoren von *mindestens* 40 µF. Notwendig ist die Eichung mit dem Patienten im Stromkreis. Aus dem Eichausschlag erkennt man die Ausschlagsgeschwindigkeit der Saite. Je höher dieselbe, um so richtiger die Aufzeichnung des Ekg. Man erkennt ferner den Dämpfungsgrad. Die Saite soll keine Eigenschwingungen zeigen, soll auch nicht zögernd in ihre Endlage übergehen.

Die Eigenschwingungszahl des Saitengalvanometers liegt bei Benutzung von Platinsaiten bei ungefähr 100, bei Verwendung von Aluminiumsaiten läßt sie sich auf 150 bis beinahe 200 treiben. Mit versilberten Quarzsaiten, die aber den Nachteil leichter Zerstörbarkeit haben, gelangt man noch höher.

Bei Anwendung von drei großen Saitengalvanometern plus der Einrichtung für photographische Puls-, Herzton- usw. Zeichnung nach Frank braucht man eine Bodenfläche von 5 × 4 m.

Die Vorteile des großen Saitengalvanometers sind: Klar übersehbare, einfache physikalische Verhältnisse, große Empfindlichkeit, verzerrungsfreie Aufzeichnung von den schwächsten bis zu recht erheblichen Stromschwankungen. Bequeme Kombination mit Venenpuls-, Herztonregistrierung usw. Ein Koordinatennetz läßt sich bequem gleichzeitig auf den Film aufzeichnen. Nachteile: 1. Die große Verletzlichkeit der Saite und die Empfindlichkeit des Apparates gegen Erschütterungen, 2. die relativ niedrige Eigenschwingungszahl, 3. der Apparat braucht meßbare Energiemengen, die dem zu untersuchenden Organ entzogen werden; da aber die absolute Menge der im Organ gebildeten elektrischen Energie meist sehr klein sein wird, so kann ein Entzug von Energie den elektrischen Zustand verändern (durch Spannungsabfall).

b) Kleines Saitengalvanometer von Edelmann.

Das Prinzip ist das gleiche wie beim großen Saitengalvanometer. An Stelle des Elektromagneten werden Permanentmagneten benutzt. Dadurch erspart man eine große Akkumulatorenbatterie, aber die Empfindlichkeit des Apparates wird geringer. Eine weitere Vereinfachung besteht in der allseitigen Abschließung der Saite, die in einem Metallgehäuse fertig geliefert wird und durch ein Glasfenster optisch zugängig gemacht ist. Das bedingt Vergrößerung des Objektivabstandes vom abbildenden Objektiv, mithin geringere Vergrößerung und geringere optische Auflösung. Bei 1 m Abstand vom Okular bis zur Zylinderlinse des Registrierapparates kann man den Platinfaden so spannen, daß seine Eigenschwingungszahl etwa 90 beträgt, also beinahe die des großen Saitengalvanometers. Es stellt sich dann eben noch aperiodisch ein.

Der Apparat wird zweckmäßig auf zwei freistehenden Tischen aufgestellt. Er beansprucht bei 1 m Registrierentfernung 50 × 250 cm Bodenfläche.

Vorteile des Apparates: Sehr einfache Bedienung, sehr bequeme Arbeitsweise. Nachteile: Der Apparat verbraucht nennenswerte Teile der vom Herzen gelieferten Energie, relativ niedrige Eigenschwingungszahl, jeweils nur eine Ableitung.

c) Das große Spulengalvanometer von Siemens & Halske.

Prinzip. Im Feld von starken Elektromagneten sind zwei aus etwa 3 μ starkem Platindraht gebildete Spulen vertikal aufgehängt, die durch eine Feder gespannt sind und um die Vertikalachse kleine Winkeldrehungen auszuführen vermögen. Der Apparat genügt wegen der geringen Eigenschwingungszahl der Systeme (50 Hz) nicht modernen Ansprüchen an einen Elektrokardiographen.

2. Spannungmessende Apparate.

In Deutschland sind, wenigstens im praktisch diagnostischen Gebrauch, die strommessenden Apparate so gut wie ganz durch spannungsmessende Verstärkerelektrokardiographen verdrängt worden, weil diese eine ganze Reihe von Vorteilen bieten. Sie sind robuster, in der Handhabung viel einfacher und vor allen Dingen in der Leistung überlegen, richtige Konstruktion vorausgesetzt. Alle diese von verschiedenen Firmen gebauten Apparate benutzen mehrstufige Niederfrequenzverstärker, die die sehr geringe Herzaktionsspannung um einen etwa tausend- bis mehrtausendfachen Betrag verstärken. Die so verstärkte Energie betätigt irgendein registrierendes Instrument. Der grundsätzliche Vorteil, der in der Zwischenschaltung eines Röhrenverstärkers zwischen Mensch und Registriergerät liegt, beruht darauf, daß durch den Registriervorgang dem Körper keine Energie entzogen wird, es kommt daher nicht zu einem Abfall der Herzaktionsspannung.

Die große Energie, die am Verstärkerausgang zur Verfügung steht, gestattet es robuste und mit hoher Eigenschwingungszahl ausgestattete Registriersysteme anzuwenden. Die Verbindung eines Saitengalvanometers mit einem Verstärker hat nur dann Sinn, wenn man sehr langsam ablaufende Vorgänge mit einem Gleichspannungsverstärker aufzeichnen will, und eine vorgeschaltete Röhre ausreicht, um genügend große Ausschläge zu erhalten. Man schaltet dann das Saitengalvanometer an den Ausgang eines Einrohrverstärkers nach Collatz (S. 26). Für Arbeiten mit dem Herzstreifenpräparat vom Kaltblüter ist dies die gegebene Methode. Für Aufnahme des Ekg am Menschen braucht man keinen Gleichspannungsverstärker, der schwieriger zu handhaben ist, wenn man mehrere Verstärkerstufen anwendet, als der widerstands-kapazitätsgekoppelte Verstärker.

a) Der transportable Elektrokardiograph von Siemens & Halske. *Prinzip.* Ein dreistufiger Niederfrequenzverstärker (RC-Schaltung) mit zwei Spannungs- und einer Leistungsstufe verstärkt die vom Herzen erzeugten Spannungen. Als registrierendes Instrument wird ein empfindliches und genügend hoch abgestimmtes Nadelgalvanometer benutzt, das Frequenzen bis zu 100 Hz amplitudengetreu wiedergibt. Die Zeitkonstante beträgt etwa 1,7 Sek., Filmgeschwindigkeit 4 bzw. 10 cm/sec. Wechselstromstörungen können durch eine Kunstschaltung weitgehend eliminiert werden, es müssen dann drei Ableitungen gleichzeitig angelegt werden. Der Apparat kann an das Krankenbett getragen und im Wagen mitgenommen werden.

b) Der Koffer-Elektrokardiograph von Hellige. Dreistufiger Niederfrequenzverstärker mit ausreichender Zeitkonstante. Als Registriersystem dient ein hochabgestimmter Oszillograph. Aufzeichnung der Kurve auf 45 mm breitem Papierfilm, der wahlweise mit 4 oder 10 cm/sec. Geschwindigkeit transportiert werden kann. Auch dieser Apparat ist leicht transportabel.

c) Sanitas-Elektrokardiograph. Neuerdings bringt die Firma Sanitas einen von Ingenieur Beck konstruierten bequem tragbaren Verstärker-Elektrokardiographen auf den Markt, der die Möglichkeit bietet, zwei weitere Oszillographen anzuschließen, zu deren Betätigung je ein zusätzlicher Verstärker nötig wäre. Der Apparat besitzt auch Schnellgang und ein genügend hoch abgestimmtes System, um den Herzschall aufzeichnen zu können. Die Zeitkonstante ist ausreichend.

d) Kathodenstrahlo szillogaph nach von Karajhna. Der Apparat hat am Verstärkerausgang zwei Kathodenstrahlröhren, davon dient die eine nur zur Betrachtung, die andere zur photographischen Registrierung der Kurve. Der Leuchtfleck wird durch eine langsam arbeitende Kippschwingung an dem Schirm der Röhre von links nach rechts vorbeigeführt. Man sieht dann, da die Schirmmasse nachleuchtet, die Kurve gut leserlich über den Leuchtschirm wandern. Man kann so das Ekg, ohne gleichzeitig registrieren zu müssen, beobachten und kann auch, während man photographiert, gleichzeitig die Kurve auf dem Leuchtschirm sehen. Der Apparat muß an das Wechselstromnetz angeschlossen werden, andere Stromquellen sind nicht nötig. Das ist eine große Annehmlichkeit. Es braucht auch kein Uhrwerk aufgezogen werden, da der Filmtransport durch einen eingebauten Synchronmotor geschieht. Zeitkonstante des Verstärkers = 1,2 Sek.

e) Hellige- Elektrokardiograph 2104, Modell Klinik. Einen auf Fahrtisch montierten Elektrokardiograph, der drei Ableitungen gleichzeitig zu registrieren gestattet, baut die Firma Hellige. Der Apparat arbeitet mit drei Verstärkern. Filmbreite 6 cm, Registriergeschwindigkeit 4 oder 10 cm/sec. Wahlweise kann statt einer Ekg-Ableitung der Herzschall registriert werden.

Für Kliniken und größere Krankenhäuser sind die großen Universalapparate, die mindestens 5 Vorgänge gleichzeitig zu verzeichnen gestatten, das Gegebene.

f) Universalverstärker-Elektrokardiograph von Siemens & Halske. Mit dem Apparat kann man zu gleicher Zeit fünf Vorgänge aufzeichnen, und zwar entweder das Ekg in drei Ableitungen (mit 2 Verstärkern, s. S. 28), ferner den Venenpuls und den Herzschall. Der Venenpuls wird entweder nach dem Verfahren von O. Frank mit Lufttransmission übertragen oder mit der Photozelle aufgenommen. Ferner bietet der Apparat Platz für einen zweiten Herztonverstärker. Es empfiehlt sich, den einen Verstärker für „gehörsähnliche" Darstellung auszubilden, den zweiten dagegen für amplitudengetreue Wiedergabe. Mit einem einfachen Umschalter geht man dann von der Kombination Ekg in drei Ableitungen plus Herzschall „hoch" zur Aufnahme: Ekg in Abl. I und III plus Herzschall „tief" und Herzschall „hoch" über. Zum exakten Studium des Herzschallbildes braucht man diese beiden Darstellungen. Die Zeit wird als Ordinate

(0,02 und 0,1 Sek.) mitregistriert. Zwei Ablaufgeschwindigkeiten 4,0 und 10,0 cm/sec.

g) Hellige-Super-Elektrokardiograph. Der Apparat enthält vier voneinander unabhängige Verstärker zur gleichzeitigen Aufnahme der drei Extremitäten-Ekg und eines Brustwand-Ekg, ferner kann der Herzschall wahlweise in Abstimmung tief, mittel und hoch registriert werden. Außerdem lassen sich noch zwei Pulskurven aufzeichnen, man kann also sieben verschiedene Kurven gleichzeitig registrieren. Zeitschreibung $^1/_{50}$ Sek. als Ordinate, Papiergeschwindigkeit wahlweise 10, 40 und 100 mm/sec.

h) Der Einrohr-Gleichspannungsverstärker nach Collatz. Falls ein Saitengalvanometer vorhanden und die Anschaffung von modernen Elektrokardiographen nicht möglich ist, so bedient man sich mit Vorteil einer von meinem früheren Mitarbeiter Collatz angegebenen Anordnung, die sich auf ein Verfahren nach Ardenne stützt. Abb. 17 zeigt das Schaltschema: ein gewöhnliches Eingitterrohr RE 084 oder A 411 wird an + 100 V und über einen Hochohmwiderstand von etwa 0,3 MΩ an den Minuspol der Anodenbatterie angeschlossen. Dem Gitter wird eine negative Vorspannung von 1,5 V erteilt. Ein Gitterableitungswiderstand von 0,4 MΩ oder mehr liegt parallel zu den Eingangsbuchsen. Zwischen 50 und 60 V der Anodenbatterie befindet sich ein Punkt mit dem Potential 0 gegen die Kathode der Röhre. Die Strecke 50—60 V überbrückt man durch ein Potentiometer von mehreren 1000 Ω (zur Grob- und Feinregulierung schaltet man am besten ein Potentiometer von 5000 Ω und eines von 500 Ω in Serie).

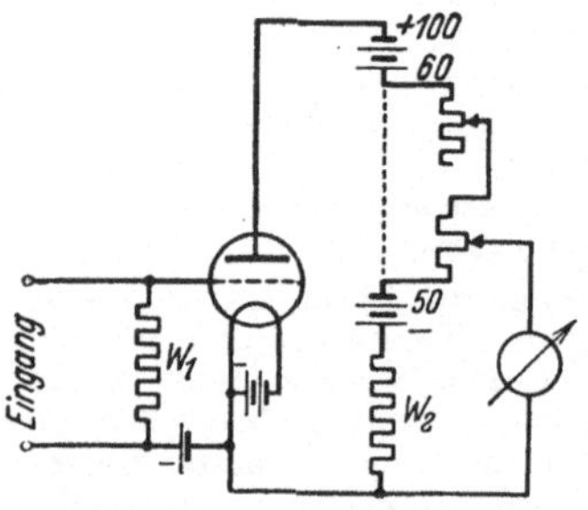

Abb. 17. Schema des Einrohrverstärkers nach Collatz. (Aus Abderhalden, Handbuch der biologischen Arbeitsmethoden, Abt. V, Teil 8.)

Wenn man zwischen Schieber des Potentiometers und Kathode der Röhre ein Milliamperemeter einschaltet und die Röhre heizt, so wird das Meßgerät einen Ausschlag zeigen, den man durch Verstellung der Grob- und Feinregulierung am Potentiometer auf Null kompensiert. Jetzt kann das durch einen variablen Nebenschluß (in Abb. 17 nicht gezeichnet) gesicherte Saitengalvanometer an Stelle des Milliamperemeters eingeschaltet werden, unter vorsichtiger Erhöhung des Parallelwiderstandes und, falls nötig, dauerndem Nachkompensieren mittels des Potentiometers, bis schließlich das Saitengalvanometer allein eingeschaltet bleibt. Es verharrt jetzt nach einer Brenndauer des Verstärkerrohres von 5—10 Min. völlig in Ruhe, solange am Gitter die gleiche Spannung herrscht. Jede Spannungsänderung am Gitter bewirkt aber eine entsprechende Änderung des Anodenstromes und damit auch einen entsprechenden Spannungsabfall am Kathodenwiderstand W_2. Durch die Saite fließt dann ein Strom

$$ i = \frac{\text{Spannungsabfall an } W_2}{\text{Widerstand der Saite}}. $$

Da der Saitenausschlag nach Anlegen einer bekannten Spannung bei $R-L$ gemessen werden kann, so zeichnet eine so geeichte Anordnung die Spannungen in einem bekannten Maßstab auf. Diese außerordentlich bequem zu handhabende Anordnung hat folgende Vorzüge: 1. Es kann auch mit dem Saitengalvanometer eine reine Spannungsmessung vorgenommen werden. 2. Der Verstärker gestattet sowohl Wechsel- wie auch Gleichspannung wahrheitsgetreu aufzuzeichnen. Die Begrenzung für die Treue der Darstellung ist im Saitengalvanometer gegeben.

Die Verstärkung ist bei Anwendung nur eines Rohres nicht erheblich. Wünscht man sie zu erhöhen, so kann man zwei Einrohrverstärker hintereinanderschalten, derart, daß an Stelle des Saitengalvanometers an den ersten Verstärker der Eingang eines zweiten genau so geschalteten Einrohrverstärkers angeschlossen wird, indem dann zwischen Potentiometer und Kathode das Galvanometer gelegt wird, selbstverständlich nach genauer Kompensation. Während bei einem Rohr Störungen seitens der Apparatur kaum zu befürchten sind, muß man bei zwei hinter-

einandergeschalteten Einrohrverstärkern schon eher damit rechnen, daß die Nulllinie in der Kurve nicht ganz ruhig verläuft.

Die Elektroden. Bei Stromelektrokardiographie empfiehlt es sich, zur
Vermeidung von Polarisation großflächige Ableitungselektroden zu nehmen,
am besten aus nichtrostendem Stahl oder Reinsilber, von den ungefähren Maßen
6 × 25 cm. Diese werden mit Tüchern, die in nahezu gesättigter Kochsalzlösung getränkt sind, fest an die Extremitäten angewickelt. Bei einer derartigen
Anordnung erzielt man bei richtiger Dämpfung des Galvanometers eine recht-
eckige Eichkurve, wenn man mit dem Patienten im Stromkreis eicht, und hat
damit den Beweis, daß Polarisation und Kondensatorwirkung bis zur Unkenntlich-
keit unterdrückt sind. Die von W. Straub (368) empfohlenen intra- oder subcutan
eingeführten Stahlnadeln eignen sich für die Stromelektrokardiographie nicht,
sie entstellen das Ekg durch Polarisation sehr stark (s. Abb. 18).

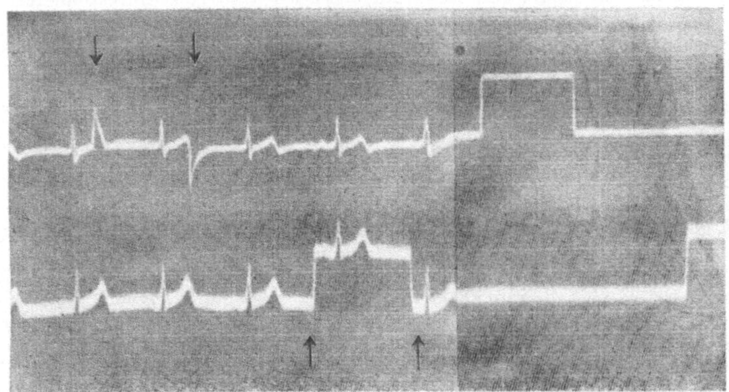

Abb. 18. Vergleich von Stahlnadel- und Silberplattenelektroden.

Sehr zweckmäßig erwiesen sich uns Klemmelektroden aus nichtrostendem
Stahl von P. Petersen-Lund, die die Extremitäten von zwei Seiten umfassen
und durch den Zug eines Gummibandes genügenden Kontakt geben, ohne unangenehm zu drücken. Als Unterlage dienen einige mit Kochsalz-, oder, wie
Petersen vorschlug, mit 1%iger Sodalösung angefeuchtete Bindentouren.

Für das Spannungs-Ekg spielt theoretisch die Größe der ableitenden Elektroden
keine Rolle, so daß auch Nadelelektroden zulässig sind, wenn schon die Beruhigung
des Verstärkers bei Nadelableitung etwas länger dauert als bei Anwendung von
Metallplatten und Kochsalzlösung.

Für Thoraxableitung benutzen wir runde Blechstückchen aus nichtrostendem
Stahl von etwa 2 cm Durchmesser, die mittels Schmierseife auf die Brustwand geklebt werden. Sehr praktisch sind auch Saugelektroden, die käuflich zu haben sind.
Zur Feststellung der Aktionsspannung über verschiedenen Herzteilen ist die kleinflächige Ableitung unentbehrlich und, wie schon erwähnt, bei Verstärkerapparaten
auch durchaus zulässig. Es eröffnen sich hier auch noch neue Forschungsmöglichkei-
ten (207). Gegen die Verwendung unedler Metalle bestehen Bedenken, zumal wenn
höhere Verstärkung und ein hochabgestimmter Oszillograph angewendet wird,
dürften Entstellungen der Kurve durch dauernde unregelmäßige Wechselspannungen
kaum ausbleiben, bei Gleichspannungsverstärkern ist auch die Konstanz der Nullinie
gefährdet. Durch Elektroden aus Silber oder aus nichtrostendem Stahl sind diese
Störungen zu vermeiden.

Die Aufnahme des Elektrokardiogramms. Für Strom- oder Spannungs-Ekg in
gleicher Weise erforderlich:

1. Sorge für mittlere Temperatur im Untersuchungszimmer, der Patient
darf nicht frieren.

2. Bequeme Lagerung des Patienten auf breitem Bett, eventuell Unterstützung von Ellenbogen und Knien mit Keilkissen.

3. Psychische Beruhigung des Patienten. Bei Unwissenden das Wort *Elektrokardiogramm* überhaupt nicht fallen lassen: „Das Bild wird am besten, wenn Sie die Augen schließen und schlafen." Alle Muskeln entspannen lassen.

Verfahren bei der Stromelektrokardiographie. 1. Lichtquelle zum Galvanometer zünden.

2. Erregerstrom für den Magneten über einen variablen Vorwiderstand allmählich einschalten.

3. Saite scharf einstellen.

4. Saite doppelpolig einschalten.

5. Nebenschluß zur Saite allmählich ausschalten, gleichzeitig den Kompensationsstrom variieren, so daß die Saite immer auf ihrer Nullinie bleibt.

6. Nach völliger Ausschaltung des Kompensationsstromes Eichung der Saite. Der Eichkreis soll in die eine Zuleitung des Patienten zum Galvanometer gelegt sein. Zuschaltung von 1 mV soll das Saitenbild am Kymographion um 1 cm verschieben. Der Eichausschlag soll rechtwinklig sein. Falls mit Kondensator gearbeitet wird, stellt sich die Saite automatisch auf die Nullinie ein.

7. Nach Beendigung der Aufnahme durch Einschaltung des Nebenschlusses die Saite sichern, dann doppelpolig abschalten.

8. Magneterregerstrom langsam abschalten.

9. Lichtquelle auslöschen.

Bei Spannungselektrokardiographen sind noch besondere Regeln zu beachten, die bei der Beschreibung der Verstärkerapparate erwähnt werden.

Registrierung des Spannungs-Ekg in drei Ableitungen mit zwei Verstärkern nach dem Differentialprinzip (*192*). Die Aufzeichnung des Spannungs-Ekg gleichzeitig in drei Ableitungen mit Einrohrverstärker und Saitengalvanometer macht keine weiteren Schwierigkeiten, will man aber mit ganz hochwertigen Instrumenten registrieren, also mit hochabgestimmten Oszillographen oder mit Braunschen Röhren, so muß die Aktionsspannung erst sehr hoch verstärkt werden, man erhält dann eine schwierig zu bedienende Apparatur. Denn bei gleichzeitigem Anschluß von drei Verstärkern wird immer eine Extremität gleichzeitig mit dem Gitter des einen und der geerdeten Kathode des anderen Verstärkers verbunden sein (s. Abb. 19a). Bei hoher Verstärkung müßten aber alle drei Verstärker geerdet sein (um die Pfeifneigung zu unterdrücken). Man erhält also an einer Extremität einen Kurzschluß der Aktionsspannung, hier wird kein Ekg erhalten. Man ist daher genötigt, den dritten Verstärker ungeerdet zu lassen; dadurch wird die ganze Anordnung sehr störempfindlich.

Die Schaltung mit drei Verstärkern ist in Abb. 19a wiedergegeben. Das Dreieck *RLF* stellt den Patienten mit den drei zur Ableitung benutzten Extremitäten, rechter Arm, linker Arm und linker Fuß, dar. Die Pfeile geben die Spannungsrichtung zur Zeit der *R*-Zacke bei der gezeichneten Lage der elektrischen Herzachse an. Die Indices 1, 2 und 3 beziehen sich auf die drei Ableitungen.

Diese Schwierigkeiten lassen sich umgehen, wenn man nach dem Differentialprinzip aufzeichnet, wodurch man gleichzeitig einen Verstärker spart. Das Verfahren macht von der Tatsache Gebrauch, daß die Summe dreier Spannungen, die im Dreieck geschaltet sind, Null sein muß. Jede Ableitung ist gleich der Summe der beiden anderen mit negativem Vorzeichen. Es genügt also, wenn man zwei Ableitungen verstärkt und direkt aufzeichnet und die dritte durch Summierung der Spannungen oder Ströme in den Ausgangskreisen der Verstärker gewinnt. Hierbei sind grundsätzlich zwei Fälle zu unterscheiden, je nachdem ob strom- oder spannungsregistrierende Oszillographen verwendet werden. Am einfachsten ist die Sache bei dem Spannungsoszillographen, z. B. der Kathodenstrahlröhre. Die Schaltung, die Abb. 19b zeigt, unterscheidet sich von der für zwei Ableitungen nur dadurch, daß außer den Braunschen Röhren B_1 und B_2 noch eine dritte B_3, zwischen die Anoden A_1 und A_2 geschaltet ist. Sind die am Patienten in den drei Ableitungen auftretenden Spannungen e_1, e_2 und e_3 und die Verstärkungsziffern v_1 und v_2, so erhalten die Braunschen Röhren B_1 und B_2 die Spannungen

$$E_1 = e_1 \cdot v_1,$$
$$E_2 = e_2 \cdot v_2.$$

An den Platten von B_3 liegt dann die Spannung
$$E_3 = E_2 - E_1.$$
Nun gilt aber für die Dreieckableitung (rechter Arm—linker Arm—linker Fuß) beim Umlaufen im Uhrzeigersinne
$$e_1 + e_3 - e_2 = 0$$
$$e_3 = e_2 - e_1.$$

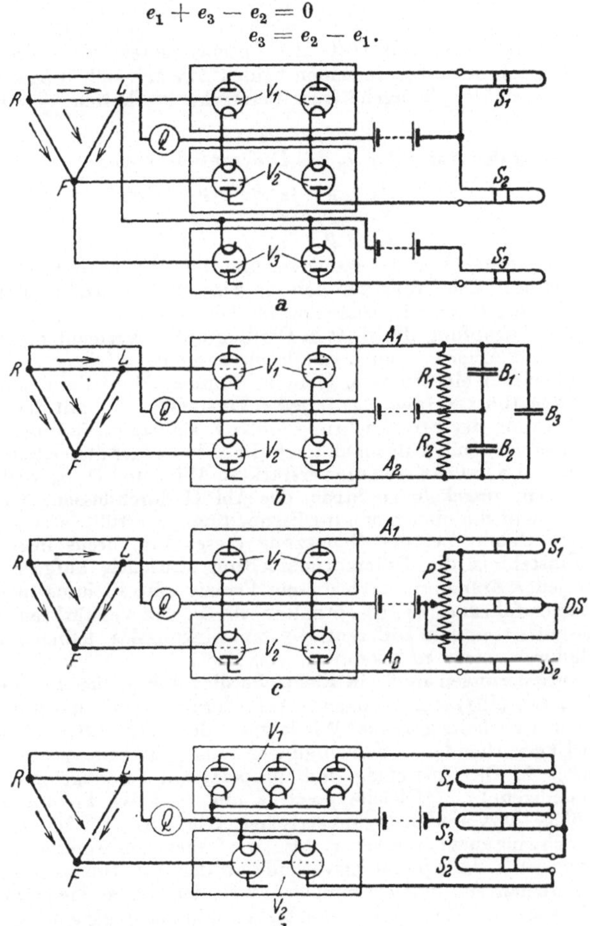

Abb. 19a—d. Schema der Differentialschaltung nach Kayser.

Es wird also
$$E_3 = v_2 \cdot e_2 - v_1 \cdot e_1.$$
Und wenn die Verstärkungsfaktoren $v_2 = v_1 = v$ sind, wird
$$E_3 = v (e_2 - e_1) = ve_3,$$
d. h. bei gleicher Verstärkung in v_1 und v_2 zeichnet die Röhre B_3 die dritte Ableitung getreu auf, ohne einen eigenen Verstärker zu brauchen.

Diese Gleichheit wird eingestellt durch Verändern der Widerstände R_1 und R_2, die zusammen die beiden Zweige eines Potentiometers bilden. Wenn eine bei Q in die gemeinsame Kathodenleitung eingefügte *Prüfspannung* keinen Ausschlag in B_3 hervorruft, ist die Apparatur richtig eingestellt.

Soll das Ekg mittels Stromregistriergeräten aufgezeichnet werden, so ist die Schaltung in Abb. 19c zu verwenden. Auch sie unterscheidet sich von der für zwei Ableitungen nur durch das dritte System. Die Oszillographenschleifen S_1

und S_2 liegen mit je einem Zweig des durch Mittelanzapfung entstandenen Differentialsystems DS in Serie in den Ausgangskreisen der Verstärker, die die Verstärkungskonstanten c_1 und c_2 haben. Die Ströme I_1 und I_2 in den Schleifen S_1 und S_2 sind dann

$$I_1 = c_1 \cdot e_1,$$
$$I_2 = c_2 \cdot e_2.$$

Das Differentialsystem wird mit Hilfe des Potentiometers P so eingestellt, daß die Empfindlichkeiten p_1 und p_2 in seinen beiden Zweigen sich umgekehrt wie die Verstärkerkonstanten der dazugehörigen Verstärker verhalten. Es wird also

$$p_1 \cdot c_1 = p_2 \cdot c_2$$

gemacht, dann wird der Ausschlag α_3 des Differentialsystems

$$\alpha_3 = p_2 \cdot c_2 \cdot e_2 - p_1 \cdot c_1 \cdot e_1,$$
$$\alpha_3 = p_1 \cdot c_1 (e_2 - e_1),$$
$$\alpha_3 = p_1 \cdot c_1 \cdot e_3.$$

d. h. unter der genannten Voraussetzung zeichnet das Differentialsystem die dritte Ableitung richtig auf. Die Probe auf richtige Einstellung besteht auch hier darin daß eine Eichung bei Q keinen Ausschlag im Differentialsystem ergeben darf.

Will man die Anzapfung des dritten Oszillographen vermeiden, so kann man die nicht verstärkte Ableitung auch durch ein Summenverfahren erhalten. Statt der Differenz bildet man eine Summe. Der eine Summand muß dann in umgekehrter Stromrichtung zugeführt werden. Da in jeder Verstärkerröhre mit der Verstärkung auch eine Umkehrung der Stromrichtung eintritt, genügt es, in einem Verstärker eine Röhre mehr zu verwenden als im anderen. In Abb. 19 d ist dieser Fall gezeichnet: Die Schleifen S_1 und S_2 registrieren die verstärkten Abl. I und II, S_3 wird vom Strom der Abl. I plus dem umgekehrten Strom der Abl. II durchflossen. Diese Summe ergibt Abl. III, wenn die obengenannte Eichbedingung erfüllt ist.

Eine gewisse Gefahr bei der Benutzung dieses Verfahrens liegt darin, daß bei falscher Einstellung die Differentialableitung unrichtig aufgezeichnet wird. Deshalb sollte jeder Aufnahme nach diesem Prinzip eine Eichung in der gemeinsamen Kathodenzuführung (bei Q) enthalten, die in den verstärkten Ableitungen in voller Größe auftritt und im Differentialsystem wirkungslos bleiben muß. Etwaige Fehler sind dadurch sofort zu erkennen.

Welchen Anforderungen muß ein Elektrokardiograph genügen? Mein früherer Mitarbeiter A. Frey (*104*) stellte folgende Anforderungen auf, denen jeder Elektrokardiograph zur wahrheitsgetreuen Wiedergabe des Ekg entsprechen muß.

1. Alle im Ekg vorhandenen Schwingungen müssen richtig verzeichnet werden (Frequenztreue). 2. Der Ausschlag muß proportional der angelegten Spannung sein (Amplitudentreue). 3. Gleiche positive und negative Spannungen müssen gleiche Ausschläge hervorrufen (symmetrisches Arbeiten). 4. Die zeitlichen Verhältnisse der Schwingungen müssen richtig wiedergegeben werden (Phasentreue). 5. Keine Veränderung des Spannungsverlaufs an der Ableitungsstelle.

1. Die Frequenztreue hängt zunächst von der Eigenschwingungszahl des Registriergerätes ab. Im Saitengalvanometer wird in der Regel eine genügend hohe Abstimmung nicht erreicht, so daß z. B. bei einer Schwingungsfrequenz von 100 Hz die Amplitude des Saitenausschlages um 46% zurückging (gegenüber 25 Hz mit der gleichen Spannung an das Galvanometer gelegt). Oszillographen lassen sich leicht so hoch abstimmen, daß sie alle im Ekg vorkommenden Frequenzen richtig wiedergeben. Sie sind dann allerdings sehr viel unempfindlicher als ein Saitengalvanometer und verlangen eine entsprechend höhere Verstärkung der Herzaktionsspannung.

Ferner hängt die Frequenztreue von der *Zeitkonstante* ab. Diese Größe spielt nur bei Verstärker-Elektrokardiographen mit Kondensatorkopplung eine Rolle. Wenn man nämlich an einen widerstands-kapazitäts-gekoppelten Verstärker eine Gleichspannung anlegt, so erfolgt mit der maximalen Geschwindigkeit, die der Oszillograph zuläßt, ein Ausschlag z. B. von 1 cm. In dieser Höhe bleibt aber der Ausschlag nicht bestehen, obwohl die Gleichspannung weiter am Verstärkereingang liegt, sondern er fällt in Form einer Exponentialkurve ab. Das hängt mit der auf S. 3 erwähnten Tatsache zusammen, daß Kondensatoren, die im Ekg-Verstärker zwischen den einzelnen Röhren eingeschaltet sind, Gleichstrom nicht durchlassen. Sie nehmen nur so lange Strom auf, bis der mit der Stromquelle verbundene Belag auf die Spannung dieser Quelle aufgeladen ist, und nur solange fließt vom anderen Belag gleichnamige Elektrizität ab (sog. Verschiebestrom). Diese Elektrizitätsbewegung geschieht nun nicht zeitlinear, d. h. nicht in gleichen Zeiten um gleiche Beträge, sondern nach einer gekrümmten (Exponential-) Kurve, d. h. in gleichen Zeitteilchen ändert sich die Elektrizitätsbewegung immer um den gleichen Bruchteil der jeweils vorhandenen Stromstärke. Die Änderung ist anfangs in jedem Zeitmoment sehr stark und wird von Moment zu Moment geringer. So resultiert die anfangs steil und dann von Moment zu Moment immer flacher verlaufende Exponentialkurve. Die Zeit nun, in der die Kurve auf etwa ein Drittel der ursprünglichen Stromstärke abgefallen ist, nennt man die *Zeitkonstante*. Sie soll wesentlich über den langsamsten zur Verzeichnung kommenden Schwingungen liegen.

Die Bedeutung der Zeitkonstante für wahrheitsgetreue Darstellung des Ekg geht aus nachstehender Tabelle hervor. Sie zeigt, daß die ganz niedrigen

Frequenz	Zeitkonstante	Differenz der Amplituden (Proz. d. ursprünglichen Spannung)	Phasenwinkel φ
	0,04	37,5	64
	0,1	17	36
$1^1/_2$	0,6	3,5	10
	1,2	0	6
	3,5	0	2

Frequenzen, die am ehesten durch den widerstands-kapazitäts-gekoppelten Verstärker entstellt werden, bereits bei einer Zeitkonstante von 1,2 Sek. amplitudengetreu, aber doch mit einer ganz geringen zeitlichen Verschiebung (Phasenwinkel $\varphi = 6°$) verzeichnet werden. Geht man mit der Zeitkonstante etwas höher hinauf, auf 2—3 Sek., so fällt dieser kleine Fehler ganz weg. Die Zeitkonstante eines dreistufigen Verstärkers mit zwei Übertragungskondensatoren zu je 2 μF und zwei Gitterwiderständen zu je 2 MΩ ist $= \dfrac{2 \cdot 2}{2} = 2$ Sek.

2. Amplitudentreue, d. h. Ausschlagsgröße proportional der angelegten Spannung, liegt beim Saitengalvanometer stets vor. Verstärker arbeiten nur dann amplitudengetreu, wenn in keiner Stufe derselben der aussteuerbare Bereich überschritten wird. Bei *RC*-Verstärkern müssen die Kopplungsglieder genügend groß sein, d. h. die Zeitkonstante muß ausreichen. Für die Aufzeichnung des menschlichen Ekg genügt eine Zeitkonstante von 1,5 Sek.

3. Symmetrischer Ausschlag bei Polwechsel der angelegten Spannung ist beim Saitengalvanometer stets garantiert. Bei Verstärkerapparaten kann Asymmetrie durch unrichtige Gittervorspannung oder durch Röhrenübersteuerung entstehen. Durch Anlegen der Prüfspannung erst in der einen, dann in der anderen Richtung sowie durch Registrieren eines sinusförmigen Wechselstromes kann man etwaiges asymmetrisches Arbeiten der Apparatur feststellen.

4. Das Saitengalvanometer arbeitet einigermaßen phasengetreu, Verstärkerapparate dann, wenn die Zeitkonstante genügend hoch liegt.

5. Das Saitengalvanometer verändert die Spannung am Ableitungsort, was namentlich bei experimentellem Arbeiten am freigelegten Herzen und besonders am Herzstreifenpräparat erhebliche Fehler bedingen kann. Verstärkerapparate sind frei von diesem Fehler, vorausgesetzt, daß der Eingangswiderstand nicht zu niedrig ist und auch die erste Röhre eine negative Vorspannung hat.

Störungen und Fehler bei der Aufnahme des Ekg. Überhaupt kein Ausschlag nach Einschaltung des Apparates: Ursache: meist Unterbrechung in der Patientenzuleitung, gewöhnlich Kabelbruch unmittelbar am Bananenstecker, der die Verbindung mit dem Patienten herstellt. Man erkennt dies sofort, wenn man den Apparat nach Kurzschließung des Patientenanschlusses eicht. Der

Apparat zeigt dann den normalen Eichausschlag; ist das nicht der Fall, so liegt die Störung im Elektrokardiographen selbst.

Beim Saitengalvanometer muß man nun in erster Linie an eine Störung der Saite denken. Man trennt nun das Galvanometer von seinen Verbindungen mit der Schalttafel und berührt obere und untere Saitenklemme am Galvanometer mit angefeuchteten Fingern, erfolgt jetzt ein Ausschlag, so ist erwiesen, daß die Saite leitet, sie kann aber an einem der Magnetpole anliegen. Man muß sich nun die Saite in ganzer Länge ansehen, und sie nötigenfalls stärker spannen. Löst sie sich durch strafferes Anspannen nicht spontan von dem Magnetpol ab, so kann man mittels eines dünnen (blonden) Menschenhaares von etwa 3 cm Länge, das an ein Holzstäbchen geklebt ist, die Saite vorsichtig ablösen. Das gelingt ziemlich leicht mit Metallsaiten, bei versilberten Quarzsaiten dagegen wird meist der Silberbelag defekt und die Saite dadurch nicht leitend werden.

Störungen in der Schalttafel selbst sind sehr selten, man muß mit der Möglichkeit eines fehlerhaften Nebenschlusses zur Saite rechnen. Dann würde das Galvanometer zu wenig oder gar nicht ausschlagen, obwohl Patientenzuleitung und Saite intakt sind, oder es besteht eine Leitungsunterbrechung in der Schalttafel. Man stellt den Schaden fest, indem man nach Abschaltung des Galvanometers von Etappe zu Etappe den ganzen Leitungsweg in der Schalttafel mittels Stromquelle, Widerstand und Milliamperemeter durchprüft.

Weitaus die häufigste Störung ist die Verzitterung der Kurve. Der Grund hierfür kann sein:

1. Mechanische Erschütterung des Galvanometers. Abhilfe durch Aufstellung des Instrumentes auf schweren Betonklotz in einem vom Straßenverkehr möglichst abseits liegenden Raum, eventuell muß der Betonklotz isoliert vom übrigen Bau bis zur Kellersohle durchgeführt werden. Das Saitengalvanometer der Firma Eiga in Leyden ist nicht erschütterungsempfindlich.

2. Bei Verstärkerelektrokardiographen spielt eine etwaige mechanische Erschütterung kaum eine Rolle, wichtig dagegen sind unsichere Kontakte, entweder in den Zuführungskabeln, in denen ein Bruch sehr häufig keine Leitungsunterbrechung, sondern nur seinen Wackelkontakt bedingt. Oxydierte Kontaktstellen an den Heiz- und Anodenbatterien sind eine häufige Störquelle. Dauernde Kurvenunruhe wird auch durch eine erschöpfte Anodenbatterie bedingt.

3. Der Patient kann seine Muskeln nicht entspannen, stets bei Basedow, bei Paralysis agitans, fast immer bei alten Leuten, oft nach Apoplexie. Abhilfe unter Umständen möglich durch kleinflächige Ableitung von Hautstellen, die direkt über Knochen liegen: Akromion, Capit. Radii, Schienbein.

4. Wechselstromstörung, Abhilfe durch faradische Abschirmung, am besten des ganzen Untersuchungszimmers.

5. Eine nicht so ganz seltene Störung kommt durch Verwechslung der Elektrodenanschlüsse zustande. In Abb. 20 sind alle Möglichkeiten der Verwechslung und die dabei resultierenden Kurven dargestellt. In einer stationären Anlage kann man diese Fehlerquelle ausschließen, wenn die drei Schnüre für die Extremitätenableitung so am Untersuchungsbett befestigt sind, daß jeder Stecker nur bis zur zugehörigen Extremität reicht. Der Anschluß der in einem gepanzerten Kabel vereinigten drei Schnüre an den Apparat muß dann mit einem unverwechselbaren Stecker geschehen, so daß nötigenfalls das Untersuchungsbett auch einmal vom Apparat weggeschoben werden kann.

6. Nach jeder Aufnahme soll die Kasette sofort aus dem Apparat genommen und beschriftet werden, sonst sind Irrtümer möglich und werden sich früher oder später auch sicher ereignen. Selbst wenn man grundsätzlich so verfährt, sind immer noch Verwechslungen möglich. Da man vor dem Entwickeln die Kurve immer nur mit Blei beschriften kann, wird man sie später, wenn man die Enden glatt schneidet, nochmals mit Tinte beschriften. Auch hierbei muß es feste Regel sein, daß niemals mehrere Kurven erst zugeschnitten und dann beschriftet werden, sondern erst Neubeschriftung, dann zuschneiden.

7. Wenn das Ekg in mehreren Ableitungen gleichzeitig geschrieben wird, sind Irrtümer dadurch möglich, daß die gewohnte Einstellung der drei Oszillographen untereinander nicht eingehalten wird. Man wird die drei Extremitäten-Abl. I, II und III untereinander und zu unterst eventuell noch eine Thorax-

ableitung (Hellige-Super) schreiben. Eine Abweichung von dieser Regel kann zu unangenehmen Irrtümern führen. Man hat zwei Mittel, um sich dagegen zu schützen. Man schreibt die drei Extremitätenableitungen mit etwas verschieden breitem Lichtfleck und führt außerdem die sowieso notwendige Eichung des Apparates mit dem Patienten im Stromkreis aus. Bei den Apparaten mit der Differentialschaltung nach Kayser ergibt sich dann nur in zwei Ableitungen ein Eichausschlag, und zwar in der einen Richtung nach oben, in der anderen nach unten, während die dritte Kurve bei richtiger Einstellung des Apparates in Ruhe bleibt. Bei den Apparaten ohne Differentialschaltung, also mit einem eigenen Verstärker für jede Ableitung, empfiehlt es sich, Abl. I und II gegensinnig an das Eichelement anzuschließen, da diese beiden Ableitungen am leichtesten miteinander verwechselt werden können.

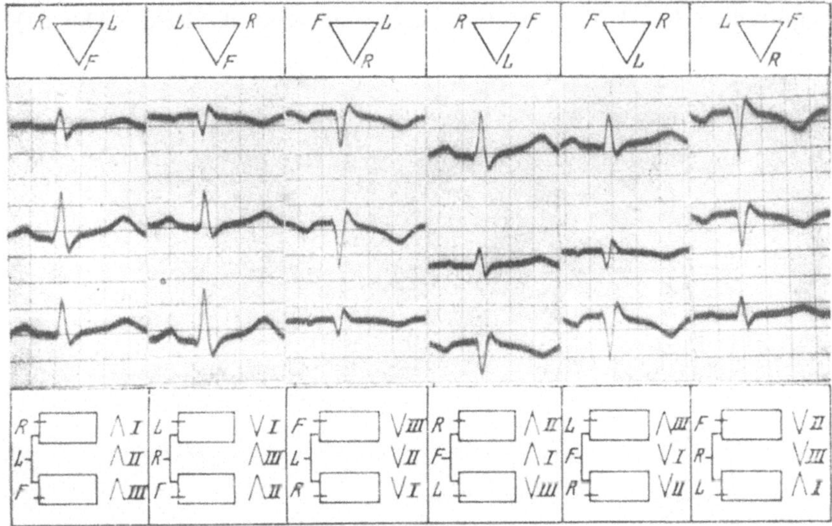

Abb. 20. Elektroden verwechselt. Obere Reihe: der Körper schematisch als Dreieck gezeichnet mit den ableitenden Elektroden zunächst in richtiger Lage, dann fünf verschiedene Möglichkeiten der Elektrodenverwechslung. In der Mitte die resultierenden Ekg in den drei Ableitungen, zu unterst die beiden Ekg-Verstärker als Rechtecke gezeichnet in Differentialschaltung nach Kayser mit gemeinsamer Kathode. Gittereingang im oberen Verstärker oben, im unteren Verstärker unten. Bei richtigem Elektrodenanschluß stehen Abl. I, II und III in richtiger Reihenfolge untereinander und richtig zur Nullinie orientiert. Bei Elektrodenverwechslung wird die Reihenfolge und die Orientierung zur Nullinie falsch.

IV. Ergebnisse.

A. Ergebnisse der Herzschallzeichnung.

1. Das Aussehen des normalen Herzschallbildes.

Bei Aufnahme des Herzschalls mit *tief abgestimmtem Verstärker* erhält man eine Kurve, deren Nullinie von ganz langsamen und sehr flachen Erhebungen erfüllt ist, von denen sich die Schwingungen des I. und II. Tones deutlich abheben. Der I. Ton beginnt mit zwei bis drei langsamen Schwingungen von geringer Amplitude, die ein unbedeutendes Crescendo aufweisen. Sie bilden das *Vorsegment*, das in der Regel nicht hörbar sein wird (wegen der tiefen Frequenz und geringen Amplitude). Daran schließt sich als der eigentliche hörbare Anteil das *Haupt-* oder *Tonsegment*, eine Gruppe von zwei bis drei Vollschwingungen von sehr viel größerer Amplitude. Sie stellen bei tiefer Verstärkerabstimmung

die größten Ausschläge der Herzschallkurve dar. Hieran schließen sich
rasch abklingend zwei, drei oder auch mehr flache, sehr langsame Schwingungen an, das sog. *Nachsegment*, das man normalerweise nicht hören wird,
Die Dauer des I. Tones beträgt etwa 0,1 Sek.

Der II. Ton beginnt sehr viel brüsker als der I. Ein Vorsegment
fehlt sehr oft oder ist nur durch eine flache Viertelschwingung angedeutet.
Das nun folgende Hauptsegment besteht aus zwei oder drei Schwingungen
die bei tiefer Verstärkerabstimmung etwas geringere Amplitude haben
als die Hauptschwingungen des I. Tones. Es folgt dann noch ein Nachsegment aus einigen sehr langsamen Schwingungen von rasch fallender
Amplitude. Der II. Ton ist etwas kürzer dauernd als der I. (Abb. 21).

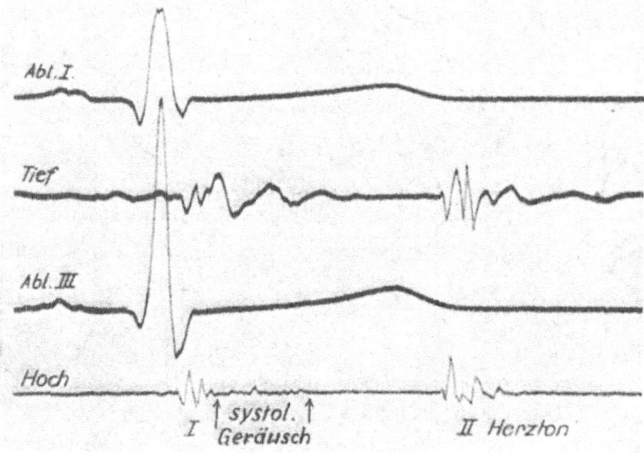

Abb. 21. Normaler Herzschall bei tiefer und bei hoher Verstärkerabstimmung.

Bei *gehörsähnlicher Darstellung* verschwinden alle langsamen Schwingungen aus der Kurve, dadurch heben sich I. und II. Ton, die nun gleich
mit dem Hauptsegment beginnen, noch wesentlich schärfer aus der Nulllinie ab. Umgekehrt wie bei tiefer Abstimmung ist jetzt die Amplitude
des II. Tones größer als die des I. Von einem III. und vom Vorhofston
sieht man normalerweise bei hoher Abstimmung nichts.

2. Entstehung und Wesen des Herzschalls.

I. Herzton und Druckanstieg in der rechten Kammer setzen genau in demselben Zeitmoment ein, wie die gleichzeitige Verzeichnung der beiden Vorgänge
nach den Methoden von O. Frank ergibt (*398*). Es hat sich zeigen lassen (*361*), daß
der I. Herzton dasselbe Aussehen hat, ob die Atrioventrikularklappen mitarbeiten
oder nicht. Am freigelegten Herzen fand man an Stelle der Tonkurve, wo der Klappenschluß zu erwarten war, überhaupt keinen besonderen Ausschlag, woraus gefolgert
wurde, daß sich die Klappen lautlos schließen. Dieser Befund steht in bester Übereinstimmung mit experimentellen Feststellungen über den Klappenschluß (*156, 259*).
Beim Einströmen des Vorhofsinhaltes in den Ventrikel liegen die Klappen nicht
etwa an der Ventrikelinnenwand an, sondern sie nähern sich mit ihren freien Rändern
einander um so mehr, je mehr die diastolische Füllung des Ventrikels fortschreitet. Der durch das venöse Kammerostium einschießende Blutstrom erfährt an der Herzspitze eine Reflexion, so daß eine Rückströmung längs der

Kammerwände eintritt, die an der Kammerfläche der Zipfelklappen anstoßend diese hebt und sie ihrer Schlußstellung nähert. Durch die Vorhofssystole erfährt die Blutströmung in die Ventrikel eine Beschleunigung, damit auch die Reflexion an der Herzspitze eine Verstärkung, die schon jetzt, also schon vor Beginn der Kammersystole, zu einem Schluß der Zipfelklappen führt. — Wir werden bei Besprechung der Schallphänomene des Galopprhythmus auf diese Verhältnisse nochmals zurückkommen.

Der I. Herzton fällt zum größten Teil in die Anspannungszeit, d. h. die Periode, in der sämtliche Klappen an der Kammer geschlossen sind, und in der der Kammerdruck sehr rasch ansteigt; er reicht aber noch hinein in den ersten Teil der Austreibungszeit (*341*). Man muß sich die Entstehung des I. Herztones so vorstellen, daß die gesamte Umwandung des Kammerinhaltes, also Myokard und Klappenapparat, bei dem plötzlichen Übergang aus der diastolischen Erschlaffung zu der systolischen Anspannung in Schwingungen gerät. Der Auffassung von W. Weitz (*401*), der I. Herzton falle in den letzten Teil der Anspannungszeit, könnte ich nur dann zustimmen, wenn er mit dem I. Ton die Schwingungen des „Haupt- oder Tonsegments" meint. Das Vorsegment setzt gleichzeitig mit der Anspannungszeit ein. Die experimentell bewiesene Tatsache, daß der I. Herzton noch in die Austreibungszeit hineinreicht, muß damit erklärt werden, daß die plötzliche Drucksteigerung im Anfangsteil der Aorta in der Aortenwandung Schwingungen hervorruft. Anspannungs- und Austreibungsteil des I. Tones sind meist durch einen vorübergehenden Rückgang der Schwingungsamplitude voneinander abgesetzt.

Der II. Herzton entsteht gleichzeitig mit dem Ende der Kammersystole, wenn plötzlich der Ventrikeldruck unter den Aorten- bzw. Pulmonalisdruck absinkt, so daß der unter hohem Druck im Anfangsteil der großen Gefäße befindliche Inhalt rückwärts, also zum Ventrikel hin, ausweicht und hier an die Semilunarklappen anprallt, wobei der Anfangsteil der großen Gefäße einschließlich Gefäßwandung, Semilunarklappen und Blutsäule einige rasch abklingende Schwingungen ausführt.

Auch die Semilunarklappen werden durch rückläufige, längs der Arterienwand verlaufende Strömungswirbel ihrer Schlußstellung genähert. Je rascher die Blutströmung, um so stärker auch die rückläufigen Randwirbel, um so näher der Schlußstellung stellen sich die Semilunarklappen ein. Da die Rückwirbel um ein kleines Zeitteilchen den zentralen Ausflußstrom überdauern, so muß der völlige Klappenschluß in dem Moment da sein, in dem kein Blut mehr aus dem Ventrikel ausfließt. Auch hier sind also nur geringe Kräfte beim Klappenschluß wirksam, er wird sich höchstwahrscheinlich lautlos vollziehen. Es ist also nicht so, wie vielfach angenommen wird, daß der II. Herzton durch ein Aneinanderschlagen der Semilunarklappenränder zu Beginn der Diastole entstände.

III. Herzton Vom Erklingen des II. Tones ab sind für die Dauer der Entspannungszeit alle Herzklappen geschlossen, in dieser Zeit fällt der Kammerdruck stark ab, während er in den Vorkammern durch nachfließendes Venenblut dauernd ansteigt. Die Zipfelklappen öffnen sich in dem Moment, in dem der Vorhofdruck höher als der Kammerdruck wird. Nunmehr erfolgt die rasche diastolische Kammerfüllung, die zu einigen langsamen Schwingungen sehr niedriger

Frequenz, 10—20 Hz, und geringer Amplitude führt. Das sínd die Schwingungen des III. Herztones, die beim Kind in etwa 90 % der Fälle darstellbar sind (*229*), beim Erwachsenen jedoch nur im Fall pathologischer Verstärkung, und zwar meist mit einem Intervall von 0,13 Sek. nach dem Beginn des II. Tones (Abb. 22).

Der Vorhofston. Beim Herzgesunden ist die Vorhofskontraktion unhörbar. Mit einer Apparatur, die genügend empfindlich ist und sehr langsame Schwingungen wiedergibt, ist der Vorhofston immer graphisch darzustellen, am besten im Exspirium. — In pathologischen Fällen kann der Vorhofston eine sehr wichtige Rolle spielen (s. S. 52 ff.).

Die Herztöne sind, physikalisch gesehen, als Geräusche aufzufassen, weil sie aus unregelmäßigen Schwingungen bestehen. Was der Mediziner als „Herz-

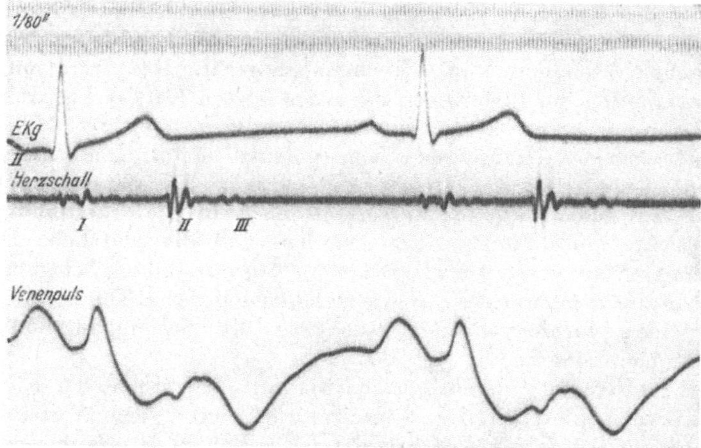

Abb. 22. Ekg, Venenpuls und Herzschall. III Herzton.

geräusche" bezeichnet, sind Schwingungen, die meist neben den „Tönen" noch hörbar sind und in der Regel auch länger andauern. Sie entstehen nach der einen Auffassung beim Durchfließen von Blut durch Röhren als Wandschwingungen, dabei hat man das strömende Blut mit dem Geigenbogen, die Gefäßwand bzw. Herzklappen, Sehnenfäden usw. als die Saite angesehen. Es würde also nach dieser Auffassung ein schwingungsfähiges System angestoßen werden und in seiner Periode schwingen. Nach einer anderen von Bondi (*36—38*) vertretenen Auffassung sind die Herzgeräusche als „Schneiden- oder Spalttöne" aufzufassen, die z. B. an der Äolsharfe oder an Telegraphendrähten entstehen, wenn Luft mit einer gewissen Geschwindigkeit vorbeistreicht. Hierbei stellt der gespannte Draht ein Hindernis für die bewegte Luft dar, und es kommt zur Bildung und Ablösung von Luftwirbeln. Dasselbe soll nach Bondi auch an einem Klappenspalt oder einem gespannten Sehnenfaden usw. eintreten können. Die Häufigkeit der Wirbelablösung und damit auch die Tonhöhe hängt von der Spaltbreite und der Strömungsgeschwindigkeit ab. Diese beiden Komponenten müssen sich während der Herzrevolution erheblich ändern, demzufolge müßte man starke Frequenzänderungen der Schwingungen z. B. eines systolischen Geräusches erwarten. Tatsächlich beobachtet man jedoch meist einen recht engen Frequenzbereich der Herzgeräusche, worauf Posener und F. Trendelenburg (*283*) zuerst hinwiesen. Wir selbst fanden auch bei Auszählung zahlreicher Kurven meist große Konstanz der Schwingungsfrequenz. Zu diesen Fällen kann die Bondische Erklärung nicht zutreffen. Es kommen aber auch Fälle vor, in denen die Schwingungsfrequenz eine bemerkenswerte Zu- und Wiederabnahme zeigt. In solchen Fällen muß man Spalttöne annehmen.

Musikalische Geräusche. Folgt eine Reihe regelmäßiger Schwingungen aufeinander, so hören wir einen musikalisch definierbaren Ton; solche Erscheinungen können in der Systole wie auch in der Diastole vorkommen. Meist handelt es sich um Schwingungen von mehreren hundert Hertz (in einem Fall zählten wir über 3000). In einigen unserer Fälle hing die Amplitude augenscheinlich von der entwickelten Kontraktionsleistung ab.

3. Accidentelle Herzgeräusche.

Nach dem I. Herzton folgt, bei Kindern fast ausnahmslos, bei Erwachsenen in der Mehrzahl der Fälle, ein systolisches Geräusch, das man

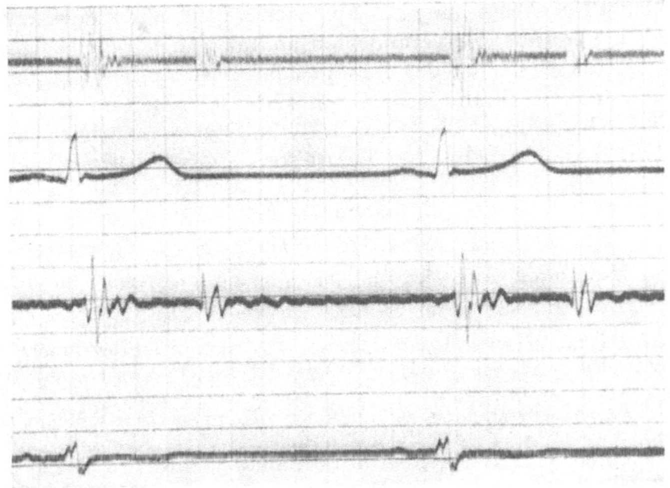

Abb. 23. Accidentelles, systolisches Geräusch.

meist über dem ganzen Herzen hören kann, vielfach am deutlichsten an der Auskultationsstelle der Pulmonalis, im zweiten linken Intercostalraum nahe dem linken Sternalrand. Bei der graphischen Aufzeichnung erkennt man das Geräusch fast nur bei hoher Verstärkerabstimmung als eine Gruppe von Schwingungen, die sich unmittelbar an den I. Ton anschließen, eine Frequenz um 100 herum haben und mit allmählichem Decrescendo noch während der Systole vollkommen ausklingen (s. Abb. 23). *So sieht ein sog. accidentelles, systolisches Geräusch aus, das sich in nichts von dem Geräuschbild bei leichter und mittelschwerer Mitralinsuffizienz unterscheidet.*

Zur Erklärung des accidentellen systolischen Geräusches sind verschiedene Theorien aufgestellt worden, die hier unerörtert bleiben sollen. Es sei nur mit Sahli (*307*) betont, daß bei Betrachtung der überaus buchtigen Herzhöhlen, aus denen das Blut mit großer Kraft durch enge Ostien ausgepreßt wird, viel eher erklärt werden muß, wie „reine" Herztöne ohne nachfolgendes Geräusch entstehen können. Wenn man ein systolisches Geräusch nicht in jedem Falle hört, so erklärt sich das jedenfalls durch schlechte Schalleitung (Emphysem, Adipositas).

Diastolische accidentelle Geräusche hat E. Becher (*16, 17*) beschrieben. Er fand sie bei Leuten mit flachem Thorax und schiebt sie auf eine relative

Stenose der Pulmonalarterie, die bei flachem Thorax während des Exspiriums eintreten kann. Tatsächlich hört man das accidentelle diastolische Geräusch vorwiegend im Exspirium. Selbstverständlich muß zunächst — auch durch Röntgenuntersuchung — ausgeschlossen sein, daß ein Klappenfehler vorliegt, ehe man die Diagnose accidentelles diastolisches Geräusch ausspricht.

4. Pathologische Herzgeräusche

erlauben in der Regel die Diagnose eines ganz bestimmten Klappenfehlers. Sie sind meist durch das Vorhandensein höherer Frequenzen von 200—400 Hz ausgezeichnet. In seltenen Fällen findet man Frequenzen bis über 3000 Hz. Diese hohen Frequenzen haben sehr kleine Amplitude. Aus unserer Kenntnis der veränderten anatomischen Beschaffenheit und der veränderten Funktion der Klappen bei bestimmten Klappenfehlern können wir uns charakteristische Geräuschbilder ableiten. — Zur photographischen Darstellung der Herzgeräusche bedient man sich am besten eines gehörsähnlich arbeitenden Verstärkers (hohe Abstimmung).

5. Klappenfehler.
a) Mitralinsuffizienz.

Bei der Mitralinsuffizienz wird man Schwingungen erwarten, die unmittelbar an den I. Ton anschließen, denn es muß bei diesem Fehler schon während der Anspannungszeit Blut durch die nicht schließende Mitralklappe vorhofswärts entweichen. Das hierbei entstehende Geräusch wird aber in der Regel nicht die ganze Systole andauern, weil, wie Moritz (*259*) gezeigt hat, nur bei sehr ausgedehnten Zerstörungen die Mitralklappe für die ganze Dauer der Systole schlußunfähig sein wird. Es ist sehr fraglich, ob überhaupt Kompensation möglich ist, wenn nicht wenigstens im Laufe der Systole noch ein völliger Abschluß vorhofswärts zustande kommt. — Das Geräusch bei Mitralinsuffizienz wird also in der Regel noch innerhalb der Systole abklingen.

Leichte und mittelschwere Fälle von Mitralinsuffizienz haben ein unmittelbar an den I. Ton anschließendes Geräusch, das Decrescendocharakter hat und noch während der Systole aufhört, dasselbe gilt für Mitralinsuffizienz plus -stenose. Findet man ein die ganze Systole über andauerndes Geräusch, so handelt es sich entweder um sehr schwere Klappenzerstörungen oder um Kombination mit Aortenvitien. Bei frischer Myo- und Endokarditis der Mitralklappe kann es vermutlich auch bei noch nicht ganz hochgradiger Zerstörung an der Mitralklappe zu einem holosystolischen Geräusch kommen, nämlich dann, wenn infolge von Dilatation des linken Ventrikels eine zusätzliche Erschwerung des Klappenschlusses zustande kommt, oder wenn sich der toxisch geschädigte Muskel nur unvollkommen zu kontrahieren vermag.

Der II. Ton ist bei der Mitralinsuffizienz accentuiert, im Geräuschbild sieht man dann besonders bei hoher Abstimmung große Amplituden, die weit über denen des I. Tones zu liegen pflegen. — Nicht ganz selten findet man auf der Höhe der Inspiration, manchmal auch während der Exspiration, den II. Ton gespalten. Das ist wahrscheinlich ein objektiver Ausdruck für Drucksteigerung im kleinen Kreislauf. Findet man eine Verdoppelung des II. Tones, so dürfte es sich wohl fast immer um Kombination mit Mitralstenose handeln (Abb. 24).

Die reine *Mitralinsuffizienz* ist auf Grund des Auskultationsbefundes: systolisches Geräusch mit einem Maximum über Herzspitze oder Herzmitte und Accentuation des II. Pulmonaltones, nicht mit Sicherheit zu diagnostizieren. Jugendliche Sportsleute mit ganz gesundem Herzen haben sehr oft einen solchen Auskultationsbefund. Das amplitudengetreue Schaltbild besagt in der Regel ebenfalls nicht viel für die Diagnose Mitralinsuffizienz. Bei gehörsähnlicher Wiedergabe gibt das Schallbild zwar auch keine Sicherheit, muß aber den Verdacht auf Bestehen einer

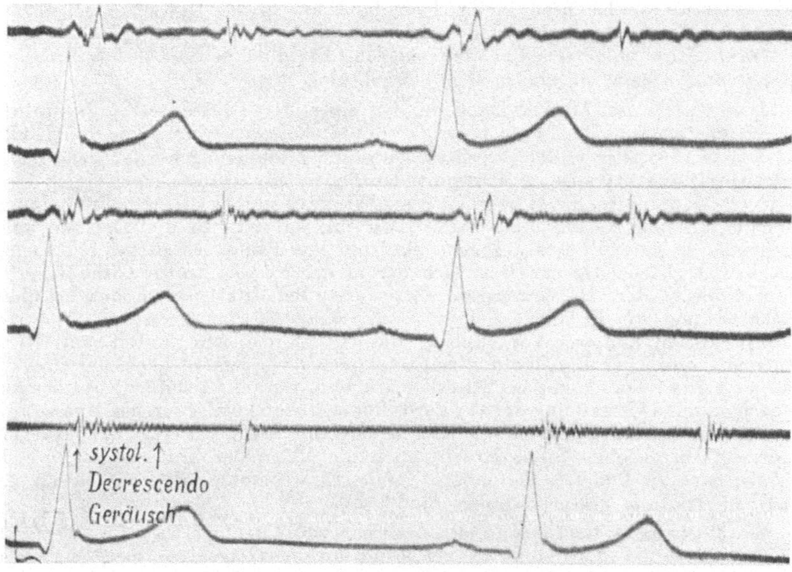

Abb. 24.   Mitralinsuffizienz bei tiefer, mittlerer und hoher Verstarkerabstimmung.

Mitralinsuffizienz erwecken, wenn im unmittelbaren Anschluß an den I. Ton eine Reihe von unregelmäßigen Schwingungen von 120 bis zu 450 Hz mit einer nach dem II. Ton hin stark abnehmenden Amplitude auftreten, die in der Regel schon vor dem II. Ton aufhören. Der II. Ton hat große Amplitude und kann verlängert sein. Die Diagnose Mitralinsuffizienz steht erst fest, wenn bei einem solchen Schallbild röntgenologisch Erweiterung des linken Vorhofs nachzuweisen ist.

b) Mitralstenose (*12, 41, 75, 105, 232, 316*).

Die akustischen Zeichen der Mitralstenose sind sehr wechselnd und durch die uns bekannten funktionellen und anatomischen Veränderungen bei diesem Herzfehler nicht alle ohne weiteres zu erklären. Solange man auf die rein akustische Untersuchung angewiesen war, bestand auch vielfach Uneinigkeit über die zeitliche Einordnung der einzelnen Schallerscheinungen. So wurde das Crescendogeräusch von den einen als präsystolisch, von den andern als systolisch aufgefaßt, während wieder andere den Crescendocharakter als eine Sinnestäuschung auffaßten, dadurch hervorgerufen, daß sich an ein relativ leises präsystolisches Geräusch ein sehr lauter I. Ton unmittelbar anschließt. Alle diese Streitfragen sind durch die exakte Schallaufzeichnung in Verbindung mit dem Ekg einwandfrei zu lösen.

Der I. Ton an der Spitze wird bei Mitralstenose häufig sehr laut gehört. Die graphische Aufzeichnung ergibt, daß es sich um Amplitudenzunahme höherer Frequenzen, 200 Hz und mehr, handelt. Herkel und Zur (*151*) vermißten bei 97 Fällen in nur etwa 10% die Verstärkung des I. Herztones in der Schallkurve. Wenn der Patient längere Zeit in körperlicher und geistiger Ruhe ist, kann auch bei Mitralstenose der bei erregter Herzaktion stark paukende I. Ton leise werden. Wie in vielen anderen Fällen, ist es auch bei Verdacht auf Mitralstenose anzuempfehlen, die erste Untersuchung möglichst bald, nachdem der Kranke das Sprechzimmer betreten hat und noch etwas erregt ist, zu beginnen. Für den lauten I. Ton bei Mitralstenose hat W. Weitz (*400—403*) die Verhärtung und damit bessere Schwingungsfähigkeit der Mitralklappen als Ursache angenommen. So sehr auch diese Erklärung einleuchtet, bleibt doch die Frage ungelöst, warum bei Aortenstenose, bei der die Aortenklappen verhärtet sind, der I. Ton bis zur Unhörbarkeit leise wird. Eine voll befriedigende Erklärung für die Lautheit des I. Tones bei Mitralstenose scheint mir noch nicht vorzuliegen.

Accentuation des II. Pulmonaltones ist eines der konstantesten Symptome der Mitralstenose. Die *Verdopplung des II. Pulmonaltones* fanden Herkel und Zur in 75% aller Fälle. Accentuation und Verdoppelung werden bei Körperanstrengung und psychischer Erregung deutlicher, zuweilen zeigen sie sich überhaupt erst dann, wenn die Herzarbeit irgendwie gesteigert wird. Den Entstehungsmechanismus der Verdopplung stellen wir uns so vor: In der Diastole kehrt der systolisch spitzenwärts gezogene Basisteil der Kammern in seine Ruhelage zurück und gleichzeitig erweitert sich der in der Systole konzentrisch verengte Klappenring wieder. Der verhärtete Klappenring bei Mitralstenose muß bei dieser Rückbewegung zur Ruhelage federnd einige Eigenschwingungen ausführen. So erklärt es sich, daß bei Verdopplung des II. Tones dessen zweiter Anteil (II_b) immer um einen der Erschlaffungszeit entsprechenden Betrag nachfolgt und daß man diese Erscheinung nur bei Mitralstenose und, worauf Lian (*237*) aufmerksam gemacht hat, bei Verkalkung des Perikards findet. Schon vor Jahren hat Brauer (*40*) auf das *diastolische Vorschleudern* der Brustwand bei Concretio pericardii hingewiesen. Im gleichen Sinne spricht auch die oft in der Spitzenstoßkurve der Mitralstenose zu findende besonders rapide Einströmungswelle, die durch eine elastische Diastole erklärt werden muß (*389*).

Ein *diastolisches Geräusch* fanden Herkel und Zur in etwa 50% aller Fälle von Mitralstenose. Man stellt es am besten an der Herzspitze oder im Bereich der absoluten Herzdämpfung fest.

Das *protodiastolische Geräusch der Mitralstenose* tritt immer im Anschluß an den zweiten Teil des verdoppelten II. Tones (II_b) auf. Findet man schon unmittelbar nach II_a Geräuschschwingungen, so handelt es sich wahrscheinlich um Kombination mit Aorteninsuffizienz. Bei letzterer schließt sich das Geräusch direkt an den II. Ton an, das ist, wie bereits erwähnt, II_a bei verdoppeltem II. Ton.

Das nicht seltene völlige Fehlen des diastolischen Geräusches ist vielleicht eine Folge starker Überdehnung und Erschlaffung des linken Vorhofs, so daß dessen Druck nicht so stark ansteigt, um eine zur Schwingungsbildung ausreichende Strömungsgeschwindigkeit während der Diastole entstehen zu lassen.

Die diastolischen Schallerscheinungen nach dem II. Ton sind einfach zu erklären: Etwa 0,08 Sek. nach dem Beginn des II. Tones ist der Druck in der Kammer soweit abgesunken, daß er unter dem Vorhofsdruck liegt. Dann öffnen sich die Atrioventrikularklappen und der Vorhofsinhalt ergießt sich in die Kammern. Das ist die rasche diastolische Kammerfüllung, die normalerweise den Hauptteil der Kammerfüllung ausmacht. Bei der Mitralstenose kommt es zu dieser Zeit zu Schwingungen (protodiastolisches Geräusch), da bei erhöhtem Vorhofsdruck das Blut beschleunigt durch ein verengtes Ostium hindurchströmt. Die narbige Verhärtung der Klappen muß deren Schwingungsfähigkeit erhöhen. Bei genügend langer Diastole verlangsamt sich nach einiger Zeit der Einstrom in die Kammern, weil die Druckdifferenz zwischen Vorkammer und Kammer kleiner wird. Damit nimmt die Geräuschbildung bis zum völligen Verschwinden ab. Durch die nunmehr einsetzende Vorhofssystole kommt es nochmals zur Beschleunigung des Blutstroms durch das verengte Mitralostium. So erklärt sich zwanglos das präsystolische Geräusch, das gewöhnlich bis zum I. Ton hin ansteigende Amplitude aufweist, aber in Fällen von verlängerter Überleitung vor dem I. Ton wieder abfällt, zuweilen bis auf Null.

Der Auffassung, das Crescendogeräusch entstehe „protosystolisch" durch eine mit der Systole beginnende und mit dem Mitralklappenschluß endigende, an den Rändern der starren Klappen vorbeigehende, rückläufige Strömung (405),

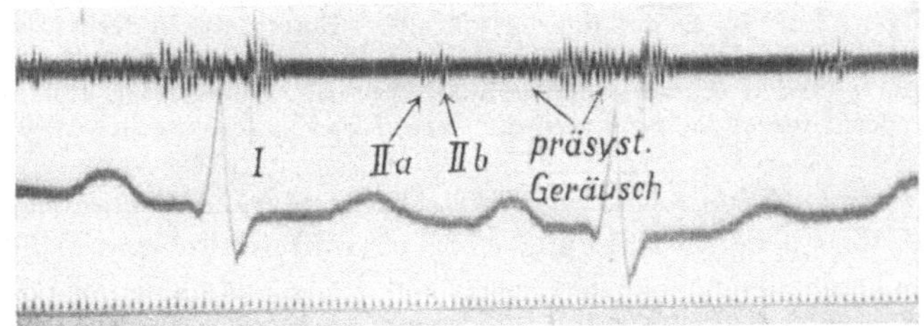

Abb. 25. Mitralstenose, das prasystolische Gerausch geht der a-Zacke voraus. II Ton gespalten.

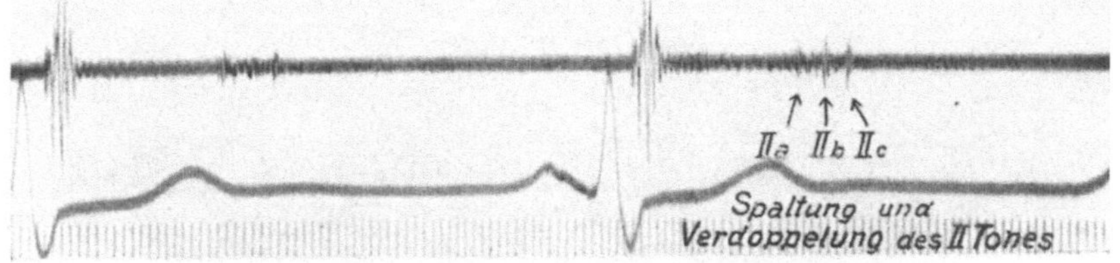

Abb. 26. Mitralstenose. Spaltung (IIb) und Verdoppelung (IIc) des II Tones gleichzeitig.

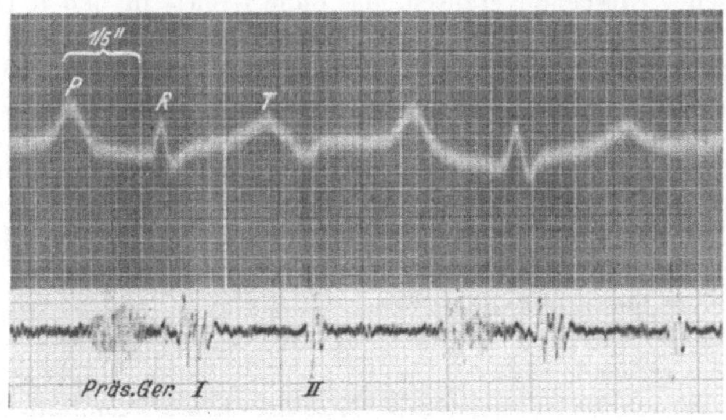

Abb. 27. Prasystolisches Crescendogerausch bei verlangerter Überleitungszeit (0,27 Sek.). Das Geräusch zeigt zunachst ein Crescendo, dann ein deutliches Decrescendo.

können wir nach unseren Aufnahmen nicht beitreten, sie kann zum mindesten nicht für alle Fälle gültig sein. Wir finden das Crescendogeräusch oft sehr zeitig vor der QRS-Gruppe (Abb. 25). Bei verlängerter Überleitung, wie in Abb. 27, ist übrigens das präsystolische Crescendogeräusch vom I. Ton durch eine Pause deutlich getrennt (123). Lewis lehnt den Crescendocharakter des präsystolischen Geräusches überhaupt ab und erklärt ihn für einen Effekt der Nähe des lauten I. Herztones, also für eine Sinnestäuschung. Dem können wir nicht zustimmen. Wenn der Patient längere Zeit ruhig gelegen hat, verschwindet allerdings das Crescendogeräusch sehr oft; nach Körperbewegung (i. e. Erhöhung des Schlagvolumens) tritt es deutlich auf. Überdies liegen mehrere Beobachtungen über Crescendogeräusch bei völlig intakten Mitralklappen vor, bei Kugelthrombus im linken Vorhof (69) oder bei Myxom des Vorhofseptums (78).

Wiederholt ist die Frage erörtert worden, ob bei Vorhofsflimmern ein präsystolisches Geräusch vorkomme (77). Abb. 28 zeigt beim ersten und zweiten Kammerschlag ein diastolisches Geräusch mit ausgesprochen präsystolischem Crescendo. Zwischen dem zweiten und dritten Kammerschlag ist eine längere Herzpause, und hier zeigt das diastolische Geräusch ein Crescendo, dem nach einem ganz kurzen Decrescendo eine größere Strecke völliger Ruhe folgt. Das Fortbestehen eines präsystolischen Geräusches bei Vorhofsflimmern ist nur dann zu erwarten, wenn die Herzpause genügend kurz ist, so daß das diastolische Geräusch, das in der Anfüllungszeit ein Crescendo zeigen kann, mit dem nächsten Ton zusammentrifft. Das frei in der Diastole endende diastolische Geräusch unseres Falles zeigt auch, daß zur Erklärung des Crescendocharakters die Brockbank-Weitzsche Ansicht überflüssig ist.

Das typische Geräuschbild der Mitralstenose erkennt man am besten bei hoher Verstärkerabstimmung. Die charakteristischen Zeichen sind:

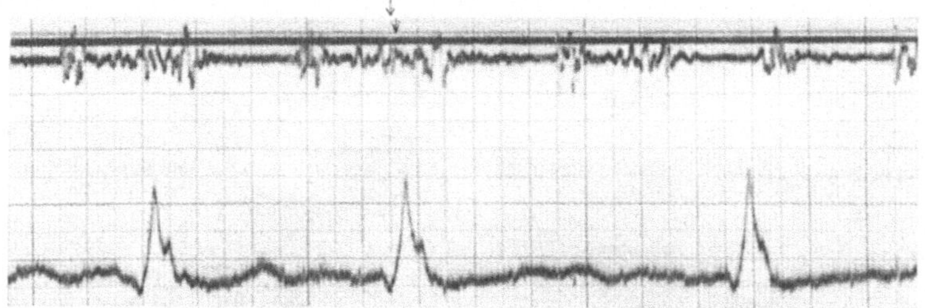

Abb. 28. Scheinbares prasystolisches Geräusch (↓) bei Vorhofflimmern.

präsystolisches Crescendogeräusch, das ohne Grenze in den I. Ton übergeht. Große Amplitude des I. und II. Tones, Verdoppelung des II. Tones, Intervall zwischen II_a und $II_b = 0{,}035—0{,}11$ Sek., meist etwa 0,08 Sek. An II_b anschließend das kurze protodiastolische Geräusch. Gegen Ende der Diastole Ruhe bis zur Präsystole. Von diesem Typ gibt es zahlreiche Abweichungen. Bei vollständiger geistiger und körperlicher Ruhe, vielleicht auch bei besonders schwerer Verengerung des Mitralostiums, können alle Geräusche fehlen (sog. stumme Mitralstenose). Das präsystolische Geräusch fehlt immer bei Vorhofflimmern. Es kann aber bei kurzer Diastole das diastolische Geräusch bis zum nächsten I. Ton reichen. In selteneren Fällen besteht nur ein systolisches, kein präsystolisches Crescendogeräusch.

Die Mitralstenose ist meist mit Mitralinsuffizienz kombiniert. Dann zeigt sich im *unmittelbaren* Anschluß an den I. Ton ein systolisches Decrescendogeräusch, das meist noch während der Systole aufhört. Bei Kombination mit Aortenfehlern ergeben sich wieder andere Bilder, auf die weiter unten eingegangen wird.

c) Aorteninsuffizienz.

Bei der chronischen Aorteninsuffizienz sind die Aortenklappen geschrumpft, rauh und verhärtet. Wir werden deshalb sowohl ein systolisches wie auch ein diastolisches Geräusch erwarten, und zwar muß das systolische in der Austreibungszeit beginnen, also erst nach Beginn des I. Tones, das diastolische Geräusch dagegen muß sich unmittelbar an den II. Ton anschließen. Durch ihren zeitlichen Beginn unterscheiden sich also die Aortengeräusche von den Mitralgeräuschen, die bekanntlich unmittelbar mit dem I. Ton, während der Anspannungszeit bzw.

mehrere Hundertstel Sekunden nach dem Beginn des II. Tones, nach der Erschlaffungszeit, einsetzen. Es gibt aber auch charakteristische Unterschiede in der Form und Dauer der Geräusche. Das systolische Aortengeräusch bleibt fast immer während der ganzen Austreibungszeit bestehen, das Mitralgeräusch klingt meist schon während der Systole ab. Bei der Aorteninsuffizienz beginnt das diastolische Geräusch unmittelbar nach dem II. Ton, bei der Mitralstenose, wie bereits erwähnt, erst nach Ablauf der Entspannungszeit, also etwa 0,08 Sek. nach Beginn des II. Tones. Die Amplitude des diastolischen Geräusches ist häufig bei beiden Fehlern sehr klein, ein präsystolisches Crescendo gibt es nur bei der Mitralstenose, nicht bei der unkomplizierten Aorteninsuffizienz. Die Amplitude ist bei dieser viel mehr gleichmäßig, oder sie zeigt ein über die ganze Diastole

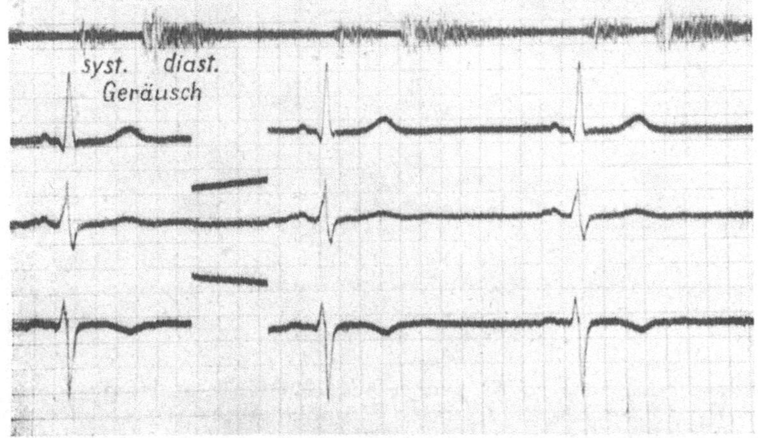

Abb. 29. Aorteninsuffizienz. Systolisches und starkes diastolisches Geräusch.

sich erstreckendes Decrescendo, das zuweilen in einer sehr langsamen unregelmäßigen Frequenz schwankt. Vermutlich handelt es sich dann um Druckschwankungen durch Reflexionserscheinungen im arteriellen System. Bei dem sog. Flintschen Geräusch, i. e. ein präsystolisches Geräusch bei der Aorteninsuffizienz, handelt es sich wahrscheinlich immer um Kombination mit Mitralstenose. Ich kann mich jedenfalls nicht entsinnen, einen Fall von reiner Aorteninsuffizienz mit präsystolischem oder diastolischem Geräusch mit präsystolischem Crescendo gesehen zu haben. Immer ließen sich in solchen Fällen auch andere Zeichen von Mitralstenose feststellen.

Das Herzschallbild der Aorteninsuffizienz bietet bei hoher Verstärkerabstimmung folgende Merkmale: meist ein holosystolisches und ein holodiastolisches Geräusch (Abb. 29). — Die Frequenz liegt im systolischen Geräusch tiefer, die Amplitude pflegt größer zu sein als im diastolischen Geräusch. Das systolische Geräusch beginnt mit der Austreibungszeit, das diastolische unmittelbar nach dem II. Ton.

Als Varianten kommen vor: Das systolische Geräusch tritt sehr zurück (Abb. 30), oder aber es ist sehr stark ausgeprägt und zeigt mehr oder weniger deutlich Spindelform. In letzterem Fall handelt es sich wohl immer um Übergang in Aortenstenose.

Das diastolische Geräusch hat zuweilen ganz auffallend geringe Amplitude. Musikalischen Charakter, d. h. regelmäßige Sinusschwingungen sahen wir im diastolischen Geräusch wiederholt bei Aortensyphilis, einmal bei traumatischer Aorteninsuffizienz (Abb. 31).

d) Aortenstenose.

Die Veränderungen in der Herzfunktion bei Aortenstenose sind leicht zu
übersehen: durch ein verengtes Ostium mit rauhen und verhärteten Rändern
muß der stark hypertrophische linke Ventrikel sein Schlagvolumen auspressen,

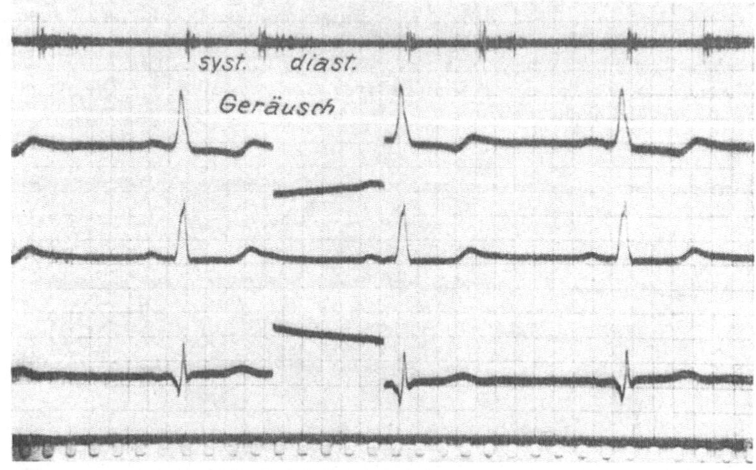

Abb. 30. Aorteninsuffizienz.

es kommt daher während der ganzen Austreibungszeit zu Schwingungen, die
entsprechend der hohen aufgewendeten Energie erhebliche Amplitude haben und
reich an höheren Frequenzen, 200 Hz und darüber, sind. — Mit großer Regelmäßigkeit zeigt das Geräusch ein allmähliches Crescendo und fast genau von der

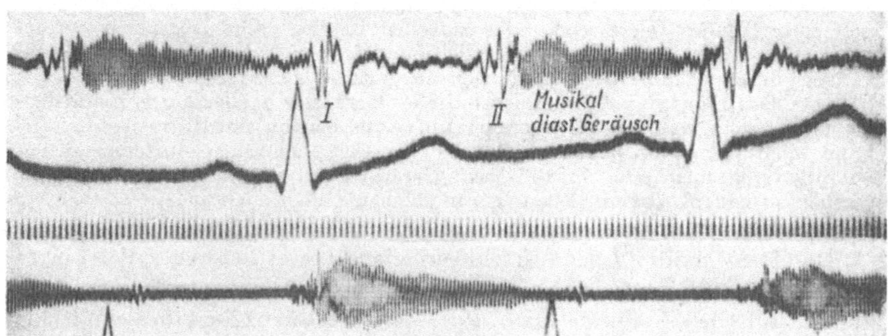

Abb. 31. Traumatische Aorteninsuffizienz, musikalisches diastolisches Gerausch.

Mitte der Austreibungszeit ab ein ebenso allmähliches Decrescendo. — So entsteht das charakteristische Oval des *Austreibungsgeräusches*.

In schweren Fällen von Aortenstenose werden die Herztöne leise bis zur
Unhörbarkeit. Die graphische Darstellung des Herzschalles zeigt, daß die höheren
Frequenzen, 90 Hz und mehr, sowohl im I. wie auch im II. Herzton schwinden. —
Die Erklärung hierfür ist nicht einfach. Zumindest sollte man erwarten, daß sie
im Anspannungston unverändert bestehen bleiben. Wohl verständlich erscheint
dagegen ihre Reduktion zu Beginn der Austreibungszeit, es kann infolge der verlangsamten Entleerung des linken Ventrikels nicht zu intensiven Schwingungen
im Anfangsteil der Aorta kommen.

Die Abschwächung des II. Tones bei der Aortenstenose läßt sich wohl verstehen. Die Stenose wirkt wie ein Druckreduzierventil, mithin ist die systolische Anspannung der Aorta geringer. Am Ende der Systole ist weniger Energie in der Aortenwand aufgespeichert, infolgedessen weicht zu Beginn der Diastole der Aorteninhalt mit geringerer Wucht herzwärts aus. Die Taschenklappen werden weniger heftig angespannt, ihre Eigenschwingungen müssen also geringer an Frequenz und Amplitude sein.

Das charakteristische Geräuschbild der Aortenstenose zeigt das ovale Austreibungsgeräusch, das erst nach dem Ablauf von QRS einsetzt. Der I. und II. Ton sind bis zur Unsichtbarkeit reduziert (Abb. 32). Es schwinden vor allem die hohen, weniger die tiefen Frequenzen der Herztöne.

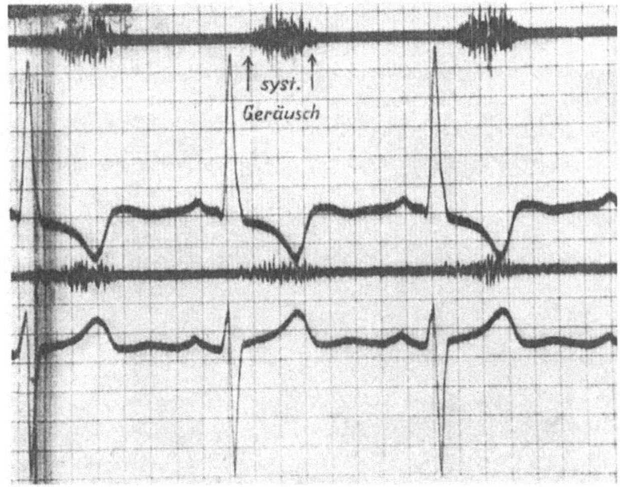

Abb. 32. Aortenstenose, gut kompensiert. Typisches spindelformiges systolisches Geräusch. Herztöne kaum erkennbar.

e) Kombinierte Klappenfehler.

Wenn der pathologische Anatom in einem viel höheren Prozentsatz kombinierte Klappenfehler findet als der Kliniker, so ist das ein Beweis dafür, daß unsere Untersuchungsresultate noch verbesserungsbedürftig sind. Einen erheblichen Fortschritt auf diesem Gebiet hat die Röntgenuntersuchung des Herzens gebracht, weitere Erkenntnismöglichkeiten gibt die Schallschreibung.

Es ist oft nicht einfach, neben einer evidenten Aorteninsuffizienz noch eine eventuell vorhandene Mitralstenose sicher nachzuweisen. Findet man aber im Schallbild eine Verdoppelung des II. Tones — Intervall zwischen II_a und II_b 0,04—0,11 Sek. —, so besteht Kombination von Aorteninsuffizienz mit Mitralstenose (Abb. 33).

Aus einer ursprünglichen Aorteninsuffizienz kann sich im Laufe der Jahre eine Aortenstenose entwickeln. Mit unseren sonst üblichen Untersuchungsmethoden kann man diese Umwandlung erst dann feststellen, wenn die Stenose stark vorwaltet, d. h. wahrscheinlich immer erst in einem sehr späten Stadium. Lange vorher zeigt sich in der Schallkurve das Austreibungsgeräusch (Abb. 34).

Die praktisch besonders wichtige Feststellung einer sekundären *Tricuspidalinsuffizienz* kann man dagegen nicht durch das Schallbild sicher erkennen, hier spielt der Venenpuls die ausschlaggebende Rolle.

f) Angeborene Herzfehler.

Mit unseren heutigen Hilfsmitteln sind wir bezüglich der Erkennung angeborener Herzfehler weit schlechter gestellt als bei später erworbenen Vitien. Das liegt an der Kompliziertheit der vorliegenden Veränderungen. Nur durch

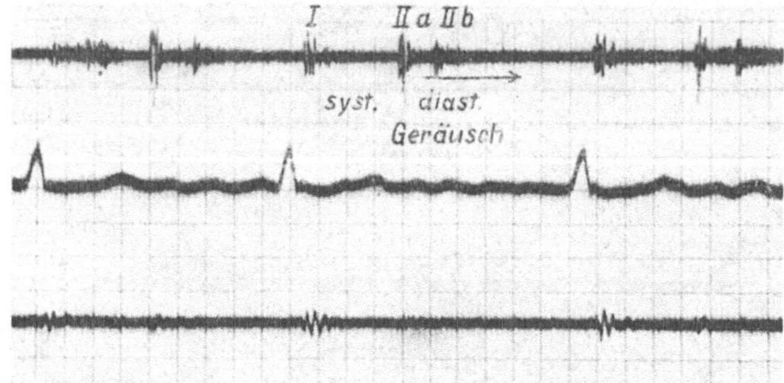

Abb. 33. Aorteninsuffizienz + Mitralstenose, Arrhythmia absoluta.

enge Zusammenarbeit mit dem pathologischen Anatomen wird man Fortschritte erzielen. Es ist zwar meist möglich, mit Hilfe der Anamnese und einfacher Untersuchungsmethoden einen angeborenen Herzfehler festzustellen. Aber sehr schwer,

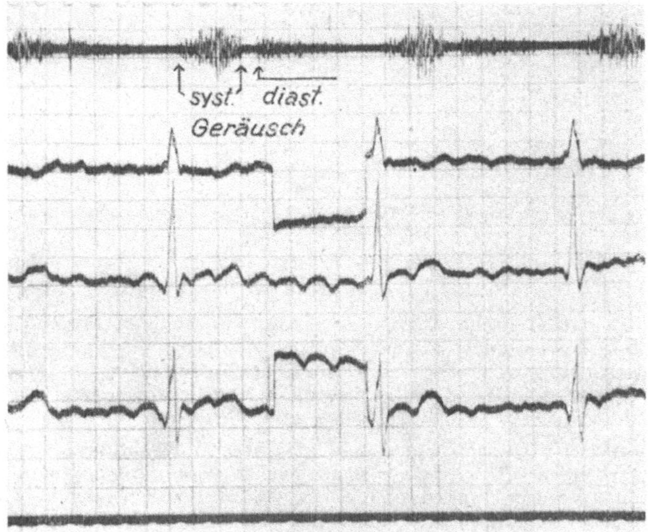

Abb. 34. Aorteninsuffizienz + Aortenstenose.

vielfach unmöglich ist die genaue Erkennung sämtlicher anatomischer Abweichungen. — Eine solche Erkennung ist aber in jedem einzelnen Falle dringend erwünscht, da die Prognose vor allem vom Grad der Zerstörungen bzw. der Mißbildungen im Herzen abhängt, weniger vom augenblicklichen Kompensationszustand.

Die Schallkurve wird durch das Austreibungsgeräusch wahrscheinlich stets Veränderungen aufdecken, bei denen der Inhalt eines Ventrikels durch eine enge Öffnung ausgepreßt wird, das sind:

1. Angeborene Aortenstenose, 2. angeborene Pulmonalstenose, 3. manche Fälle von Septumdefekt, 4. vielleicht manche Fälle von Ductus arteriosus persistens und manche Fälle von Isthmusstenose.

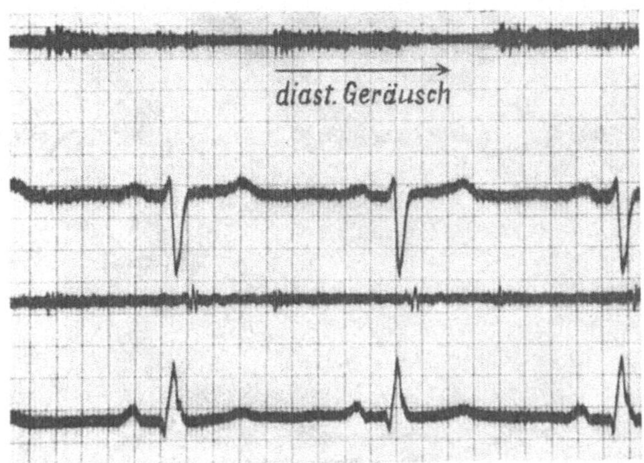

Abb. 35. Pulmonalinsuffizienz.

Die *Pulmonalstenose* zeigt höchstwahrscheinlich immer das typische holosystolische Austreibungsgeräusch. Der Unterschied gegenüber der Aortenstenose besteht einmal darin, daß auch die höheren Frequenzen der Herztöne

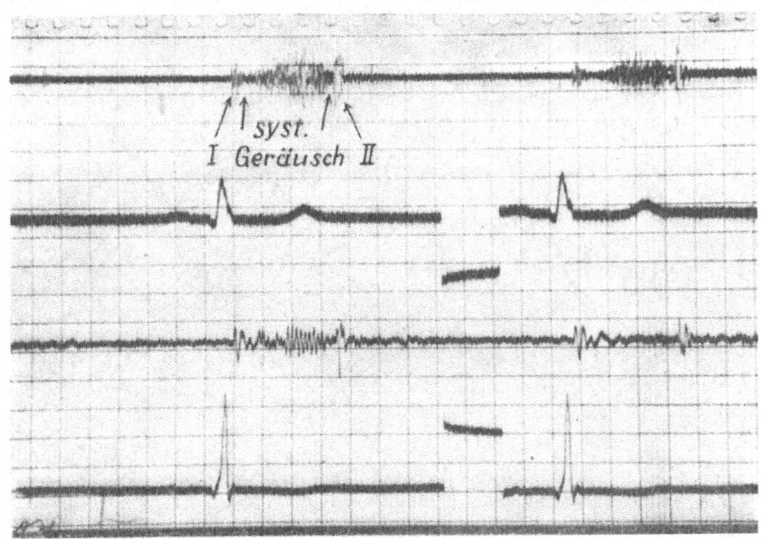

Abb. 36.
Isthmusstenose. I. und II. Ton gut ausgepragt, holosystolisches, spindelformiges Austreibungsgerausch.

erhalten bleiben, infolgedessen hört man auch den I. und II. Ton deutlich neben dem systolischen Geräusch. Außerdem pflegt die Schwingungsamplitude geringer zu sein als bei Aortenstenose. Weitere wichtige Hinweise gibt das Ekg (s. S. 148).

Bei *Pulmonalinsuffizienz* unterscheidet sich das Geräuschbild grundsätzlich nicht von dem der Aorteninsuffizienz. Neben der Anamnese ist das Ekg (s. S. 148) und der Röntgenbefund für die Diagnose entscheidend (Abb. 35).

Isthmusstenose. In zwei Fällen von Isthmusstenose fand sich ein Herzschallbild mit folgenden Eigentümlichkeiten: I. und II. Ton heben sich sehr gut ab. Mit

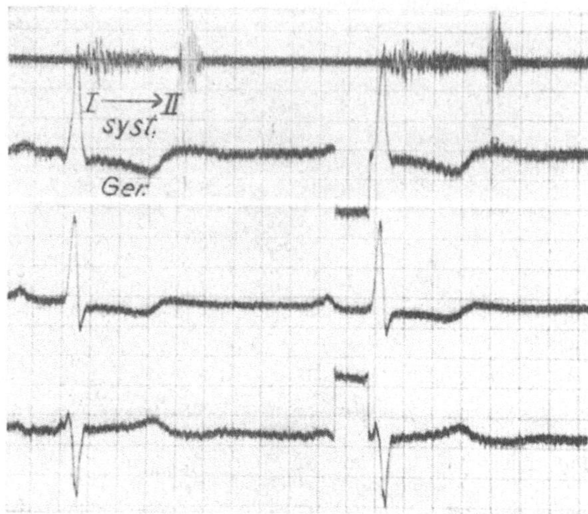

Abb. 37. Klingender II. Aortenton. Regelmäßige Sinusschwingungen in II. Ton.

einer kurzen Pause nach dem Anspannungsteil des 1. Tones beginnt ein holosystolisches Geräusch von mäßiger Amplitude und angedeutetem Crescendo-Decrescendo-Charakter (Abb. 36).

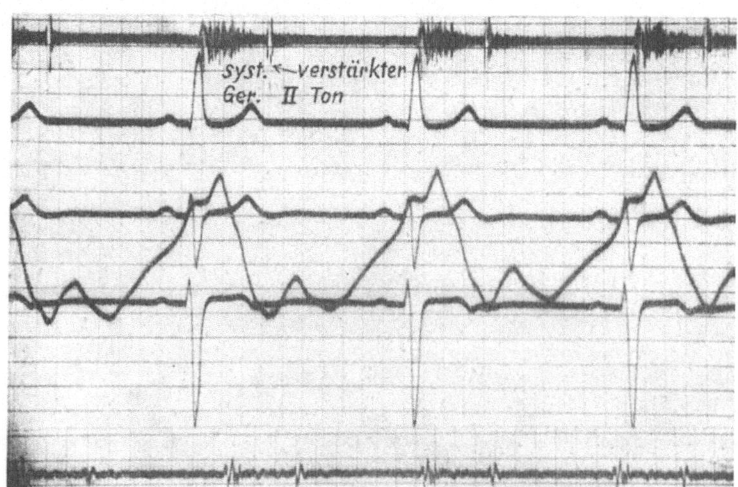

Abb. 38. Herzschall, Ekg und Venenpuls bei Aortensklerose.

6. Aortensklerose.

Bei Aortensklerose können zwei auskultatorische Zeichen auftreten. Es kann ein rauhes systolisches Geräusch bestehen und der II. Aortenton kann accentuiert, ja klingend sein, d. h. metallischen Beiklang haben (Abb. 37). Keines dieser Symptome ist obligatorisch. Ein klingender

II. Aortenton ohne Blutdrucksteigerung ist wahrscheinlich immer beweisend für Aortensklerose. Der klingende Charakter wird durch regelmäßige Sinusschwingungen bedingt (27). Das rauhe systolische Geräusch bei Aortensklerose zeigt sich im Schallbild als eine Gruppe von Schwingungen, die sich unmittelbar an den I. Ton anschließen. Sie klingen in ganz allmählichem Decrescendo ab, ihre anfängliche Amplitude ist recht erheblich. Bei der Entstehung muß wohl die erhöhte Schwingungsfähigkeit der Aortenwand eine Rolle spielen (Abb. 38).

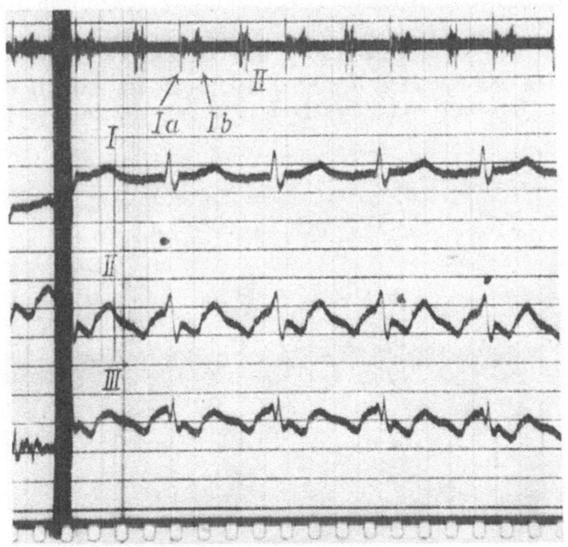

Abb. 39. Vorhofflattern, Spaltung des I. und des II. Tones.

7. Überzählige Herztöne.

Nicht selten hört man bei jeder Herzaktion drei, manchmal vier, ja fünf distinkte Töne. Rein akustisch ist die genaue zeitliche Einordnung des oder der überzähligen Töne schwer, oft unmöglich. Sie muß aber in jedem Falle angestrebt werden, da ein überzähliger Herzton ebensowohl eine ganz harmlose, wie eine sehr ernste Erscheinung darstellen kann. Folgende Möglichkeiten kommen in Betracht:

a) Spaltung des I. Tones und kurzes mesosystolisches Geräusch, b) Spaltung des II. Tones, c) Verdoppelung des II. Tones, d) verstärkter III. Herzton, e) verstärkter Vorhofston und präsystolisches Geräusch (bei Schwäche meist des linken Ventrikels).

a) Spaltung des I. Tones.

a) Der I. Ton zeigt eigentlich immer eine Andeutung von Spaltung, wahrscheinlich bedingt durch die Aufteilung in Ventrikel- und in Aorten-Anspannungston (Abb. 39). Zwischen diesen beiden Anteilen kann die Amplitude soweit absinken, daß man akustisch wie optisch den

Eindruck von zwei getrennten Schwingungsgruppen bekommt. Irgendeine pathologische Bedeutung hat eine solche Erscheinung nicht. Außerdem kommt es aber vor, daß ein systolisches Geräusch, das zunächst nur sehr geringe Amplitude hat, mitten in der Systole für ganz kurze Zeit größere Ausschläge zeigt, wir hören dann diese mesosystolischen Schwingungen als einen distinkten Ton neben dem I. und II. Herzton (Abb. 40). Akustisch kann man die Natur dieses Schalleindruckes nicht erkennen, durch die graphische Aufzeichnung zusammen mit dem Ekg jedoch mit einem Blick. Auch diese Erscheinung ist klinisch bedeutungslos.

b) Spaltung des II. Tones.

Wir sprechen von *Spaltung des II. Tones*, wenn II_a und II_b nur durch ein kurzes, ruhiges Intervall von weniger als 0,03 Sek. getrennt sind. Wir finden

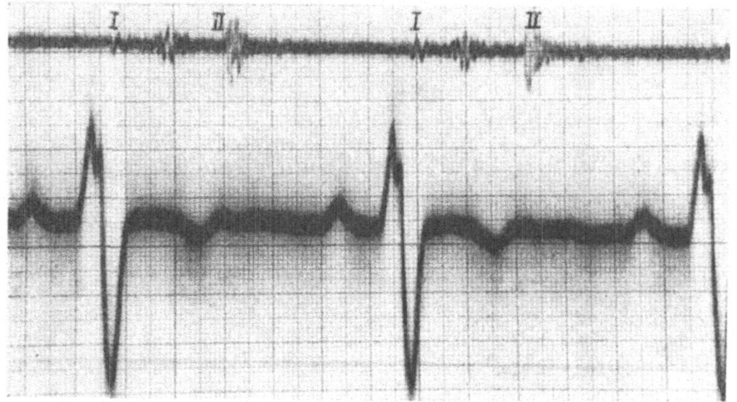

Abb. 40. Mesosystolisches Maximum im systolischen Geräusch. Akustisch dreiteiliger Rhythmus.

Spaltung als eine häufige Erscheinung bei jugendlichen Menschen und im späteren Alter bei Druckerhöhung im kleinen Kreislauf (s. Abb. 39). Wahrscheinlich kommt die Erscheinung durch ungleichzeitigen Schluß von Aorten- und Pulmonalklappen zustande. Forcierte Atmung begünstigt die Spaltung. Die Erklärung hierfür liegt offenbar in folgendem: Bei der Inspiration strömt das Venenblut beschleunigt in den Brustkorb, der rechte Ventrikel erhält also vermehrte Blutmenge, sein Schlagvolumen nimmt zu, die Austreibungszeit wächst etwas an. Gleichzeitig hält die Lunge infolge der inspiratorischen Ausdehnung mehr Blut zurück, der linke Ventrikel erhält weniger Blut, sein Schlagvolumen und mithin seine Austreibungszeit nehmen ab. Die Aortenklappen werden verfrüht angespannt. Bei der Exspiration dagegen muß die Austreibungszeit rechts ab- und links zunehmen. Dieser Vorgang muß dauernd stattfinden. Durch die auskultatorische Blutdruckmessung unter Berücksichtigung der Lautheit der Arterientöne hat man ein relatives Maß für die Größe jedes einzelnen Schlagvolumens, dabei kann man auch feststellen, daß das Schlagvolumen dauernd schwankt.

Eigentlich sollte man bei jedem Menschen eine von der Respiration abhängige Spaltung des II. Pulmonaltones erwarten. Wenn man in der Tat jedoch meist nur bei jugendlichen Individuen und bei Drucksteigerung im kleinen Kreislauf Spaltung des II. Tones findet, so wird man zu der Annahme gedrängt, *daß man nur in Fällen von besonders guter Hörbarkeit des II. Pulmonaltones, d. h. bei guten Schallfortleitungsbedingungen bzw. bei Verstärkung des II. Pulmonaltones diesen überhaupt hören kann, während er bei nicht mehr ganz jugendlichen Menschen in der Regel unhörbar bleibt und das, was wir im II. Intercostalraum links auskultieren, die fortgeleiteten Schwingungen des II. Aortentones sind.* So würde sich auch die auffallende Tatsache erklären, daß der II. Ton bei Aortenstenose über der Herzbasis bis zum Verschwinden leise wird, obwohl gar nicht einzusehen ist, daß der II. Pulmonalton durch eine Aortenstenose leiser werden sollte.

Spaltung des II. Tones, Intervall von II_a und II_b weniger als 0,03 Sek., ist ein Zeichen besonders guter Hörbarkeit des II. Pulmonaltones, bei älteren Menschen wohl fast immer bedingt durch Drucksteigerung im kleinen Kreislauf, bei Jugendlichen vielleicht auch Zeichen guter Schallfortleitungsbedingungen. Spaltung des II. Tones hat deshalb bei Jugendlichen nur bedingt pathologische Bedeutung, bei älteren Menschen aber immer.

c) Verdoppelung des II. Tones.

Wenn das Ruheintervall bei geteiltem II. Ton weniger als 0,03 Sek. beträgt, sprechen wir von *Spaltung*, ist das Intervall deutlich länger als

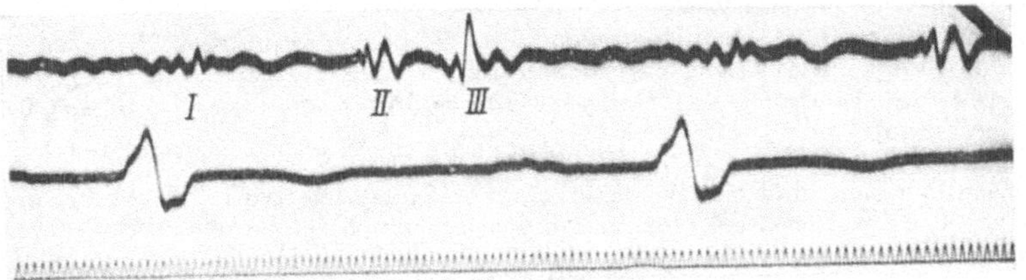

Abb. 41. Verstärkter III. Herzton.

0,03 Sek. bis maximal 0,11 Sek., so sprechen wir von *Verdoppelung* des II. Tones. In der Mehrzahl der Fälle liegt bei Verdoppelung das Intervall bei 0,08 Sek. Bei Tachykardie kann es bis beinahe 0,03 Sek. heruntergehen, und dann wird die Unterscheidung von Spaltung unsicher. II_a des verdoppelten II. Tones entspricht dem Ende der Systole, fällt also mit der Incisur des Carotispulses zusammen. Bei tiefer Abstimmung des Verstärkers sieht man die Spaltung überhaupt nicht, sie tritt erst bei gehörsähnlicher Darstellung hervor.

Verdoppelung kommt nur bei Mitralstenose als eines der konstantesten Symptome dieses Klappenfehlers vor, ferner bei der seltenen Verkalkung des Perikards. Die Erscheinung hat deshalb sehr große praktisch-diagnostische Bedeutung. Der Entstehungsmechanismus wurde auf S. 40 besprochen. In Abb. 26 sieht man Spaltung und Verdoppelung gleichzeitig.

d) Verstärkter III. Herzton.

Verstärkung des III. Tones zeigt erhöhten Venendruck an. Die Unterscheidung von II_b bei verdoppeltem II. Ton ist meist durch das wesentlich längere Zeitintervall zwischen dem Beginn von II. und III. Ton — in der Regel 0,13 Sek. — möglich, gegen etwa 0,08 Sek. zwischen II_a und II_b bei Verdoppelung von II. Ton. Ferner besteht der III. Ton meist nur aus Schwingungen sehr tiefer Frequenz, so daß man ihn meist nur bei tiefer Verstärkerabstimmung sieht, während umgekehrt in II_b höhere Frequenzen vorwalten (Abb. 41). Man zeichnet den III. Ton am besten im vierten Intercostalraum in der linken Parasternallinie.

e) Verstärkter Vorhofston.

Normalerweise ist der Vorhofston nicht hörbar, wohl aber sichtbar bei genügender amplitudengetreuer Verstärkung, während er bei gehörsähnlicher Verstärkung nicht darstellbar ist. Es handelt sich also ausschließlich um tiefe Frequenzen. Bei schlechten Schallfortleitungsbedingungen, wie Emphysem oder Adipositas, ist der Vorhofston meist nicht darstellbar. Besonders schön gelingt die Darstellung vom Ösophagus aus, wie Dietrich und Dunker (*68*) zeigten. Auch hierbei handelte es sich ganz vorwiegend um sehr langsame Schwingungen, die wahrscheinlich immer unter der Hörschwelle liegen.

Das Herzschallbild hat uns gezeigt, daß *dreiteiliger Rhythmus* oft durch zusätzliche Schwingungen in der Präsystole entsteht. Es handelt sich um Hörbarwerden der Vorhofsaktion. In Übereinstimmung mit französischen Forschern, die sich schon seit Jahren mit der Herzschallregistrierung befassen (*304—306, 71, 72, 236, 337*), finden wir zwei verschiedene Formen von hörbaren Vorhofsschwingungen:

α) Eine Gruppe von Schwingungen, die noch während der *P*-Zacke nachweisbar sind und meist vor dem I. Ton abklingen, das ist der Vorhofston im eigentlichen Sinne des Wortes.

Man hört diese Schwingungen als distinkten dumpfen Ton vor dem I. Ton. Wenn, wie häufig in solchen Fällen, der II. Aortenton verstärkt ist, entsteht der Eindruck des Galopprhythmus mit dem Akzent auf der letzten Silbe, $\frac{\text{Vorhof}}{\text{ta}} - \frac{\text{I.}}{\text{ta}} - \frac{\text{II.}}{\text{tapp}}$. — Die Amplitude der Vorhofsschwingungen kann so beträchtlich sein, daß sie die des I. und II. Tones übertrifft. Tiefe Frequenzen bis zu 50 Hz walten stark vor, es können aber auch solche von über 100 Hz mit beträchtlicher Amplitude vorkommen, so daß man den Vorhofston auch bei gehörsähnlicher Darstellung deutlich sieht. — Der Vorhofston kann gespalten oder verdoppelt sein. Seine Schwingungsdauer kann über 0,1 Sek. betragen. Er läßt sich, gerade so wie der I. Kammerton, als Anspannungston beim plötzlichen Übergang von diastolischer Erschlaffung zu systolischer Anspannung erklären. Wie erwähnt, ist der Vorhofston bei genügender Verstärkung immer zu registrieren, er ist nur wegen der tiefen Frequenz und der geringen Amplitude der erzeugten Schwingungen nicht hörbar. Erst bei pathologischer Verstärkung der Vorhoftätigkeit wird er hörbar (Abb. 42).

β) *Schwingungen*, die erst nach Ablauf von *P* erscheinen und ohne scharfe Grenze in den I. Ton übergehen. Es handelt sich um ein *präsystolisches Geräusch*, das vorwiegend aus tiefen Frequenzen besteht und auch keinen Crescendocharakter hat, wie das präsystolische Geräusch der Mitralstenose. — Da die Schwingungen ohne Grenze in den I. Ton übergehen, kann man es rein akustisch nicht in seiner Wesensart erkennen. Es bedingt akustisch nur eine Verlängerung des I. Tones und ruft daher den Eindruck eines systolischen Geräusches hervor. Erst durch die graphische Registrierung vom Herzschall zusammen mit dem Ekg kann man das — recht häufige — Vorkommen von präsystolischen Schwingungen tiefer Frequenz feststellen. Wie zuerst von Duchosal betont, besteht eine nahe Beziehung zwischen distinktem Vorhofston und den niederfrequenten präsystolischen Schwingungen. Sie treten nämlich auf beim Beginn und beim Rückgang von dreiteiligem Rhythmus durch hörbaren Vorhofston.

Wenn man in solchen Fällen den Herzschall nach längerer Körperruhe zeichnet, so findet man oft nur ein präsystolisches Geräusch, das erst nach der *P*-Zacke beginnt und nicht vom I. Ton zu trennen ist. Unmittelbar nach Anstrengung dagegen erscheint zur Zeit von *P* eine Gruppe von Schwingungen, die durch eine Strecke relativer Ruhe von dem präsystolischen Geräusch getrennt sein können (Abb. 43).

Die Entstehung dieses niederfrequenten präsystolischen Geräusches erklärt sich dadurch, daß sich ein gestauter Vorhof mit vermehrter Kraft kontrahiert, dadurch ist die Blutgeschwindigkeit beim Passieren des Vorhofkammerostiums erhöht, und das gibt Anlaß zu Schwingungen.

Bei unmittelbarer Auskultation des freigelegten Tierherzens kann man die Vorhofstätigkeit nur dann hören, wenn die Vorhofssystole verstärkt ist (249), nicht aber bei langsam und ruhig schlagendem Herzen. Bei verstärkter Vorhofstätigkeit nimmt nicht nur die Amplitude, sondern auch die Frequenz der erzeugten Schwingungen zu. Dadurch wird der Vorhofston hörbar.

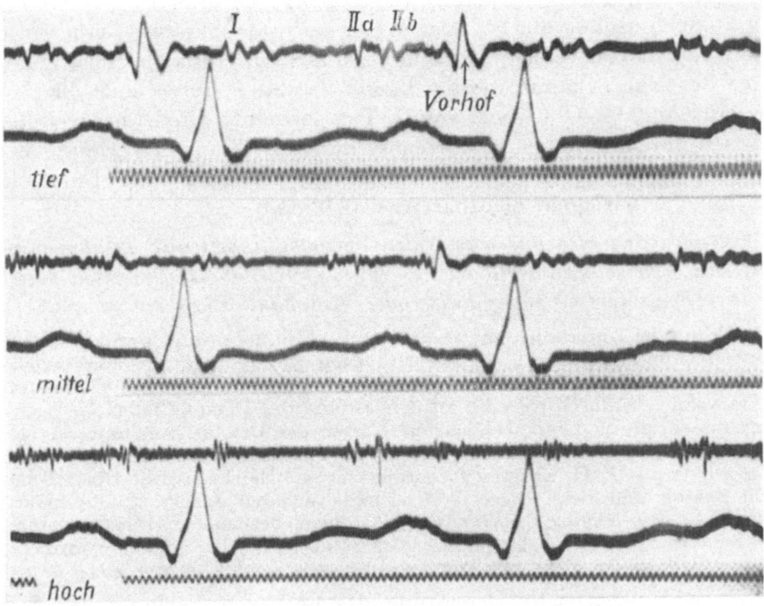

Abb. 42. Gespaltener II. Ton, erheblich verstarkter Vorhofston.

Zu einer Verstärkung der Vorhofstätigkeit wird es immer dann kommen wenn erhöhte Widerstände zu überwinden sind. Das ist erstens der Fall bei Mitral- bzw. Tricuspidalstenose, ferner aber auch bei ungenügender Entleerung

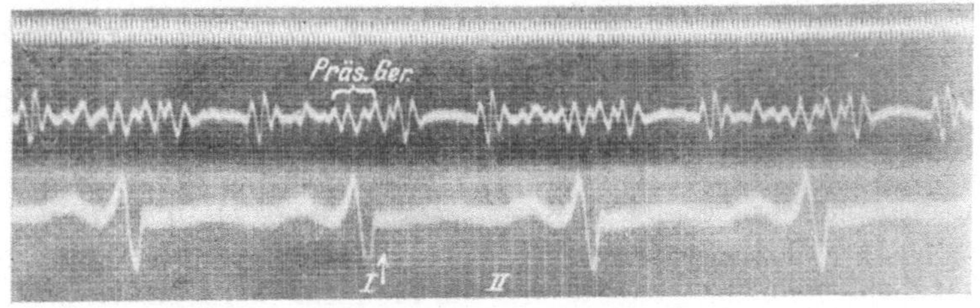

Abb. 43. Akustisch dreiteiliger Rhythmus, optisch: prasystolisches Gerausch.

des Ventrikels. Immer wenn bei Hypertension, Coronarsklerose oder Aortenvitien der linke Ventrikel schließlich erlahmt und sich infolgedessen nicht mehr vollständig entleert, muß der Vorhof seinen Inhalt gegen erhöhte Widerstände auswerfen. Das bedingt nicht nur größere Schwingungsamplituden, sondern auch höhere Frequenzen. Auf diese Weise wird die Vorhofskontraktion hör- und eventuell auch fühlbar. *Verstärkte Vorhofskontraktion ruft im zugehörigen Ventrikel erhöhte Anfangsspannung hervor, die ihrerseits eine vollkommenere Ventrikelkontraktion auslöst, d. h. also bei nachlassendem Ventrikel wird durch verstärkte*

Tätigkeit des Vorhofs eine bessere Ventrikeltätigkeit erzwungen. Das bedeutet eine sehr effektive Kompensationseinrichtung, die das Erliegen der Zirkulation um Monate hinausschieben kann. Bei Insuffizienz der rechten Kammer spielen sich dieselben Vorgänge am rechten Vorhof ab.

Verstärkte Vorhofstätigkeit äußert sich im Schallbild entweder durch einen *distinkten Vorhofston* (Abb. 42), der oft den akustischen Eindruck des Galopprhythmus macht, oder durch ein *präsystolisches Geräusch*, das oft mit dem I. Ton verschmilzt und dann nur durch die gleichzeitige Aufnahme des Ekg erkannt werden kann. Zuweilen ist es aber durch ein Intervall von 0,02—0,04 Sek. vom I. Ton getrennt. Dieses präsystolische Geräusch hat, falls nicht eine Stenose der Zipfelklappen vorliegt, in der Regel nur tiefe Frequenzen, so daß es bei gehörsähnlicher Darstellung schlecht oder gar nicht sichtbar wird (Abb. 43).

Wir schließen also aus verstärkter Vorhofstätigkeit auf Erlahmen eines Ventrikels. In solchen Fällen ist — ganz gleich, ob Beschwerden bestehen oder nicht — sofort eine Digitalis- oder Strophanthinkur einzuleiten.

Die klinische Unterscheidung in präsystolischen, meso- und protodiastolischen Galopp ist durchaus überflüssig, sie wird nach ganz äußerlichen Merkmalen getroffen. Bei verlängerter Überleitungszeit kann derselbe hörbare Vorhofston in die Präsystole, in die Mitte oder an den Anfang der Diastole fallen, je nach der Herzfrequenz, die ja hauptsächlich auf Kosten der Diastole wechselt. Auch der Name Galopprhythmus ist anfechtbar. Nur dann empfinden wir den Vorgang als *Galopp*, wenn der II. Herzton accentuiert ist und gleichzeitig die Diastole länger als die Systole und diese länger als die Überleitungszeit dauert. Es erscheint mir richtiger, die Erscheinung mit *hörbarer Vorhofston* zu bezeichnen. Das präsystolische Geräusch auf Grund beschleunigter Einströmung in den linken Ventrikel erkennen wir akustisch nicht, wir können es nur aus der Kurve ablesen.

Die große praktische Bedeutung des hörbaren Vorhofstones zwingt nach etwaigen Verwechslungsmöglichkeiten auszuschauen; solche gibt es in der Tat. Zunächst die bereits erwähnte Spaltung und Verdoppelung des I. Herztones. Gleichzeitige Aufnahme des Ekg schließt hier sofort einen Irrtum aus. Der ansteigende Ast von R geht dem hörbaren Teil des I. Herztones voraus. Weiter kann der III. Herzton deutlich hörbar werden. Da dieser in einem unabhängig von Herzfrequenzänderungen zeitlichen Intervall von 0,115—0,15 Sek. dem Beginn des II. Herztones nachfolgt, und andererseits der Vorhofston während oder wenige $^1/_{100}$ Sek. nach der *P*-Zacke auftritt, so ist meist auch diese Verwechslung auszuschließen; aber nicht immer: bei hoher Herzfrequenz kann der Vorhofston bis auf 0,14 Sek. und näher an den vorausgehenden II., also in den Bereich des III. Herztones heranrücken. — Die Unterscheidung ist dann erst möglich, wenn es gelingt, die Herzfrequenz herabzusetzen. Eine sehr starke Schallerscheinung in einem Abstand von etwa 0,13 Sek. nach Beginn des II. Herztones, also zu dem Zeitpunkt, in dem der III. Herzton auftritt, findet man gar nicht so selten, und zwar bei mangelhaft kompensierter Hypertension (s. Abb. 41) und bei Mitralstenose. Es handelt sich dabei höchstwahrscheinlich um gesteigerten Venendruck (s. S. 35 und 51). Es scheint, daß viele Fälle, die unter der Flagge Spaltung oder Verdoppelung des II. Herztones segeln, hierher gehören. Die landläufige Erklärung: Ungleichzeitiger Schluß des Aorten- und Pulmonalostiums, kann zur Deutung dieser Befunde nicht herangezogen werden. Die Verlängerung der Systole einer Kammer um 0,1 Sek. müßte eine völlige Entstellung des Kammerkomplexes im Ekg bedingen.

8. Summationsgalopp.

Bei abgekürzter Diastole, also bei hoher Herzfrequenz, kommt es leicht dazu, daß III. Herzton und Vorhofston zusammenfallen, es entsteht dann ein dreiteiliger Rhythmus mit besonders lautem überzähligem Ton. Die Erscheinung läßt sich dann mit Sicherheit erkennen, wenn infolge von Sinusarrhythmie die Diastolendauer schwankt. Dann bleibt zeitweilig das Zusammenfallen der beiden Töne aus, was akustisch zu starker Abschwächung oder völligem Verschwinden des überzähligen Tones führt. Es ist denkbar, daß man gelegentlich auch eine Spaltung des überzähligen Tones hört. In der Schallkurve sieht man deutlich getrennt die zeitweise Trennung von III. Herzton und Vorhofston, wobei der erstere in dem bereits erwähnten Abstand von etwa 0,13 Sek. dem II. Herzton nachfolgt, während letzterer seine zeitliche Zugehörigkeit zur *P*-Zacke beibehält. III. Herzton und Vorhofston treffen am ehesten zusammen, wenn neben Tachykardie verlängerte Überleitungszeit besteht, eine Kombination, die bei toxischer Myokardschädigung nicht selten ist.

9. Der Einfluß von Extrasystolen auf Herztöne und Herzgeräusche.

Extrasystolen (E.S.) beeinflussen sowohl Herztöne wie auch -geräusche, und zwar während des Extraschlages wie im postextrasystolischen Schlag. Gegenüber den Normalschlägen ist die Diastole vor der E.S. stark verkürzt, das bedingt einmal geringere Füllung der Ventrikel und zweitens kann die Erholungszeit ungenügend sein, schließlich ist eine abnorme Kontraktionsfolge der einzelnen Kammerpartien sowie eine stärkere Verspätung der Kontraktion einer Kammer gegenüber der anderen durchaus möglich. All dies muß modifizierend auf die mit der E.S. einhergehenden Schwingungen wirken. Die verlängerte Diastole im postextrasystolischen Schlag bedingt in der Regel eine vermehrte Ventrikelfüllung und vollkommenere Erholung der Kammermuskulatur, die sich allerdings meist nur dann geltend macht, wenn die Erholungspause zwischen den Normalschlägen nicht ausreichend war.

Die Veränderungen des Herzschallbildes während der E.S. sind kurz zusammengefaßt folgende:

Der I. Ton des Extraschlages hat ebensooft größere wie kleinere Amplitude als der des Normalschlages, sehr selten gleiche. Bei sehr großer Frühzeitigkeit der E.S. scheint Neigung zur Abschwächung des I. Tones zu bestehen, vermutlich ist die Erholungszeit unzureichend für eine Systole von normaler Stärke. Als Grund für Verstärkung des I. Tones könnte man an denselben, noch nicht aufgeklärten Mechanismus denken, der bei Mitralstenose und manchen Fällen von Kollaps einen lauten I. Ton bedingt. In manchen Fällen findet man nur während der E.S. eine Spaltung des I. Tones.

Der II. Ton ist bei E.S. fast immer kleiner als im Normalschlag, nicht selten fehlt er ganz (bei frustranen Schlägen). Das verminderte Schlagvolumen und die verminderte Kontraktionskraft beim Extraschlag erklären diese Erscheinungen. In seltenen Fällen zeigt der II. Ton des Extraschlages Spaltung, die im Normalschlag nicht zu sehen ist.

Systolische Geräusche können im Extraschlag abnehmen bis zum völligen Verschwinden, sie können aber auch zunehmen. Offenbar wirken hier zwei Einflüsse in entgegengesetzter Richtung: durch Verminderung von Schlagvolumen und Kontraktionskraft müssen die Geräusche leiser werden, durch abnormen Ablauf der Kontraktion, z. B. durch verspäteten Beginn der Papillarmuskelkontraktion, wodurch eine Insuffizienz der entsprechenden Atrioventrikularklappe bedingt würde, müßten zusätzliche Geräusche entstehen.

Das Intervall zwischen Beginn des I. bis zum Beginn des II. Tones ist bei E.S. fast regelmäßig kürzer als beim Normalschlag, während bekanntlich der Ventrikelkomplex bei ventrikulären E.S. fast immer länger dauert als beim Normalschlag desselben Falles (*225*).

Der I. Ton im postextrasystolischen Schlag ist fast immer erheblich verstärkt, weil Herzfüllung und Kontraktionskraft nach längerer kompensatorischer Pause vermehrt sind.

Der II. Ton im postextrasystolischen Schlag wird ebensooft verkleinert wie vergrößert gefunden. Wenn in der langen kompensatorischen Pause der Aortendruck stark absinkt, wird wahrscheinlich nicht schon mit dem ersten postextrasystolischen Schlag der normale Aortendruck wieder hergestellt und dann muß der II. Ton leiser ausfallen. Ist dagegen der Aortendruck nicht sehr stark abgefallen, so muß das vergrößerte Schlagvolumen nach der kompensatorischen Pause einen verstärkten II. Ton bedingen.

Das systolische Geräusch bei Klappenfehlern ist nach der kompensatorischen Pause fast ausnahmslos verstärkt.

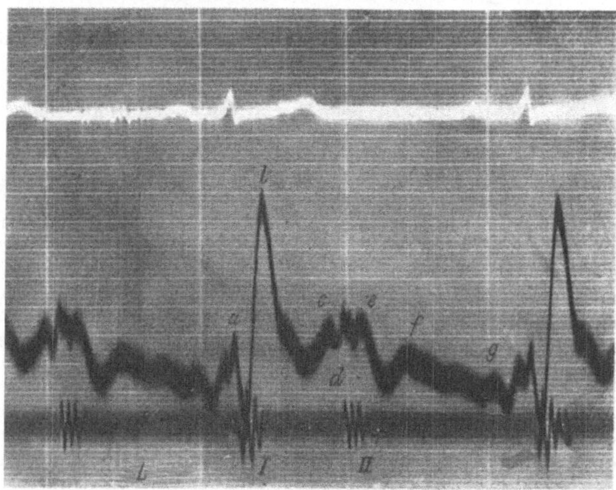

Abb. 44. Normales Kardiogramm vom liegenden Menschen.

B. Ergebnisse der Kardiographie (*62, 100, 155, 206, 389, 404, 405, 406*).

1. Beschreibung der Kurve.

Die Aufzeichnung des Herzstoßes wird bislang in der Praxis nur wenig angewendet, obwohl es auf der Hand liegt, daß die direkte Registrierung der Herzbewegung wertvolle Feststellungen erlauben muß. — Der allgemeinen Anwendung steht jedoch hinderlich die Tatsache im Wege, daß bei vielen Menschen ein Herzstoß nicht nachweisbar ist. Die Herzstoßkurve ändert sich mit der Körperhaltung In Abb. 44 ist das Kardiogramm eines gesunden, liegenden Menschen wiedergegeben, gleichzeitig mit der Herzschallkurve und dem Ekg aufgenommen.

Die Anspannungswelle. Während des Anstiegs der *R*-Zacke im Ekg (s. S. 80 ff.) erhebt sich eine meist rapid ansteigende Welle (*a* in Abb. 44), die in etwa $^1/_{15}$ Sek. ihr Maximum erreicht und dann mit noch rapiderem Absturz unter das Ausgangsniveau abfällt. Auf dem abfallenden Ast gewahrt man zuweilen die Schwingungen des I. Tones. Mit dem Anstieg der Welle beginnen in der bis dahin horizontal verlaufenden Herztonkurve die ersten leichten Schwingungen; das Maximum liegt genau synchron mit dem Moment, in dem die erste große Schwingung in der Herztonkurve zu erkennen ist, während das Ende des absteigenden Astes mitten in die Schwingnngen des I. Tones fällt. Zeitlich fällt also diese Welle mit der Anspannungszeit des Ventrikels zusammen; sie heißt deshalb zweckmäßig *Anspannungswelle des Kardiogramms* (*a* in Abb. 44).

Die Aortenwelle des Kardiogramms. Sofort nach dem Ende der Anspannungswelle, mitten während der Schwingungen des I. Tones bzw. nach dem völligen

Ablauf von *R*, oder, falls sie vorhanden, am Ende der *S*-Zacke des Ekg, erhebt sich mit steilem Anstieg eine neue Welle, die die vorausgehende meist überhöht. Der Beginn dieser Welle ist meist klar zu erkennen. Zuweilen können Zweifel über den Fußpunkt auftreten, wenn nämlich das Maximum des I. Herztones, das synchron mit dem Fußpunkt der Welle fällt, sehr stark im Kardiogramm ausgeprägt ist. Ihr Abfall ist meist weniger steil und reicht bald tiefer, bald weniger tief als das Ausgangsniveau. Das Maximum der Welle ist nach etwa $^1/_{20}$ Sek. erreicht, das Minimum, nach etwas mehr als $^1/_{10}$ Sek., oder etwa synchron mit dem Anstieg von *T*. Beginn und Maximum der Welle fallen mit dem Beginn bzw. Gipfel des Aortenpulses zusammen; sie heißt deshalb *Aortenwelle des Kardiogramms* (*b* in Abb. 44) — *Aorteneröffnungswelle nach* Weitz. *Sie muß es sein, die wir vornehmlich als Herzstoß fühlen*, zumal da der Anstieg der Aortenwelle sofort von einem meist sehr rapiden und tiefen Absturz gefolgt wird, was den Gefühlseindruck des Stoßes noch deutlicher machen muß. Die in der Literatur fast allgemein vertretene Auffassung, der Spitzenstoß falle in die Anspannungszeit, stimmt nicht ganz. Die Spitzenstoßbewegung, soweit wir sie fühlen können, beginnt allerdings in der Anspannungszeit, die größten und daher am besten fühlbaren Exkursionen der Brustwand fallen aber in die Austreibungszeit.

Die Entleerungswelle des Kardiogramms. Nach der Aortenwelle erhebt sich eine neue weniger steile Welle, die noch vor oder gleichzeitig mit dem Beginn des II. Tones endet. Sie wird nach den Beobachtungen von O. Frank und O. Heß um so größer, je mehr während der Systole die Formveränderung des Ventrikels die Volumveränderung überwiegt. Bei großem Schlagvolumen, das eine bedeutende systolische Verkleinerung des Herzens bedingt, fanden sie die genannten Autoren klein, bei geringem Schlagvolumen dagegen groß, denn hier überkompensiert die unbedeutende systolische Verkleinerung die Anpressung der Herzspitze an die Brust nicht. Weil die Entleerung des Herzens also von Einfluß auf die Welle ist, heißt sie *Entleerungswelle des Kardiogramms* (Aortenerschlaffung nach Weitz) (*c* in Abb. 44).

Die Incisur des Kardiogramms. In nicht seltenen Fällen schließt sich eine scharf abwärtsgehende und ebenso wieder rapid ansteigende Zacke an die Entleerungswelle an in Form und zeitlichem Auftreten genau der Incisur des zentralen Pulses entsprechend (*d* in Abb. 44). Sie muß deshalb *Incisur des Kardiogramms* heißen. Auf die Incisur folgen auch im Kardiogramm meist einige rasche Schwingungen, die dem II. Herzton entsprechen.

Die Entspannungswelle. Unmittelbar nach dem II. Ton steigt die Spitzenstoßkurve an, zuweilen sehr brüsk und sehr bedeutend, oft aber zunächst nur unbedeutend, um nochmals mehr oder weniger steil abzufallen. Das Ende der so entstehenden kleinen Welle liegt nicht ganz $^1/_{10}$ Sek. nach dem Beginn des II. Tones; sie entspricht der Entspannungszeit und heißt daher *Entspannungswelle des Kardiogramms* (*e* in Abb. 44).

Die Einströmungswelle des Kardiogramms. Nach der Entspannungswelle steigt das Kardiogramm steil und stark an, und zwar regelmäßig stärker als zur Zeit der Vorhofssystole; dies Ansteigen kann nur durch das Hereinstürzen des Vorhofsblutes in die Kammer bedingt sein. Bei langsamem Puls zeigt die Kurve nach dem Ende des diastolischen Anstiegs ein ausgesprochenes Plateau; in anderen Fällen kommt es zur Ausbildung eines spitzen Gipfels, und noch innerhalb der Diastole sinkt die Kurve ab. So markiert sich die *Einströmungswelle des Kardiogramms* (*f* in Abb. 44). Fast ausnahmslos zeigt sich ein deutliches Abfallen unmittelbar vor der

Vorhofswelle des Kardiogramms. Diese ist in zahlreichen, aber nicht allen Spitzenstoßkurven deutlich ausgeprägt. Anstieg und Abfall sind mäßig steil; die ganze Erhebung ist immer nur gering , der Beginn fällt auf die Mitte der *P*-Zacke im Ekg. Häufig ist sie von der nachfolgenden Anspannungswelle deutlich abgesetzt, zuweilen geht sie unmittelbar in diese über (*g* in Abb. 44).

2. Die Deutung des Kardiogramms.

Die wenigen Autoren, die mittels moderner Methoden das Kardiogramm aufgenommen haben, bekamen, wie nicht anders zu erwarten war, grundsätzlich durchaus übereinstimmende Bilder, die sich sehr wesentlich von den alten mit mechanischen Hebeln verzeichneten unterscheiden. In der Deutung der Spitzenstoßkurve stimmen auch die neueren Untersucher nicht vollkommen überein. Wenn das Herz mehr der Brustwand anliegt als bei normaler Herzgröße und in Rückenlage, also bei sitzender Stellung, oder bei Linkslage oder bei linksseitiger Lungenschrumpfung oder endlich bei starker Herzvergrößerung, so erhält man ein Kardiogramm wie in Abb. 45, das genau der Kurve entspricht, die man beim Aufsetzen des Receptors auf das freigelegte Herz erhält und nichts anderes als die Ventrikeldruckkurve darstellt.

Die prinzipiellen Verschiedenheiten in der Kurve treten also auf, sowie das Herz nicht mehr wandständig ist, sowie sich Lunge zwischen Herz und Receptor einschiebt. Die schwammige Masse des Lungenpolsters hat eine stark dämpfende Wirkung auf die Übertragung der Herzwandbewegung auf den Receptor, und zwar muß diese Dämpfung ungleichmäßig sein. Rasche, brüske Bewegungen der Herzwand werden weniger beeinflußt, langsame aber sehr stark dadurch, daß die Lunge Zeit hat, sich der neuen Herzform anzupassen.

Wenn diese Überlegung richtig ist, muß es möglich sein, aus einem Kardiogramm des wandständigen Herzens ein solches des mehr zurückliegenden zu machen, einfach dadurch, daß man eine seitliche Öffnung am Receptor anbringt. Das gelingt nun in der Tat (389).

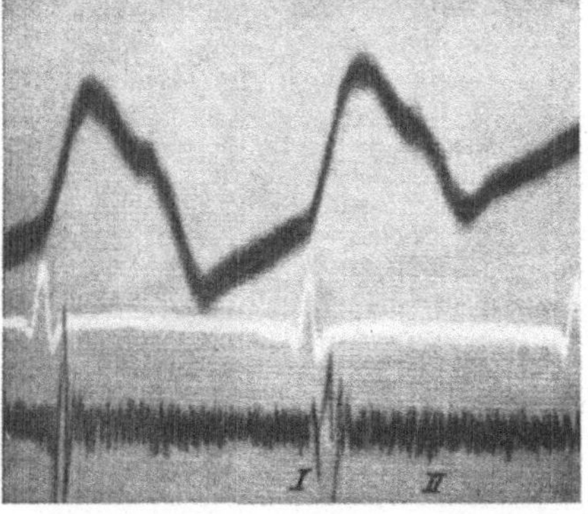

Abb. 45. Kardiogramm bei Herzdilatation.

C. Ergebnisse der Arterienpulsregistrierung.

1. Allgemeines über Druckpulsregistrierung.

Belastet man die Radialarterie mit einem Druck, der gleich ist dem geringsten während einer Pulsperiode vorkommenden Innendruck, so führt die Arterienwand die größten Exkursionen unter dem Einfluß der Kammersystole aus. Ist der Außendruck größer als der minimale Innendruck, so wird während der ganzen Periode, in der der Außendruck überwiegt, die Arterie komprimiert bleiben, d. h. die Tiefpunkte der geschriebenen Pulskurve liegen um denselben Betrag zu hoch als der Außendruck den minimalen Innendruck überwiegt, oder anders ausgedrückt: die Pulskurve steigt erst an, wenn der Innendruck anfängt, den Außendruck zu übertreffen. Ist andererseits der Außendruck geringer als der minimale Innendruck, so wird die Arterienwand von dem Moment an nur einseitig von innen belastet, an dem der Innendruck den Außendruck überwiegt. Bei starren, nicht ausdehnungsfähigen Arterien würde in diesem Zustand (d. h. bei einseitiger Belastung von innen) der Gipfel der Drucksteigerung in der Pulskurve nicht zum Ausdruck kommen. Dieses theoretische Postulat wird in Wirklichkeit deswegen nicht erfüllt, weil die Arterien niemals so starr sind, daß sie sich nicht unter der Wirkung des Innendrucks ausdehnten, weshalb man auch den Radialpuls durch Auflegen eines Spiegelchens ohne jede Anwendung von Druck photographisch registrieren kann (20, 63, 98, 269).

2. Der zentrale Puls.

Zwischen dem Puls im Anfangsteil der Aorta und dem in den peripheren Arterien bestehen tiefgreifende Unterschiede (98). Der erstere, der zentrale Puls, verdankt seine Form fast ausschließlich der Tätigkeit des linken Ventrikels, während der periphere Puls sehr wesentlich durch Einwirkung von seiten der Gefäßwandung bestimmt wird.

Der zentrale Puls ist in seiner reinen Form nur im Anfangsteil der Aorta vorhanden, daher nur im Tierexperiment zu registrieren.

Frank hat die einzelnen Abschnitte des zentralen Pulses folgendermaßen benannt (s. Abb. 46).

1—2 den systolischen Anstieg, *2—3* die Anfangsschwingung, *3—4* den systolischen Hauptteil, *4* die Incisur, *5* die Nachschwingung, *5—7* den diastolischen Teil, *7* die Vorschwingung.

Der systolische Anstieg zeigt das Ende der Anspannungszeit an, er erfolgt mit großer Steilheit, das heißt der Ventrikelinhalt wird mit großer Rapidität in die Aorta geschleudert. Ebenso plötzlich, wie er begonnen, endet der steile Anstieg, hier tritt die

Anfangsschwingung auf, die durch Eigenschwingung der bei der Systole in Bewegung gesetzten Blutmasse sowie der dieselben umschließenden Herz- und Gefäßwände bedingt wird. Die sehr rasch ablaufende Anfangsschwingung ist dem **systolischen Hauptteil** der Druckkurve aufgesetzt. Dieser steigt (bei hohem Mitteldruck in der Aorta) bis zu seinem Ende ständig an, oder er fällt noch innerhalb der Systole allmählich ab, nachdem er sein Maximum erreicht hatte (bei niederem Blutdruck). Vom Beginn des Druckanstiegs bis zum Ende des systolischen Hauptteils reicht die Austreibungszeit des Herzens. Ihr Ende markiert sich durch

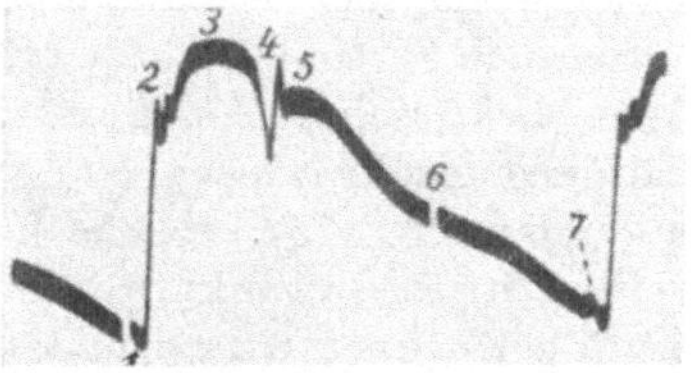

die Incisur, die einen zwar nicht tiefgehenden, aber sehr rapiden Absturz der Kurve darstellt. Diese rapide Drucksenkung kann nur dadurch erklärt werden, daß der Inhalt der Aortenwurzel plötzlich einen neuen Ausweg bekommen hat, und dieser kann nur in der Richtung zum Herzen hin sein. Wenn plotzlich die vis a tergo aufhört, weicht das unter hohen Druck gesetzte Aortenblut herzwärts aus. Diese Bewegung wird

Abb. 46.   Zentraler Puls nach O. Frank.

aber schnellstens gebremst, weil die sich füllenden und zum Schließen gebrachten Aortenklappen einen unüberwindlichen Riegel vorschieben. Nach der Incisur erhebt sich die Kurve nochmals zu

der Nachschwingung, die wiederum eine Eigenschwingung darstellt. Das in Schwingung geratene System besteht aus der Aorta mit ihren Klappen und der Blutsäule in der Aorta und den angrenzenden Gefäßen. Diese Eigenschwingungen müssen entstehen, weil die brüske Bewegung, die sich in der Incisur ausdrückt, durch den Schluß der Semilunarklappen plötzlich aufgehalten wird. Auf die Nachschwingung folgt

der diastolische Teil der Druckkurve, d. h. ein allmähliches und gleichmäßiges Absinken derselben. Während des diastolischen Abfalls können sich einige ganz flache, unbedeutende Erhebungen zeigen, die auf Reflexionen von der Peripherie her zurückzuführen sind. Kurz vor dem nächsten systolischen Druckanstieg treten **die Vorschwingungen** des zentralen Pulses auf. Die erste der beiden Vorschwingungen ist flach und langgezogen, sie verdankt ihre Entstehung der Einwirkung der Vorhofssystole, die zweite ist kürzer und rapider; sie kommt durch die plötzliche Druckzunahme im Ventrikel während des Beginns der Anspannungszeit zustande. Sowohl die Vorhofssystole wie die plötzliche Erhöhung des Kammerdruckes in der Anspannungszeit müssen eine stoßartige Verminderung der Aortenklappenspannung hervorrufen, und das gibt Anlaß zu den Vorschwingungen.

3. Der periphere Puls.

Allgemeines. Wenn man den zentralen Puls mit einem Manometer von zu geringer Schwingungszahl (etwa 10 Eigenschwingungen), also entstellt, aufzeichnet, so bekommt man eine Kurve, die genau so aussieht, wie der richtig aufgezeichnete periphere Puls. Der Anstieg desselben erfolgt viel weniger steil, dabei kann, wenigstens in der Femoralis, das Druckmaximum höher liegen als in der Aorta, und regelmäßig ist die Differenz zwischen Maximum und Minimum in der Femoralis größer als in der Aorta. Auffällig ist, daß alle raschen Schwingungen, wie Vor- und Nachschwingungen, fehlen. Statt der rapiden, aber wenig tiefen Drucksenkung der Incisur ist die tiefe, aber allmählich verlaufende, dikrote Einsenkung aufgetreten. Das Intervall: Beginn des systolischen Anstiegs bis Minimum der dikroten Einsenkung stimmt oft nicht überein mit dem Intervall: systolischer Anstieg bis

Minimum der Incisur im zentralen Puls. Während der zentrale Puls in seinem diastolischen Teil ständig absinkt, kann dieser Teil der Kurve im peripheren Puls horizontal verlaufen, ja sogar allmählich ansteigen.

Diese Tatsachen beweisen, daß der Femoralispuls nicht durch einfache Fortleitung aus dem zentralen entstanden sein kann. Es müßte dann unter dem Einfluß der Reibung eine Verkleinerung der Pulsamplitude und eine Verflachung sämtlicher raschen Schwingungen im Puls auftreten, aber das zeitliche Verhältnis der einzelnen Maxima und Minima müßte das gleiche bleiben wie im zentralen Puls. Sowohl Reflexerscheinungen wie auch Eigenschwingungen des Arteriensystems bewirken die Umwandlung des zentralen zum peripheren Puls. Eigenschwingungen spielen hierbei augenscheinlich die größere Rolle, denn Veränderungen der Arterienwandungen und damit auch der Eigenschwingungen des Arteriensystems sind von maßgebendem Einfluß auf die Gestalt des peripheren Pulses.

Die Hypothese, daß auch beim Wirbeltier durch pulsatorische Eigenbewegungen der Arterienmuskulatur die Form des peripheren Pulses wesentlich bestimmt würde (135), muß so lange als unbewiesen gelten, als kein elektrischer Ausdruck (Elektroangiogramm) für diese Arterientätigkeit nachgewiesen ist. Nun wurden zwar „Elektroangiogramme" gefunden (26, 176), aber es konnte auch nachgewiesen werden, daß dieselben Stromschwankungen auch bei Arterien, die drei Tage lang an der Luft getrocknet waren und die dann von einem pulsierenden Wasserstrom durchspült wurden, zu erzielen sind. Durch diese Feststellung verliert das Elektroangiogramm, das bis jetzt dargestellt wurde, seine Beweiskraft. Der Einwand kann nicht überzeugend wirken, daß die gleichen elektrischen Erscheinungen beim lebendigen und toten Blutgefäß auf Quellungserscheinungen in der Muskulatur zurückzuführen seien, und man müsse den als Wesen der Kontraktion angenommenen Quellungsvorgang (124) auch bei dem passiven pulsierenden Durchströmen von toten Arterien annehmen. Es ist von vornherein unwahrscheinlich, daß eine solche Identifizierung berechtigt ist, viel näher liegt es, in den Elektroangiogrammen ein Kunstprodukt zu sehen. Wenn bei den pulsatorischen Schwankungen die Ableitungselektroden nur minimal gelockert oder verschoben werden, so gibt das einen Seitenausschlag, der sich natürlich zeitlich parallel mit dem natürlichen oder künstlichen Puls rhythmisch wiederholt.

Wenn übrigens eine aktive Systole der Arterienmuskulatur stattfände, so müßte gleichzeitig mit der Druckerhöhung eine Kaliberverminderung des Arterienrohres feststellbar sein. Fehlt dagegen eine aktive Systole, verhält sich also die Arterienwand passiv, so muß mit der Drucksteigerung synchron eine Arterienerweiterung einhergehen. Das ist nun in der Tat der Fall. „Weder unter normalen Bedingungen, noch bei Bluthunger des Gewebes, noch unter Adrenalineinfluß läßt sich irgendein Zeichen einer Gefäßsystole feststellen" (95).

Die Radialiskurve. Der systolische Anstieg des Radialpulses erfolgt ziemlich rapide in einer geraden Linie; nur kurz vor dem Maximum verzögert er sich etwas (Abb. 47). Das Maximum wird nach etwa $1/_8$ Sek. erreicht. In Fällen von starker Verkürzung der Systole, wie z. B. beim Fieber, beobachtet man jedoch einen viel kürzer dauernden Anstieg, z. B. $1/_{11}$ Sek. In der Norm bildet die Pulskurve einen spitzen Gipfel, jedoch ist der Abfall immer weniger steil als der Anstieg. Etwa $1/_8$ Sek. nach dem Hauptgipfel zeigt sich eine flache Erhebung, der Zwischenschlag, der, wie in der Abbildung, meist den Verlauf der Kurve nur insofern stört, als er eine geringe Verzögerung des Abfalls bewirkt. Das Maximum der Erhebung hat eine von Fall zu Fall ganz verschiedene Entfernung vom Hauptgipfel. In manchen Fällen ist der Zwischenschlag jedoch sehr stark ausgebildet, ja er kann sogar den Hauptgipfel überhöhen.

Nach dem Zwischenschlag folgt regelmäßig eine neue stärkere Erhebung auf dem absteigenden Ast der Pulskurve, die dikrote Welle. Von Frank ist schon betont worden, daß die der dikroten Erhebung vorausgehende Einsenkung nicht mit der Incisur des zentralen Pulses gleichgestellt werden darf, weil ihre zeitliche Stellung der der Incisur oft durchaus nicht entspricht; sie tritt zu spät auf und zeigt oft eine viel tiefere Drucksenkung an als die Incisur; sie stellt zuweilen überhaupt den tiefsten Punkt der Pulskurve dar. Der Anstieg der dikroten Welle beginnt stets beträchtliche Zeit nach dem II. Ton, und zwar ungefähr $^1/_8$ Sek. nach Beginn desselben, also etwa um dieselbe Zeit, als der systolische Anstieg sich nach dem Beginn des I. Tones erhebt, während die

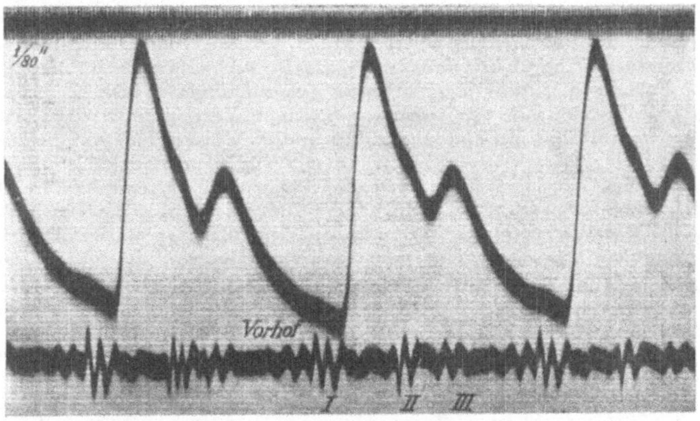

Abb. 47. Normaler Radialpuls und Herztone.

Incisur im zentralen Puls viel früher, nach Beginn des II. Tones, ihr Minimum erreicht. Aus dieser Tatsache ergibt sich, wie schon erwähnt, die Unmöglichkeit, Incisur und Dikrotie gleichzustellen. Nach der dikroten Welle zeigt sich meist noch eine unbedeutende flache Welle; falls sie genügend ausgeprägt ist, läßt sich jedesmal zeigen, daß ihr Maximum weiter vom Maximum der dikroten Welle entfernt steht als diese vom Zwischenschlag. Bei sehr langsamem Puls verläuft oft die Radialiskurve in ihrem diastolischen Teil lange Zeit horizontal, während der zentrale Puls stetig durch die ganze Diastole absinkt.

Es ist unter keinen Umständen gestattet, aus der Höhe der Pulskurve Rückschlüsse auf Blutdruck und Pulsdruck (d. i. das Intervall zwischen minimalem und maximalem Blutdruck) zu ziehen. Man kann auch nicht etwa, wenn zwei Personen verschieden große Pulse aufweisen, derjenigen mit den größeren Ausschlägen einen größeren Puls zusprechen, man kann derartige Vergleiche nicht einmal bei derselben Person anstellen, wenn verschiedene Aufnahmen verschieden groß ausfallen. Denn abgesehen von der optischen Vergrößerung hängt die Höhe der Pulskurve noch von der Beschaffenheit und der Lage des Gummischlauches über der Radialis ab. Es ist ganz unmöglich, hier immer wieder dieselben Verhältnisse zu treffen.

Etwas anderes ist es, wenn bei ein und derselben Aufnahme, ohne daß am Registriersystem etwas geändert wäre, verschieden große Pulse auftreten; in solchen Fällen muß man annehmen, daß der Blutdruck bzw. die Füllung der untersuchten Arterie sich verändert hat.

Die Carotiskurve. Die Carotiskurve nimmt man am leichtesten auf am medialen Rand des Kopfnickers in Höhe des Kehlkopfes. Hier drückt man mittels eines Stativs den Receptor, z. B. eine kleine Mareysche Kapsel mit dicker Gummimembran überspannt, kräftig gegen die Wirbelsäule ein. Drückt man nicht fest genug, so läuft man Gefahr, eine Kombination von Carotis- und Jugularvenenpuls zu erhalten.

Die Carotiskurve steigt natürlich wesentlich früher als die Radialiskurve an. In ihrer Form ähnelt sie oft weitgehend dem zentralen Puls, die Dikrotie ist weniger ausgesprochen, oft sieht man eine typische Incisur. Um

die Fortpflanzungsgeschwindigkeit der Pulswelle zu bestimmen, zeichnet man gleichzeitig den Axillar- und Radialpuls oder den der Femoralis und der Dorsalis pedis auf und bringt dann das Zeitintervall zwischen dem Anstieg der proximalen und der distalen Aufnahme der Länge der Arterienstrecke in Beziehung.

Je weiter peripher der Puls gezeichnet wird, um so mehr verschwinden alle plötzlichen Geschwindigkeitsänderungen in der Kurve: der plötzliche systolische Anstieg, die Dikrotie und die Zwischenschläge werden rudimentär oder fallen ganz fort.

Veränderungen der Radialpulsform. Die eben beschriebene Form des Radialpulses trifft man nur bei Menschen mit normal elastischen Gefäßen, normalem Arterientonus und wenigstens nicht stärker verändertem Blutdruck. Alle diejenigen Einflüsse, die den Tonus der Arterie verändern, beeinflussen zugleich auch die Form des Radialpulses in ganz gesetzmäßiger Weise.

Kühle Vollbäder, die zu einer merklichen Verengerung der Armarterien führen, verändern den Radialpuls in folgender Weise: der systolische Anstieg wird steiler und erreicht geringere Höhe wie vor dem Bad. Die dikrote Welle tritt zurück, der Zwischenschlag wird deutlicher, und es treten zahlreiche kleine sekundäre Wellen hervor. Im heißen Bad dagegen, das eine Erweiterung der Armarterien bedingt, ändert sich der aufsteigende Ast der Pulskurve nicht, während auf dem absteigenden Ast die dikrote Welle und alle sekundären Wellen so zurücktreten, daß der Puls fast monokrot, d. h. einschlägig wird. — Der gleiche Befund wurde auch bei nur lokaler Einwirkung auf die Armarterie gefunden, wenn also jede nennenswerte Beeinflussung des Herzens ausgeschlossen war.

Bei Fieber findet man in der Regel starke Dikrotie, die übrigen Erhebungen auf dem absteigenden Schenkel pflegen ganz zu verschwinden.

Bei peripherer Arteriosklerose zeigt der Radialpuls an Stelle des spitzen Gipfels öfter ein breites Plateau; die sekundären Wellen und die Dikrotie treten sehr zurück; am ausgesprochensten findet sich das bei dem sog. Greisenpuls. Bei Nephritis chronica mit und ohne Blutdrucksteigerung, ferner bei Neuropathen und unter Digitaliswirkung wurden die sekundären Erhebungen vermehrt und deutlicher gefunden.

Aus allen diese Beobachtungen ergibt sich, daß bei erschlaffter Arterienwand die sekundären Erhebungen verschwinden, die Dikrotie aber deutlicher wird. Bei extremem Nachlaß des Arterientonus, wie man ihn z. B. beim Malariaanfall beobachtet, kann jedoch außer den sekundären Erhebungen auch die Dikrotie bis zum Verschwinden kleiner werden.

Diese Beobachtungen decken sich mit meinen eigenen Untersuchungsergebnissen (387), nach denen die Erhebungen auf dem absteigenden Ast der Pulskurve als Eigenschwingungen des Arteriensystems aufzufassen sind. Genau so wie die Saite eines Musikinstrumentes mit steigender Spannung leichter und in raschere periodische Schwingungen gerät, wenn irgendein Impuls darauf einwirkt, ebenso das Arteriensystem. Unerklärt bleibt dabei jedoch die gegenüber den anderen Erhebungen auf dem absteigenden Ast der Pulskurve stärkere Ausbildung der dikroten Welle. Diese kann auch in typischer Weise auftreten, wenn jede Reflexion der primären Pulswelle in der Peripherie ausgeschlossen ist, wie ich experimentell erweisen konnte.

Das völlige Verschwinden von allen sekundären Erhebungen in der Greisenarterie kann nur so erklärt werden, daß durch diskontinuierliche Beschaffenheit der Arterienwand deren Schwingungsfähigkeit leidet. Die Tatsache, daß beim Malariaanfall bei sehr stark erschlaffter Arterie die Dikrotie kleiner werden und verschwinden kann, ist jedenfalls so zu deuten, daß durch die hochgradige Erschlaffung der Arterienwand die Schwingungsfähigkeit aufhört.

Genau so wie die sekundären Erhebungen ist auch die Fortpflanzungsgeschwindigkeit der Pulswelle im wesentlichen eine Funktion der Arterienwandspannung; je mehr gespannt, je straffer diese ist, um so rascher pflanzt sich die

Pulswelle fort. Nach Untersuchungen, die Friberger (*106*) mit der Frankschen Methode anstellte, beträgt die Pulswellengeschwindigkeit in der Radialis bei jugendlichen Leuten mit zarter Arterie meist etwa 8 m in der Sekunde, in einzelnen Fällen bis zu 10 m. Bei älteren Individuen mit verdickten Arterien durchschnittlich 9,5 m, in einzelnen Fällen bis zu 11 m. Bei Nephritikern stieg die Pulswellengeschwindigkeit bis zu 14,5 m. Bei jugendlichen Personen mit gesundem Kreislaufsystem fand ich auch, wie zahlreiche frühere Untersucher, die Pulswellengeschwindigkeit zu 8—9 m.

Wenn man bei symmetrischer Armhaltung rechten und linken Radialpuls gleichzeitig zeichnet, so stimmen die beiden Kurven insofern genau überein, als Fußpunkt und Gipfel des Hauptschlages absolut gleichzeitig fallen, die sekundären Wellen zeigen jedoch nicht selten kleine zeitliche Differenzen. Auch bei Aortenaneurysma mit fühlbarer „Pulsdifferenz" fand ich nur ein einziges Mal eine geringe zeitliche Verspätung der kleinen Pulswelle, sonst stets absolute Gleichzeitigkeit. Die vielgenannte einseitige Pulsverspätung bei Aortenaneurysma beruht zweifellos auf einer Sinnestäuschung; man verwechselt den schwächeren Gefühlsimpuls mit zeitlicher Verspätung.

Zeichnet man den Puls rechts und links gleichzeitig, während etwa der rechte Arm höher liegt als der linke, so kommt der rechte Puls verspätet, und zwar um so mehr, als der rechte Arm höher liegt. Daran muß man natürlich denken, wenn man nach einseitiger Pulsverspätung fahndet.

An vom Herzen gleich weit entfernten Stellen erscheint der Carotispuls stets um etwa $^1/_{80}$ Sek. früher als der Subclaviapuls. Bei Bestimmung der Pulswellengeschwindigkeit soll man daher immer zwei gleichzeitige Aufnahmen von demselben Arteriengebiet machen, also z. B. Brachialis und Radialis oder Femoralis und Dorsalis pedis.

Der Radialpuls bei Klappenfehlern. *Es ist unmöglich, irgendeinen Klappenfehler aus dem Radialpulsbild mit Sicherheit zu diagnostizieren.* Bei Mitralinsuffizienz und Mitralstenose ist die Dikrotie oft auffallend stark ausgeprägt: vielleicht eine Folge des schlechten Füllungszustandes der Arterien. Bei leichten Graden von Aorteninsuffizienz bekommt man Pulsbilder, die durchaus nichts Abnormes zeigen. Bei schweren Fällen wird die dikrote Welle rudimentär, verschwindet aber so gut wie nie. In ausgesprochenen Fällen von Aortenstenose kann der systolische Anstieg des Pulses deutlich verlangsamt sein, bei der üblichen Filmgeschwindigkeit von 4 cm/sec. zeigt dann das Pulsbild keine Spitze, sondern einen runden Buckel.

Die Bestimmungen des Schlagvolumens nach der Gleichung von Broemser und Ranke bzw. nach Wetzler und Böger, bei der aus Aortenquerschnitt, Systolendauer, Pulsdauer, Blutdruckamplitude und Pulswellengeschwindigkeit das Schlagvolumen berechnet wird, stützt sich auf Pulskurven, die nach den S. 19 angegebenen Verfahren gewonnen wurden (*42, 222—224, 413—415*).

D. Ergebnisse der Venenpulsaufnahme.

1. Physiologische Vorbemerkungen.

Es besteht noch vielfach Unklarheit darüber, welche Kreislaufvorgänge eigentlich dem Venenpuls zugrunde liegen. Viele Forscher haben den Venenpuls als die fortgeleiteten Druckschwankungen des rechten Vorhofs angesehen. Diese Auffassung ist aber zweifellos irrig. Das geht aus folgenden experimentell erwiesenen Tatsachen hervor:

Zeichnet man den Venenpuls der rechten und linken Seite, so erhält man sehr oft Kurven, die nicht miteinander übereinstimmen, wie das der Fall sein müßte, wenn diese nur die vom Vorhof fortgeleiteten Druckschwankungen darstellten. Bei tiefster Inspiration erlischt der Venenpuls oft vollkommen. Man könnte sich ja vorstellen, daß dies durch ein völliges Kollabieren der Venen im Thorax bedingt sei, wodurch dann die Fortleitung der Vorhofsdruckschwankungen auf die Halsvenen unmöglich würde; aber das ist undenkbar, denn sonst müßten ja die ihres Abflusses zum Herzen beraubten Jugularvenen inspiratorisch anschwellen, was bekanntlich nicht der Fall ist. Weiterhin beobachtet man hin und wieder Fälle, von Stauung im großen Kreislauf, derart, daß die Halsvenen fast bleistiftdick über das Niveau der Haut emporragen, ohne daß man eine nennenswerte Pulsation nachweisen könnte, obwohl doch in der stark gefüllten Vene Druckschwankungen vom Vorhof her ganz besonders gut fortgeleitet werden müßten.

Der Venenpuls ist nicht Ausdruck des Venendruckes, sondern Ausdruck der Füllung der Vene, also ein Volumpuls. Man hat den Blutstrom in den Halsvenen mit einem schnell fließenden Bach in engem Flußbett verglichen (*409*). Jede Hemmung des Abflusses unterhalb der Beobachtungsstelle verursacht ein rasches Ansteigen des Wasserspiegels, jeder vermehrte Abfluß ein Sinken desselben. Der Irrtum, im Venenpuls fortgeleitete Vorhofsdruckschwankungen zu sehen, beruht jedenfalls auf einer Nichtbeachtung der prinzipiellen Unterschiede von Arterien- und Venenwand. Wird dem Arteriensystem ein Plus von Blut zugefügt, so führt das bei der relativen Unnachgiebigkeit der Arterienwand zu einer Steigerung des Blutdruckes, vermehrt sich jedoch die Füllung des Venensystems, so braucht der Druck überhaupt nicht nennenswert zu steigen, weil die Venenwand einer Mehrfüllung ohne Widerstand ausweicht. Die Bewegungen der Venenwand, d. h. also das, was wir als Jugularvenenpuls registrieren, beruhen demnach auf dem Schwanken des Füllungszustandes der Halsvene. Selbstverständlich ist die Nachgiebigkeit der Venenwand in keinem Stadium der Füllung absolut, sie hat außerdem auch ihre Grenzen. Deswegen wird mit einer Volumvermehrung auch eine Drucksteigerung einhergehen, aber sie ist sehr unbedeutend und keineswegs dem Füllungszuwachs entsprechend.

Die oben begründete Erklärung des Venenpulses zeigt seine enge Abhängigkeit von den Strömungsverhältnissen im rechten und im linken Herzen. Nimmt das Schlagvolumen des linken Ventrikels ab, so aspiriert auch jede Kammersystole weniger Venenblut zum rechten Herzen hin, und entleert sich andererseits der rechte Ventrikel unvollkommen, so findet eine Anstauung sowohl im Vorhof wie auch in den zentralen Venen statt, wodurch das Venenpulsbild verändert wird. *Keine andere der graphischen Methoden vermag so unmittelbar und so eingehend Aufschluß über die Funktion des Herzens zu geben, wie der photographisch registrierte Venenpuls.*

Zum leichteren Verständnis und zur besseren Würdigung des Folgenden sei kurz an die mit modernen Methoden festgestellten Grundgesetze der Herzmuskeltätigkeit erinnert.

Die Herzmuskelkontraktion ist eine einfache Zuckung (kein Tetanus, wie früher gelehrt wurde). Es gelten daher auch für das Herz die Grundgesetze der Muskelkontraktion. Bei ihrer Systole entleeren sich die einzelnen Herzhöhlen nicht vollkommen, sondern es bleibt immer etwas Restblut zurück. Die Kontraktionsstärke ist innerhalb bestimmter Grenzen abhängig von der Länge und Spannung, bis zu der der Muskel zu Beginn seiner Kontraktion gedehnt war. Länge und Spannung der Herzmuskelfasern hängen ab von der diastolischen Füllung. Je größer diese, um so vollkommener die Entleerung (innerhalb bestimmter Grenzen), d. h. je stärker die Herzhöhle diastolisch gefüllt wurde, um so mehr wirft sie auch aus, um so größer ist also das Schlagvolumen.

Auf der anderen Seite: je größer der Widerstand ist, gegen den sich eine Herzhöhle entleeren muß, um so mehr nimmt *zunächst* das Schlagvolumen ab, es bleibt also mehr Restblut zurück. Aber dieses vermehrte Restblut führt zu erhöhtem diastolischem Druck, also zu vermehrter Längsdehnung in der Diastole und dadurch verstärkter systolischer Kontraktion. Auf diese Weise kommt doch wieder trotz erhöhten Widerstandes ein ausreichendes Schlagvolumen zustande, d. h. also, der Herzmuskel hat in sich selbst die Fähigkeit, auf erhöhte Anforderung mit Mehrleistung zu antworten.

Venenpuls, physiologische Vorbemerkungen. *Die Bedeutung der an sich muskelschwachen Vorhöfe liegt darin, daß sie durch ihre Systole die „Anfangsspannung". die Länge der Ventrikelmuskulatur vergrößern, wodurch also die Kontraktionsbedingungen für diese verbessert werden.* Im akuten Experiment ist für die Tätigkeit des linken Herzens vorwiegend der Druck in der Aorta bestimmend; steigt er, so wird der systolische Rückstand größer, wodurch Anfangsfüllung und Anfangsspannung des linken Ventrikels bestimmt werden. Demgegenüber tritt die Bedeutung des venösen Zuflusses zurück. Wiederum im akuten Experiment ist für die Leistung des rechten Ventrikels dagegen vorwiegend die Größe des venösen Zuflusses maßgebend, der Pulmonaldruck ist weniger ausschlaggebend.

Die Verhältnisse am kranken Menschen dürften wohl etwas andere sein; z. B. zeigt die Beteiligung des rechten Ventrikels bei der Kompensation einer Mitralinsuffizienz, daß auch der gesteigerte Pulmonaldruck von großer Bedeutung für die Dynamik des rechten Ventrikels ist.

Neben dem Wechselspiel von diastolischem Ventrikeldruck (Anfangsspannung bzw. Längsdehnung des Myokards bei Beginn einer Kontraktion) und Widerstand in den großen Arterien, übt die Leber einen ganz wesentlichen Einfluß auf das Schlagvolumen aus (216). Die Leber bestimmt in der Hauptsache, wieviel Blut dem rechten Vorhof zufließt. Bei starker Muskelarbeit wächst das Schlagvolumen bis zum Siebenfachen des Ruhewertes an (217) infolge der mächtigen Arterien- erweiterung in den tätigen Muskeln. Würde aber sonst kein anderer Mechanismus im Spiele sein, so müßte gleichzeitig der arterielle Blutdruck erheblich sinken, was bekanntlich nicht der Fall ist, solange das Herz leistungsfähig bleibt. Nun ist ja bekannt (261), daß bei Erweiterung der Strombahn in einem Organsystem, z. B. in der Skeletmuskulatur, kompensatorisch in anderen Organen, z. B. im Splanchnicusgebiet, eine Verengerung eintritt. Aber bei gleichbleibendem Gesamtwiderstand und gleichbleibendem Blutdruck könnte das Schlagvolumen nicht anwachsen, es müßte unverändert bleiben. Bei dem im Körperhaushalt durchweg gültigen Sparsamkeitsgesetz, nach dem niemals unnötige Energie aufgewendet wird, ist es von vornherein durchaus unwahrscheinlich, daß schon in der Ruhe dieselbe Blutmenge zirkuliert wie bei stärkerer Bewegung. Das Splanchnicusgebiet und speziell die Milz, die Leber, stellen den Behälter dar, aus dem bei Bedarf größere Blutmengen in den allgemeinen Kreislauf geworfen werden (11, 179, 255, 360, 375). Wie experimentell von den verschiedenen Forschern festgestellt wurde, besteht ein inniger funktioneller Zusammenhang zwischen den Arteriolen von Magen, Darm, Milz und Leber einerseits und den Verzweigungen der Portalvene andererseits (11, 179, 255, 360, 375, 376).

Man muß das Splanchnicusgebiet auffassen als ein Reservoir mit einer Eingangsschleuse, den Arteriolen, einem sehr aufnahmefähigen Behälter (Stamm und Verzweigungen der V. portarum) und den Portalcapillaren als Ausgangsschleuse.

Reizung des Splanchnicusnerven führt zu *Verengerung* der Arteriolen im Verdauungstractus und der V. portarum und zu *Erweiterung* der Lebercapillaren. Es wird also gleichzeitig die Eingangsschleuse und der Behälter verengert, die Ausgangsschleuse erweitert, mithin wird das Reservoir teilweise in den allgemeinen Kreislauf entleert.

Wenn der Herzmuskel *insuffizient* wird, so sinkt der systolische Kammerdruck, ein Ereignis, das am Arterienpuls nicht nachweisbar zu sein braucht, da der Blutdruck durch kompensatorische Erhöhung des Arterientonus hochgehalten werden kann. Außerdem steigt aber auch am Herzen der diastolische Druck stark. Wir werden gleich sehen, wieweit man dies am Venenpuls erkennen kann.

Durch die schlaffe Beschaffenheit der Venenwandung, die im Vergleich zu den Arterien arm ist an glatter Muskulatur und elastischem Gewebe, werden pulsatorische Strömungsschwankungen in den Venen so gut wie ausschließlich vom Herzen bedingt. Andere unterstützende Momente, wie Muskel- und Atembewegungen, lassen sich leicht ausschalten, oder doch wenigstens als solche erkennen. So ist es möglich, aus Veränderungen des Venenpulses mit großer Sicherheit auf zugehörige Veränderungen der Herztätigkeit zu schließen.

2. Aussehen und Erklärung der einzelnen Venenwellen.

Präsystolische Welle. Nimmt man gleichzeitig mit dem Venenpuls die Herztöne auf, wie das die Regel sein sollte, so beobachtet man kurz vor dem Beginn des I. Herztones ein mehr oder weniger rapides Ansteigen der Venenkurve (Abb. 48), das zu einem Gipfel etwa zur Zeit des Beginns vom I. Herzton führt, um dann sofort in einem meist nur geringen Abfall überzugehen, der noch während des I. Tones sein Ende findet und nicht selten stark abgeschwächt die Schwingungen des I. Tones zeigt. Diese, die erste, oder, wie sie im folgenden immer benannt sein soll: die *präsystolische Welle* entspricht nach Auffassung aller Autoren der Vorhofskontraktion. Als Beweise hierfür genügt es anzuführen:

1. daß die präsystolische Welle mit einer geringen Verspätung nach der Vorhofssystole erscheint;

2. daß die präsystolische Welle bei isolierten Vorhofsschlägen (die elektrokardiographisch nachzuweisen sind) isoliert auftritt, und daß sie umgekehrt bei ventrikulären E.S., die ebenfalls durch das Ekg nachzuweisen sind, fehlt.

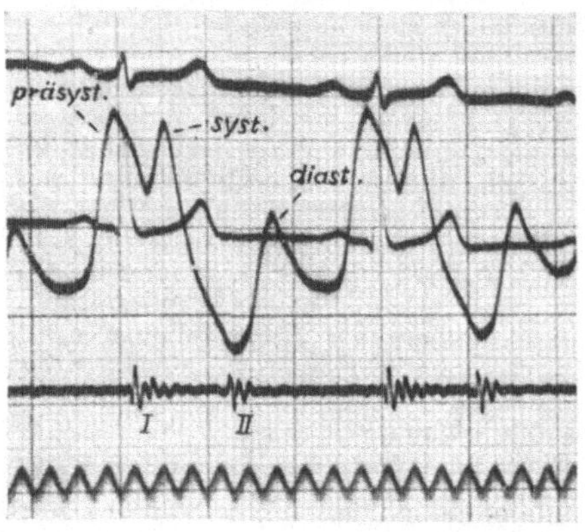

Abb. 48. Normaler Venenpuls.

Über die genauere Entstehungsweise herrscht jedoch noch keine Einigkeit. Die einen wollen sie erklären durch ein Regurgitieren von Blut bis an die Klappen im Bulbus venae jugularis, andere sehen nur die Strombehemmung im Moment der Vorhofssystole als ihre Ursache an. Auch ich bin durchaus der Auffassung, daß die Erschwerung der venösen Entleerung zur Zeit der Vorhofskontraktion die vorwiegende Ursache der präsystolischen Welle ist. Sie sieht ganz anders aus, wird viel größer und steiler, wenn wirklich Blut in nennenswerter Menge in die Hohlvenen regurgitiert, wie bei der sog. *Vorhofspfropfung (411)*, bei der der Vorhof sich kontrahiert, während die Tricuspidalklappe geschlossen ist.

Systolische Venenwelle. Mit dem Ende der Präsystole sollte ein ständiger Abfall der Venenkurve zu erwarten sein, bis die zunehmende Vorhofsanfüllung dem Abfluß des Venenblutes ein Ziel setzt. Aber meist ist der Abfall nur ganz kurzdauernd, manchmal kommt es an dieser Stelle überhaupt nicht zu einem Absturz, sondern nur zu einer vorübergehenden Verlangsamung des Anstieges, dem sich dann ein erneuter viel rapiderer Anstieg anschließt, der in der Regel die präsystolische Welle überhöht, manchmal jedoch auch nicht deren Maximum erreicht. Dieser rapidere Anstieg beginnt im gleichen Moment wie der Carotisanstieg in derselben Entfernung vom Herzen. Es handelt sich um die *systolische Welle*, die auf mitgeteilte Pulsation vom benachbarten Arteriensystem zurückzuführen ist. Das geht aus folgenden Beobachtungen hervor.

Nach Abklemmung der A. anonyma unmittelbar über dem Aortenbogen wird die systolische Welle kleiner und tritt

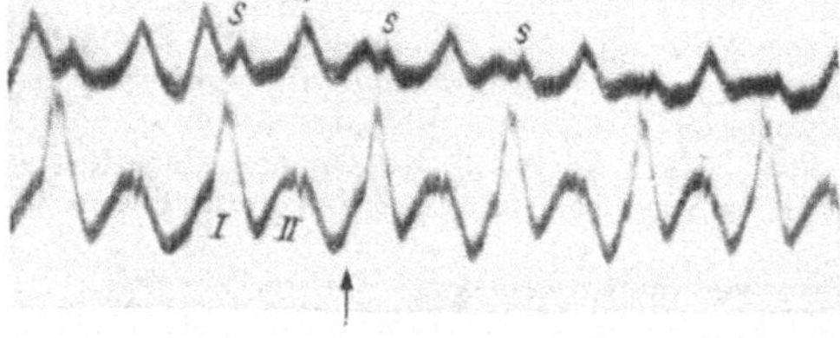

Abb. 49. Nach Unterbindung der A. anonyma (bei ↑) wird die systolische Welle (*s*) im Venenpuls kleiner.

verspätet auf (*389*) (Abb. 49). Das ist nur so zu erklären, daß vor der Arterienabklemmung der Pulsstoß der benachbarten Carotis der Vene mitgeteilt wird und zur Verzeichnung kommt, nach der Abklemmung aber der Aortenpuls, der in der Vene natürlich langsamer fortgeleitet wird als in der Arterie und deshalb verspätet an der Registrierstelle ankommt.

Eine andere Auffassung geht dahin, daß die systolische Welle auf den Tricuspidalklappenschluß zurückzuführen sei (*74 293*). Wäre diese Annahme richtig, so dürfte die Abklemmung der Anonyma den Venenpuls nicht verändern. Zudem kann man am pathologischen Venenpuls bei der Tricuspidalinsuffizienz sehr gut erkennen, wie die mit dem Beginn der Systole, also zur Zeit, wo die Tricuspidalklappen schließen sollten, auftretende Insuffizienzwelle der systolischen Welle vorausgeht.

Systolischer Kollaps. Der Abfall der systolischen Welle — *systolischer Kollaps* genannt — hat eine besondere praktische Bedeutung und muß deshalb in seiner Form und Entstehung genauer besprochen werden: Unmittelbar nach ihrem Maximum, das die systolische Welle etwa gleichzeitig mit der Carotis erreicht, d. h. etwa am Ende des ersten Drittels der Systole, stürzt die Venenkurve rapide in einem Zug ab, höchstens unmittelbar vor ihrem Minimum eine kleine Verzögerung des Abfalls zeigend. Der tiefste Punkt des systolischen Kollapses liegt beim normalen Venenpuls etwa $1/_{50}$ Sek. nach dem Beginn des II. Tones, stimmt also ziemlich genau mit dem Ende der Systole überein. Die Entstehungsweise des systolischen Kollapses hat man sich so zu denken: Zu Beginn der Systole wird der Tricuspidaltrichter durch die Kontraktion der Papillarmuskeln kammerwärts gezogen (29), dadurch wird der Vorhofsinhalt nach der Kammer zu angesaugt. Diese Ansaugung, die auch bei doppelseitigem offenem Pneumothorax, wenn auch stark vermindert, bestehen bleibt, führt im Vorhof zu einer scharfen Drucksenkung[1] (105, 388). In der Vene wird sie zunächst überkompensiert durch den Stoß der mitgeteilten Arterienpulsation (Anstieg der systolischen Welle). Nachdem sich im weiteren Verlauf der Systole die Semilunarklappen geöffnet haben, strömt mit starker Beschleunigung der größte Teil des Schlagvolumens aus dem Thoraxraum heraus. Für diese Blutmenge, die aus dem Brustraum herausgeschleudert wird,

---

[1] Die von zahlreichen Autoren angenommene und von R. Ohm (270) zur Erklärung des systolischen Kollapses herangezogene Senkung der Kammerbasis zu Beginn der Systole ist neuerdings durch Böhme röntgenologisch und kinematographisch über alle Zweifel sichergestellt worden. Böhme zeigte auch, daß die Basissenkung weitaus die ausgiebigste Bewegung des Herzens während der ganzen Systole ist und daß die Vorhöfe dabei keine konzentrische Verkleinerung zeigen, offenbar infolge des Lungensogs. Man muß sich wohl vorstellen, daß die Herzspitze dabei als Punctum fixum, luftdicht in das am Zwerchfell fixierte Perikard eingelassen, den Papillarmuskeln die Möglichkeit gibt, die beweglichere Kammerspitze herabzuziehen. Wenn diese Auffassung stimmt, müßte bei offenem Pneumoperikard die systolische Kammerbasissenkung rudimentär werden oder ganz verschwinden. Während dieser Periode findet man eine sehr steile und bedeutende Drucksenkung im Vorhof (113, 388), die bei doppelseitigem offenem Thorax fast verschwindet. Wie Böhme röntgenologisch feststellte, findet zu dieser Zeit eine Beschleunigung des Venenblutes statt, die am stärksten unmittelbar nahe am Herzen ist und bei doppelseitigem offenem Pneumothorax weiter besteht — Aus dieser Beobachtung folgert Böhme, daß im wesentlichen die erwähnte Basissenkung Ursache der beschleunigten Venenblutströmung während der Kammersystole sei. Da aber zu Beginn der Systole, zu der die Basissenkung erfolgt, noch kein arterielles Blut aus den Kammern fließt, mithin der Thoraxinhalt nicht vermindert wird, könnte nur durch eine Ausdehnung des Thorax im Moment der Basissenkung Platz für nachfließendes Venenblut geschaffen werden. Es könnte sich da nur um die sehr rasch abklingende Anspannungszacke des Kardiogramms (s. S. 56) bzw. die unbedeutende und auch sehr rasch abklingende Zacke 1 im Pneumokardiogramm nach Holzlöhner handeln. Die rapide Senkung des Vorhofsdruckes und erst recht der systolische Venenkollaps dauernd aber viel länger. Nachdem experimentell gezeigt wurde [z. B. von Holzlöhner (169)], daß schon während der Systole der größte Teil der Füllung des rechten Vorhofes erfolgt und nachdem weiter experimentell gezeigt wurde (115, 388), wie stark die systolische Druckwirkung im Vorhof durch Öffnen der Pleurahöhlen vermindert wird, erscheint es mir doch sicher, daß nicht nur die Basissenkung, sondern auch die Inhaltsverminderung des Thoraxraumes zu Beginn der Systole erheblich an der systolischen Beschleunigung des Venenblutstromes beteiligt ist. Es ist ja übrigens auch eine physikalische Notwendigkeit, daß die beschleunigte Inhaltsverminderung des Thoraxraumes zu Beginn der Austreibungszeit den Venenblutnachstrom beschleunigt.

Daß, wie Böhme hervorhebt, die Venenblutbeschleunigung in Herznähe am stärksten ist und bei Eröffnung der Pleurahöhlen weiter besteht, spricht nicht gegen diese Auffassung, sondern beweist nur, daß auch ohne den Lungensog den Vorhöfen eine gewisse Formelastizität zukommt. Besteht diese aber, so muß die systolische Beschleunigung des Venenstromes nahe am Herzen am größten sein.

muß natürlich ein Ersatz geschaffen werden. Der Ersatz wird auf zweierlei Weise bewirkt:

1. bei offener Glottis strömt die Luft in den Thorax ein (kardiopneumatische Bewegung);

2. entleeren sich die Venen an den Pforten des Thorax schneller.

Diese beschleunigte Entleerung führt zu einem Abschwellen der Halsvene, und das drückt sich in dem systolischen Kollaps der Venenkurve aus. Es ist also vorwiegend die Kraft des linken Ventrikels, die gleichzeitig arterielles Blut aus dem Thorax heraustreibt und unterstützt vom Luftdruck, venöses in ihn hineinsaugt. Es wäre von Interesse, das Verhalten des Venenpulses in großen Höhen zu studieren, jedenfalls würden sich da Unterschiede gegenüber der Norm ergeben.

Wie bereits erwähnt, erreicht der systolische Kollaps der Halsvene etwa $^1/_{50}$ Sek. nach Beginn des II. Tones sein Ende. Daraus geht hervor, daß am Herzen selbst der entsprechende Vorgang schon früher, d. h. innerhalb der Systole enden muß. Das erscheint zunächst auffällig, ist aber durch das Tierexperiment erklärt (364). Es ließ sich nämlich zeigen, daß schon einen Augenblick vor dem Klappenschluß kein Blut mehr den Ventrikel verläßt. Der Zeitraum zwischen dem Augenblick, von wo ab kein Blut mehr den Ventrikel verläßt, und dem II. Ton betrug $^1/_{35}$ Sek. Dazu kommt noch die Fortpflanzungszeit der Venenwelle vom Herzen bis zu der etwa 25 cm entfernten Registrierstelle am Halse, die man bei einer angenommenen Fortpflanzungsgeschwindigkeit von 4—5 m/sec (wobei man sich von der Wirklichkeit kaum weit entfernen dürfte) auf $^1/_{20}$ Sek. berechnen darf, so kommt man zu einer plausiblen Erklärung der tatsächlich beobachteten Erscheinung, daß nämlich ein am Bulbus der Jugularvene, kurz nach Beginn der Diastole festzustellender Vorgang am Herzen selbst noch innerhalb der Systole auftritt.

Diastolische Welle des Venenpulses. Unmittelbar nach dem systolischen Kollaps erhebt sich die Kurve des Venenpulses zu einer dritten, der *diastolischen Welle*, deren Gipfel meist nach etwa $^1/_{10}$ Sek. erreicht ist. Dieser Anstieg zeigt gewöhnlich eine Unterbrechung durch eine oder einige rasche Schwingungen, die zeitlich kurz nach dem II. Ton auftreten und nichts anderes sind als die in der Vene fortgeleiteten Schwingungen des II. Tones. Beim Herzgesunden ist der Abfall der diastolischen Welle bedeutend geringer als der systolische Kollaps. Je nach der Pulsfrequenz geht er mehr oder weniger steil in eine neue Erhebung über, der sich in Form eines rapiden Anstieges, meist ohne weiteres durch einen Knick erkennbar, die nächste präsystolische Welle aufsetzt.

Die Erklärung der diastolischen Welle ist meines Erachtens ganz einfach folgende: Am Ende der Austreibungszeit überwiegt an den Pforten des Thoraxraumes der venöse Zufluß den arteriellen Abfluß; es tritt daher rasch eine zunehmende Füllung vom rechten Vorhof und den herznahen Venen ein. Kurze Zeit nach dem II. Ton sind bekanntlich alle Klappen am Herzen geschlossen (Entspannungszeit). Sowie der Kammerdruck unter den der Vorkammer gesunken ist, öffnet sich die Tricuspidalklappe, und es stürzt nun das Blut aus dem Vorhof in die Kammer, wodurch vorübergehend der Abfluß aus den Venen erleichtert wird. Der Anstieg der diastolischen Welle entspricht also ungefähr, aber nur bei ganz normalem Kreislauf, der Entspannungszeit, das Maximum der Tricuspidalklappenöffnung und der Abfall der diastolischen Kammerfüllung. Während des nunmehr folgenden Anstieges der Kurve leistet die Kammer dem weiteren Einströmen von Blut so weit Widerstand, daß es zu Stauung in den herznahen Venen kommt, die sich demgemäß ausdehnen.

In Abb. 50 ist der Venenpuls gleichzeitig mit Herzschall und Ekg in zwei Ableitungen abgebildet.

3. Der Venenpuls bei Stauungszuständen.

Veränderungen des systolischen Kollapses. Stauungszustände leichten Grades verraten sich mit Sicherheit im Venenpuls, und zwar vornehmlich durch Veränderungen am systolischen Kollaps. Normalerweise stellt derselbe eine steil schräg abwärts verlaufende Linie dar, die nur unmittelbar vor ihrem Ende einen kleinen Knick zeigt, als Ausdruck einer Verzögerung der systolischen Entleerung der Jugularvene. Jede Erschwerung der systolischen Entleerung bedingt eine Veränderung des systolischen Kollapses, und zwar beobachtet man zuweilen einen *Buckel* in der normalerweise geraden Linie des Abfalls, d. h. das rapide Ausströmen des Venenblutes zum Thorax hin erfährt eine Verzögerung (Abb. 51).

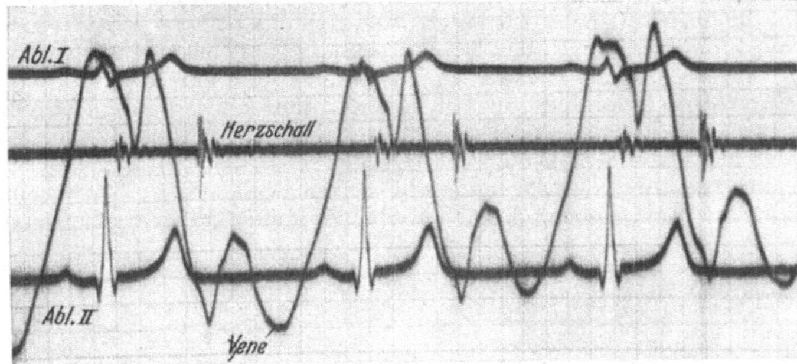

Abb. 50. Vene, Herzschall und Ekg in zwei Abteilungen (Aufnahme mit dem Siemens-Universal-Elektrokardiographen).

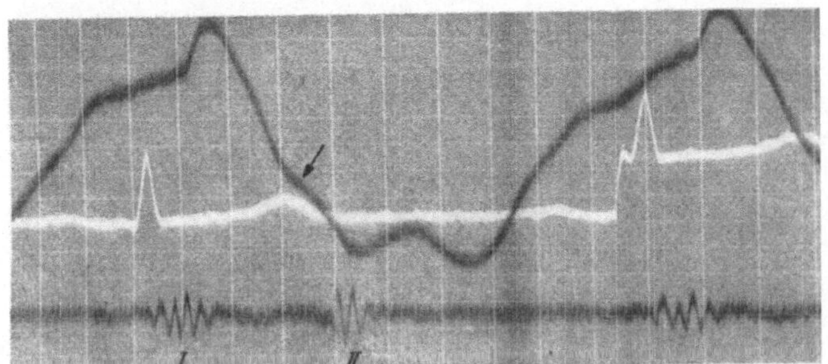

Abb. 51. Venenpuls mit Buckel im systolischen Kollaps.

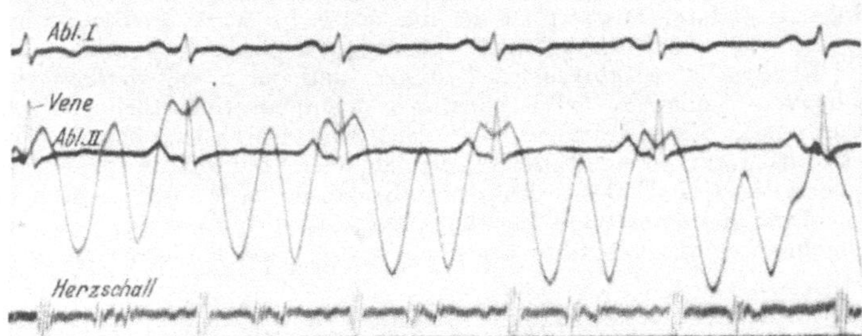

Abb. 52. Mitralstenose. Vorzeitiges Ende des systolischen Kollapses, abnorm große präsystolische Welle, vertiefter diastolischer Kollaps.

Der Mechanismus ist leicht verständlich nach den Erörterungen auf S. 67. Bei jeder Stauung bedingt die Vermehrung des Restblutes im Ventrikel auch eine Vermehrung des Restblutes im Vorhof. Dadurch wird aber das Gefälle von der Vene zum Vorhof verringert, mithin verlangsamt sich der Venenblutstrom.

Viel häufiger als den Buckel in der Linie des Abfalls findet man bei Stauungszuständen ein *vorzeitiges Ende des systolischen Kollapses,* der dann schon vor Beginn des II. Tones sein Minimum erreicht (Abb. 52).

Diese Erscheinung erklärt sich auf folgende Weise: Wie oben ausgeführt, verläßt während der Ventrikelsystole mehr Arterienblut den Thoraxraum als

Venenblut nachströmt, dadurch entsteht eine Druckverminderung, die ihrerseits einen beschleunigten Zufluß von Venenblut zur Folge hat. Während nun
bei normalem Kreislauf diese Druckdifferenz erst $^1/_{50}$ Sek. nach Beginn des
II. Tones ausgeglichen ist, geschieht dies bei Stauungszuständen schon früher,
und zwar aus zwei Gründen: einmal ist bei Stauungszuständen das Schlagvolumen des linken Ventrikels vermindert, wodurch das Übergewicht des arteriellen
Abflusses über den venösen Zufluß herabgesetzt ist, und zweitens besteht auf der
venösen Seite des großen Kreislaufs, zumal in der Leber, eine Überfüllung, so daß
der geringeren Druckverminderung im Thoraxraum ein erhöhtes Angebot von
Venenblut an den Pforten des Thorax gegenübersteht. So kommt es, daß in
kürzerer Zeit das systolische Defizit des Druckes im Brustraum ausgeglichen wird.

Die Richtigkeit dieser Erklärung ergibt sich aus folgendem: Mit zunehmender
Stauung fällt das Ende des systolischen Kollapses immer frühzeitiger. Bei klinisch

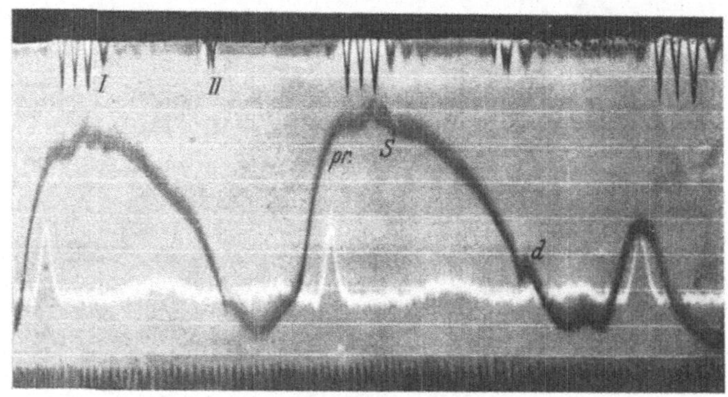

Abb. 53. Venenpuls bei Pericarditis exsudativa.

nachweisbarem Rückgang der Stauung kann die Vorzeitigkeit vom Ende des
systolischen Kollapses verschwinden und sich die Rechtzeitigkeit wiederherstellen.

Bei 400 Fällen mit dekompensiertem Vitium endete nur ein einziges Mal
der Kollaps rechtzeitig, sonst stets verfrüht, während er bei 50 Herzgesunden
stets rechtzeitig endete. Insofern ist der diagnostische Wert des Symptoms recht
erheblich, als es nahezu ausnahmslos Stauungszustände im großen Kreislauf
anzeigt. Allerdings ist es gar nichts Seltenes, daß bei mäßig verfrühtem Ende
des systolischen Kollapses keine sonstigen Kompensationsstörungen objektiv
nachweisbar sind. Eine Tatsache, die nicht weiter wunderzunehmen braucht,
da wir bekanntlich nur wenig objektive Anzeichen leichter Herzinsuffizienz kennen.

Sehr vorzeitiges Ende des systolischen Kollapses findet sich freilich nur bei
Zuständen stark herabgesetzter Leistungsfähigkeit des Herzens.

Man beobachtet das verfrühte Ende des systolischen Kollapses bei folgenden
Affektionen:

1. Klappenfehlern; 2. Arrhythmia absoluta; 3. Herzinsuffizienz bei Arteriosklerose, Nephritis und Lungenemphysem; 4. schweren Anämien; 5. Erschöpfungs-
zuständen durch Unterernährung.

Je geringer das Gefälle zum rechten Ventrikel hin wird, um so frühzeitiger
endet der systolische Kollaps, um so flacher wird er auch. Das läßt sich besonders schön bei der Arrhythmia absoluta verfolgen (s. S. 170 ff.). Hier kommt
es durch den Fortfall der Vorhofssystole stets zu Stauungserscheinungen im
rechten Herzen; je ausgesprochener diese, um so rudimentärer wird der systolische
Kollaps.

Veränderungen an der diastolischen Venenwelle. Hand in Hand mit stärkeren
Veränderungen am systolischen Kollaps pflegt auch die diastolische Welle Abweichungen aufzuweisen; sie wird bei Zuständen stärkerer Stauung kleiner, ja
kann schließlich ganz verschwinden (Abb. 53).

Die Erklärung kann einmal darin liegen, daß bei stärkerer Stauung kein wesentliches Gefälle von der Vene zum rechten Ventrikel entsteht, es findet daher auch kein beschleunigter Abstrom des Venenblutes im Moment der Tricuspidalklappenöffnung statt. Wir sehen daher das Rudimentärwerden oder völlige Verschwinden als ein Zeichen erheblicher Stauung an. Mit dieser Auffassung steht der klinische Befund, den man bei Patienten mit derartigem Venenpuls erhebt, im Einklang.

Weiter kommt aber noch ursächlich in Frage ein Nachlassen der *elastischen Diastole* der rechten Kammer, die schon normalerweise etwas und in gesteigertem Maße bei kompensatorischer Hypertrophie und Dilatation zur beschleunigten Entleerung der großen Venen zu Beginn der Diastole führt (*391*).

Bei sehr beschleunigter Herzaktion wird die diastolische Welle in der Regel sehr klein, sie verschmilzt mit der nachfolgenden präsystolischen Welle. Man ist dann nicht berechtigt, ohne weiteres erhebliche Stauung anzunehmen (Abb. 54).

Zuweilen findet man einen besonders vertieften und rapiden Abfall der diastolischen Welle. Wir nehmen an, daß es sich dabei um eine verstärkte elastische Ansaugung im Beginn der Diastole handelt (*391*) (Abb. 52 u. 55).

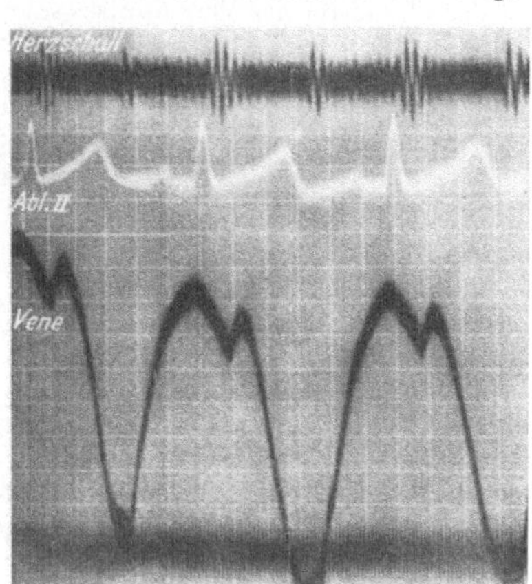

Abb. 54. Venenpuls bei Tachykardie. Keine diastolische Welle.

4. Der Venenpuls bei Klappenfehlern.

Mitralinsuffizienz. Bei Mitralinsuffizienz unterscheidet sich der Venenpuls in der Regel nicht vom normalen; zuweilen ist die diastolische Welle vergrößert, bei beginnender Stauung das Ende des systolischen Kollapses verfrüht.

Mitralstenose. Für Mitralstenose typisch ist einerseits die Vergrößerung der präsystolischen, andererseits die Verkleinerung der systolischen Welle. Abb. 55 ist von einem mittelschweren Fall von Mitralstenose gewonnen. Der diastolische Kollaps endet lange vor dem II. Herzton, die diastolische Welle ist sehr groß, der diastolische Kollaps vertieft. Wir schließen daraus auf Stauung im großen Kreislauf (rasche Wiederanfüllung der Vene noch während der Systole). Die starke Entleerung der Vene, die sich in dem tiefen, diastolischen Kollaps ausdrückt, deutet auf unbehinderten Abfluß in den rechten Ventrikel, möglicherweise handelt es sich dabei um elastische Diastole (Abb. 56). Abb. 56 stammt von einem schweren Fall von Mitralstenose. Die kräftige Tätigkeit des rechten Vorhofs drückt sich in der abnorm großen präsysto-

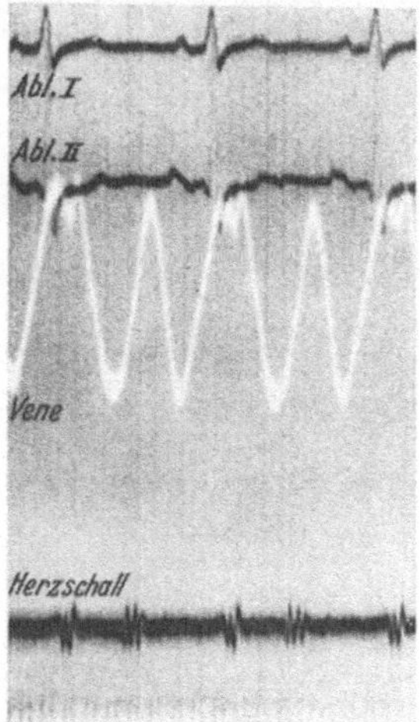

Abb. 55. Mitralstenose. Vorzeitiges Ende des systolischen Kollapses, große diastolische Welle, tiefer diastolischer Kollaps.

lischen Welle aus. Das kleine Schlagvolumen zeigt sich in der kleinen systolischen Welle mit stark verfrühtem Ende des systolischen Kollapses. Die diastolische Welle ist klein, das kann in diesem Fall durch die hohe Schlagfrequenz bedingt sein. Abb. 57 stammt von einer sehr schweren Mitralstenose mit noch gut funktionierendem rechtem Vorhof; die systolische Welle ist kaum noch zu erkennen, sie erscheint als ganz unbedeutender Knick im Abfall der breiten präsystolischen Welle. Der systolische Kollaps ist träge und endet frühzeitig noch in der Systole. Eine diastolische Welle ist eben nur angedeutet.

Aorteninsuffizienz und -stenose. Bei Aorteninsuffizienz ist der Venenpuls oft so stark arteriell beeinflußt, daß er sich kaum von einem Arterienpuls unterscheidet. Man sieht dann nur eine Andeutung der präsystolischen Welle, eine sehr hohe steile systolische Welle, in ihrem Abstieg eine dikrote Welle. Oft aber ist der Charakter des Venenpulses sehr gut erhalten, wie in Abb. 58. In der systolischen Welle erkennt man sehr oft das fortgeleitete rauhe systolische Geräusch. Noch deutlicher trifft man dies bei Aortenstenose, bei der im übrigen die systolische Welle klein zu sein pflegt.

Venenpuls bei Tricuspidalinsuffizienz. Solange die Tricuspidalklappe schlußfähig bleibt, steigt der auf die Kammersystole zurückzuführende Anteil des Venenpulses erst gleichzeitig mit dem Carotispuls, d. h. etwa $^1/_{10}$ Sek. nach Beginn des I. Herztones an.

Das Bild ändert sich, wenn die Tricuspidalklappe schlußunfähig wird. Dann erscheint im Venenpuls eine neue Welle, die fast unmittelbar nach Beginn des I. Herztones, wesentlich früher als der Carotispuls, ansteigt. Diese neue Welle, *„Insuffizienzwelle"* genannt, ist meist leicht von der eigentlichen systolischen Welle abzugrenzen (Abb. 61, 62); sie kann aber auch ganz mit ihr verschmelzen. Sie wird um so höher und steiler, je erheblicher die Schlußunfähigkeit der Klappe ist.

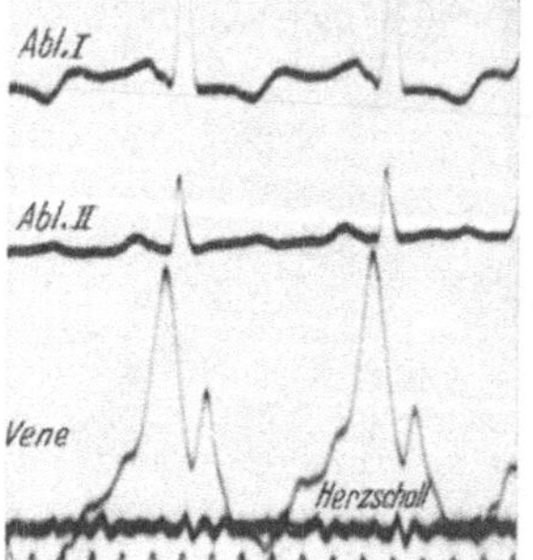

Abb. 56. Abnorm große präsystolische Welle, sehr kleine systolische Welle, verfrühter systolischer Kollaps, rudimentäre diastolische Welle bei Mitralstenose.

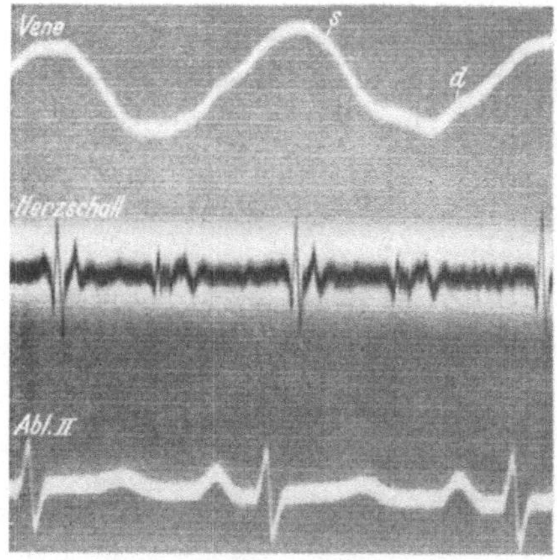

Abb. 57. Hochgradige Mitralstenose. Breite präsystolische Welle, systolische Welle ganz rudimentär, eben erkennbar, verfrühtes Ende des systolischen Kollapses, rudimentäre diastolische Welle.

E. Ergebnisse der Elektrokardiographie.

1. Das normale Elektrokardiogramm (Ekg), Nomenklatur und kurze Beschreibung.

Verbindet man rechten und linken Arm sowie das linke Bein mit spannungs- oder stromregistrierenden Instrumenten, so erhält man Kurven wie in Abb. 61: Aus der Nullinie (durch die Fußpunkte von P angegeben) erhebt sich zu Beginn der Herzrevolution, d. h. mit dem Einsetzen der Vorhofserregung, die Vorhofszacke P, nach deren Ablauf eine kurze, annähernd horizontale Strecke folgt, die meist nicht genau in der Nullinie liegt, sie wird oft, aber nicht immer, von einer kurzen scharf abwärts gerichteten Zacke Q unterbrochen, der sofort eine wesentlich höhere, sehr steile Erhebung R folgt. Der Anstieg von R beginnt zunächst mehr allmählich, besonders in Abl. I (*167, 168, 428*) und geht dann nach ganz kurzer Zeit in den rapiden Aufstieg über. Nach Erreichung des Maximums sinkt die R-Zacke nahezu ebenso rapid, als sie angestiegen war, wieder ab und fällt in der Regel ein deutliches Stück unter die Nullinie (S-Zacke). Deren Erhebung erfolgt zunächst rapid, wenn auch nicht so steil als der Abfall. Nach Erreichung der Nullinie, zuweilen auch nach ihrer Überschreitung, steigt die Kurve zunächst ganz allmählich, dann steiler zur Höhe der *T*-Zacke, an, die etwa $^1/_3$ bis höchstens $^1/_2$ der Höhe von *R* besitzt. Der Abfall dieser *T*-Zacke ist steiler als der

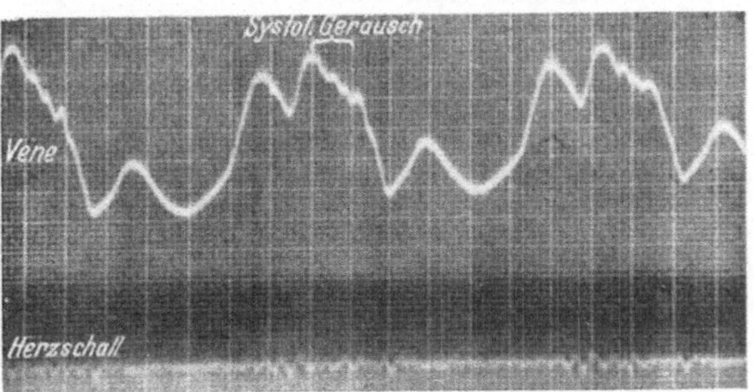

Abb. 58. Venenpuls bei Aorteninsuffizienz. Systolisches Geräusch in der systolischen Welle erkennbar.

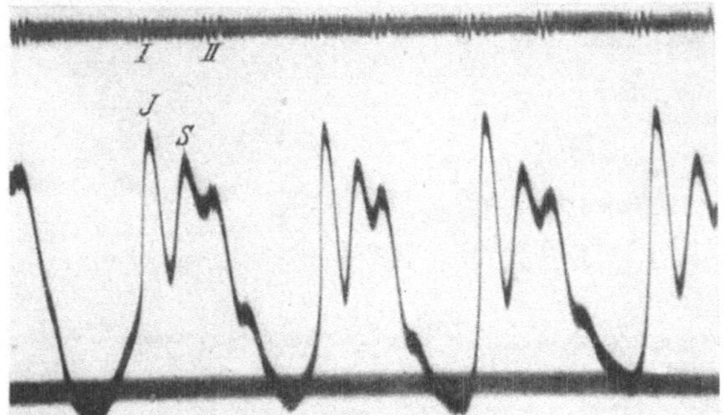

Abb. 59. Tricuspidalinsuffizienz. Spitze Insuffizienzwelle (*J*), die gleichzeitig mit Beginn des I. Tones aufsteigt und deutlich gegen die systolische Welle (*S*) abgegrenzt ist. Der systolische Kollaps ist stark verkürzt. Die Vene entleert sich zunächst rapid, dann langsam.

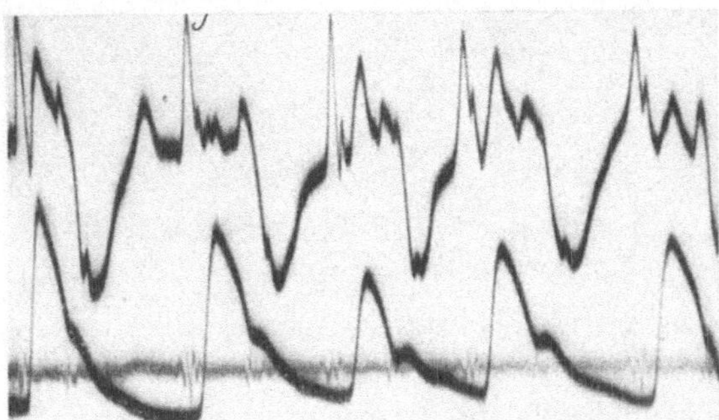

Abb. 60. Tricuspidalinsuffizienz bei Arrhythmia absoluta. Vene, Radialis und Herzschall. Spitze hohe Insuffizienzwelle mit dem I. Ton ansteigend, sehr kleine systolische Welle, diastolische Entleerung der Vene.

Anstieg. Nach *T* findet sich in manchen Fällen noch eine ganz flache, unbedeutende Erhebung, die *U*-Zacke.

Man bezeichnet als

Vorhofsteil die Strecke von Beginn *P* bis Beginn *Q* bzw., wenn dieses fehlt, bis Beginn *R* und als

Kammerteil oder *Ventrikelkomplex* die Strecke von Beginn Q bzw. R bis Ende T.

Der Kammerteil zerfällt wiederum in

a) *Kammeranfangsgruppe* oder *Ventrikelinitialkomplex*, bestehend aus QRS,

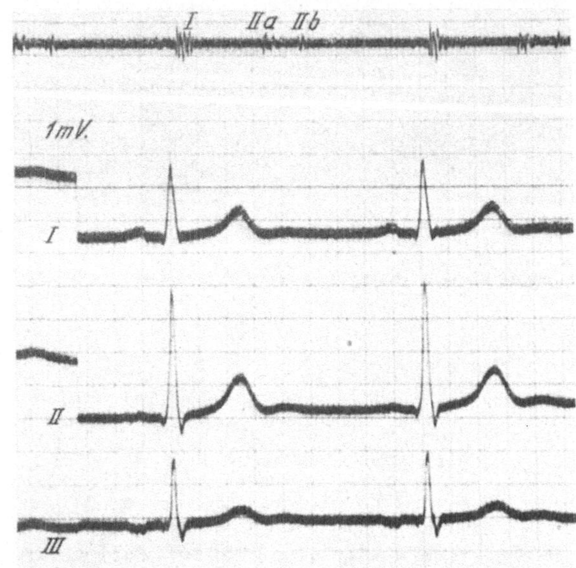

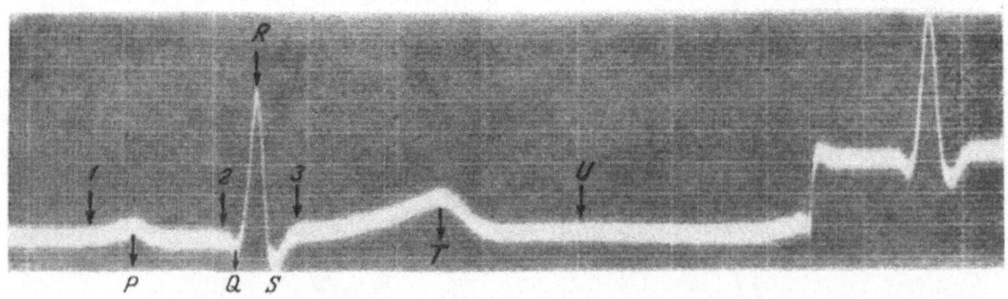

Abb. 61 a u. b. Normales Ekg. a Ekg in drei Ableitungen gleichzeitig mit hochabgestimmten Oszillographenschleifen. Verstärkung mit widerst.kap.gekopp. Verst. nach dem Differentialverfahren von G. Kayser. Zeit: $^1/_{80}$ Sek. Eichung: 0,5 mV. Einstellzeit: 2 msec. Zeitkonstante: 3 Sek. b Abl. II; U Welle.

b) S—T-Strecke zwischen Ende S und Beginn T, letzterer ist nicht scharf abgrenzbar,

c) Endschwankung T.

Die nachfolgende Strecke bis zum Beginn P entspricht der Herzruhe. Als Nullinie des Ekg bezeichnet man zweckmäßig nicht einfach die Strecke der Herzruhe, weil sie sehr oft gar nicht dauernd in einer Horizontalen verläuft, sondern die Verbindungslinie vom Beginn P mehrerer aufeinander folgender Herzschläge. Zum Verständnis dieser komplizierten Kurve ist es nötig, die einzelnen Zacken zeitlich in die verschiedenen Phasen der Herzrevolution einzuordnen. Das zeitliche Verhalten des Ekg zu den motorischen Erscheinungen der Herzaktion wird in Absatz 2c, S. 102, ausführlicher besprochen. Hier sei nur kurz angeführt, daß die *P*-Zacke der Vorhofssystole entspricht. *Q* bzw. *R* den Beginn der Ventrikelkontraktion und das Ende von *T* meist etwa deren Ende anzeigt.

Um das Zustandekommen des Ekg, wie man es von der Körperoberfläche ableitet, zu verstehen, geht man am besten schrittweise von einfachen, experimentell herzustellenden Verhältnissen zu den komplizierten Bedingungen am lebenden Menschen vor.

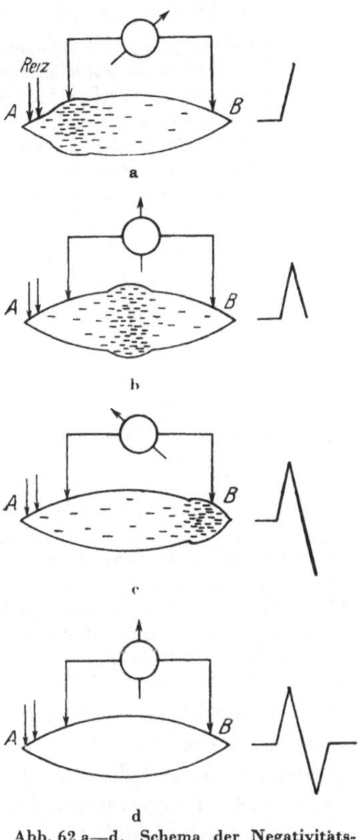

a) Der biphasische Aktionsstrom.

Ein ruhender lebender Muskel verhält sich elektrisch indifferent, man kann zwischen irgendwelchen zwei Punkten seiner Oberfläche keine Spannungsdifferenz feststellen und mithin auch keinen Strom ableiten. Reizt man den Muskel an einem Ende *A* (Abb. 62), so daß von dieser Stelle aus beginnend eine Kontraktion einsetzt, so läßt sich die Entstehung von Elektrizität im Muskel nachweisen, und zwar bildet sich ein elektronegativer Zustand an der Stelle, an der der Muskel kontrahiert ist. *Es besteht also eine elektrische Spannungsdifferenz zwischen kontrahierten und nicht kontrahierten Teilen desselben Muskels.* Registriert man die Ausschläge des Meßinstrumentes, die zu rasch erfolgen, um sie mit dem Auge verfolgen zu können, photographisch, so bekommt man eine biphasische Kurve, d. h. einen Ausschlag zunächst in der einen, dann in der anderen Richtung, das ist der *biphasische Aktionsstrom*. Es läßt sich durch Eichung des Instrumentes mit Spannungsquellen mit bekannter Lage von + - und — - Pol zeigen (z. B. einer Akkumulatorzelle), daß zunächst am Ort des Kontraktionsbeginnes Negativität entsteht, nach kurzer Zeit aber an Stelle der zweiten Elektrode. Die Kontraktion pflanzt sich wie ein Wellenberg längs des Muskels fort, begleitet von negativer Elektrizität, die an jedem Ort des Muskels nur eine kurze Zeit ihren vollen Wert hat, dann abklingt, während mit dem Weiterwandern der Kontraktion neue Regionen des Muskels Ursprungsstätte für Elektronegativität werden. *Das Instrument schreibt also deshalb eine Wechselspannung auf, weil derselbe Vorgang der Negativitätsbildung sich zunächst in der Nachbarschaft der einen Elektrode abspielt, während in der Nähe der zweiten Elektrode noch keine Tätigkeit herrscht, indes in der zweiten Phase, wenn die Kontraktion bis zur zweiten Elektrode gelangt ist, auch hier Negativität entsteht, während in der Gegend der ersten Elektrode zu dieser Zeit Negativität nur noch in geringerem Grad oder gar nicht mehr entwickelt wird.*

Das Schema (Abb. 62a—d) zeigt, wie unserer Vorstellung nach mit der jeweiligen Lage der kontrahierten Partie im Muskel der Ort größter Negativität weiterwandert. Dabei schlägt das registrierende Instrument zunächst nach der einen Seite aus, um mit dem Weiterwandern der Kontraktion wieder abzufallen. Das Instrument erreicht seinen Nullpunkt, wenn die Kontraktion gerade in der Mitte zwischen beiden Ableitungspunkten angelangt ist, denn

Abb. 62 a—d. Schema der Negativitätsbildung im kontrahierten Muskel und nebenstehend jeweils die zugehörige Kurve.

dann besteht zwischen den beiden Ableitungsstellen kein elektrischer Unterschied (es wird immer nur die Spannungs*differenz* zwischen den beiden abgeleiteten Punkten, niemals die Spannung eines Punktes gemessen). Schließlich, wenn die Kontraktion an der zweiten Elektrode angelangt ist, herrscht hier das Maximum der Negativität, während an der ersten Elektrode der Kontraktionsprozeß und damit die Entwicklung von Elektronegativität schon abgeklungen ist.

b) Der monophasische Aktionsstrom (843, 330).

Bei der eben gezeigten *biphasischen Ableitung von zwei Stellen eines unverletzten lebenden Muskels stellt man immer nur den Unterschied im elektrischen Verhalten der beiden abgeleiteten Stellen fest, nicht aber das elektrische Verhalten einer einzelnen Stelle,* etwa in der Gegend *A* der schematischen Figur. Zur Erklärung des Ekg müssen wir aber das elektrische Verhalten jeder einzelnen Muskelpartie kennenlernen, zu dem Zweck muß man *monophasisch* ableiten, d. h. dafür sorgen, daß die Erregung nicht bis zur zweiten Elektrode gelangen kann. Man legt durch irgendeine Schädigung (Quetschung, Verbrennung, Verätzung) einen künstlichen Querschnitt am Muskel an.

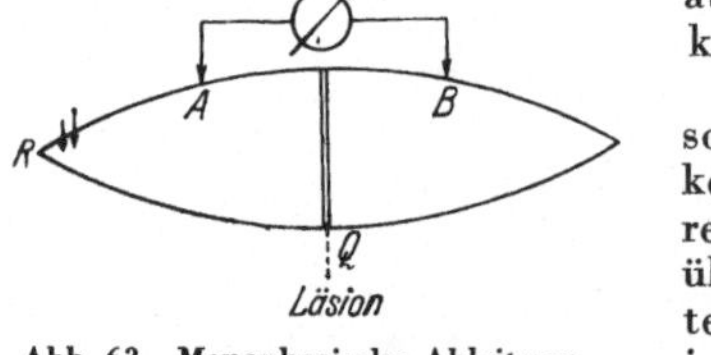

Abb. 63. Monophasische Ableitung. Schema.

Wenn man, wie in nebenstehender Abb. 63 schematisch angegeben, in der Mitte eines Muskelstreifens bei *Q* eine Läsion setzt und bei *R* reizt, so geht von hier eine Kontraktionswelle über den Muskel hin, die aber an der geschädigten Stelle haltmacht. Setzt man diesseits und jenseits der Läsion bei *A* und *B* je eine ableitende Elektrode auf, so ruft die unter *A* rasch entstehende und langsam wieder abklingende Negativität einen Ausschlag hervor; bis *B* kann die Kontraktion nicht vordringen, infolgedessen kommt es unter dieser Elektrode auch nicht zu Elektrizitätsbildung, d. h. das Instrument zeigt nur Entstehen und Vergehen des elektrischen Zustandes unter der Elektrode *A* an. Die registrierte Kurve erhebt sich steil aus ihrer Nullinie und fällt nach Erreichung des Maximums zunächst sehr allmählich und zum Schluß etwas rascher wieder zur Nullinie ab: *monophasische Aktionsspannung. Die monophasische Schwankung stellt das Grundelement dar, aus dem sich das Ekg aufbaut.*

Vom **Myokard** *erhält man eine monophasische Kurve immer und nur dann, wenn die eine ableitende Elektrode, die sog. differente, auf erregtes, die andere, die indifferente, auf unerregtes Gewebe desselben Herzteils aufgesetzt wird.* Früher kannte man keine andere Methode zur Darstellung der monophasischen Schwankung, als daß man einen künstlichen Querschnitt anlegte (Verbrennung, Verätzung, Quetschung usw.). Man setzte die indifferente Elektrode immer auf die verletzte Stelle selbst. Das ist jedoch, wie sich gezeigt hat, nicht nötig. Es muß nur irgendwie dafür gesorgt werden, daß die Kontraktion nicht den ganzen Herzteil (Kammer oder Vorhof) durchlaufen kann, sondern abgestoppt wird, ehe sie die zweite, die indifferente Elektrode erreicht. Das Potential der indifferenten Elektrode ist keineswegs konstant (384), vielmehr treten hier als „Fernpotentiale" (s. weiter unten unter d 1) die Spannungsänderungen vom erregten Gebiet in vermindertem Maße auf. Was wir als monophasische Schwankung aufzeichnen, ist die Differenz der höheren Spannung der Elektrode auf dem tätigen Gewebe, vermindert um die niedrigere Spannung unter der Elektrode auf dem von der Kontraktion nicht erreichten Gewebe.

Die Schädigung, mit der man den künstlichen Querschnitt hervorruft, bedingt eine über Sekunden bis Minuten anhaltende und erst allmählich abklingende Dauerspannung, die sog. *Demarkationsspannung.*

Während der Herzruhe verhält sich dann die ungeschädigte Muskulatur gegenüber der geschädigten Stelle, genauer gesagt, gegenüber der Übergangszone von geschädigter zu ungeschädigter Muskulatur elektropositiv. Kontrahiert sich nun das Herz, so ist während der Dauer der Systole die Demarkationsspannung nicht nachweisbar, weil jetzt das tätige Gewebe seinerseits negativ wird, mithin keinen Unterschied gegenüber der Demarkationsspannung aufweist[1]. Zur Untersuchung der Demarkationsspannung braucht man ein Saitengalvanometer oder einen Gleichspannungsverstärker, die üblichen Elektrokardiographen mit RC-Verstärkern (s. S. 9) sind hierfür ungeeignet, sie zeigen Dauerspannungen nicht an.

Zur Darstellung der monophasischen Schwankung ist die Demarkationsspannung nicht nötig. Man kann z. B. auch nach Abklingen der Demarkationsspannung die monophasische Schwankung noch lange Zeit darstellen. Wie von de Boer (*31*) gezeigt, erhält man bei diffuser Gifteinwirkung auf das Herz unter Umständen rein monophasische Ströme, ohne daß ein Demarkationsstrom überhaupt ableitbar wäre. Das *Aktionsphänomen* nach Lueken und Schütz (*240*), d. h. eine nicht über den Reizort hinausgehende lokale Erregung zeigt eine monophasische Kurve, ein Demarkationsstrom kommt dabei nicht zustande. Das Phänomen läßt sich mit schwachen Reizen auslösen, die während der relativen Refraktärphase auf ein, z. B. durch Kälte, geschädigtes Herz einwirken.

Oben wurde betont, daß eine monophasische Kurve nur dann zu erhalten ist, wenn beide ableitenden Elektroden auf dem gleichen Herzteil liegen und die Kontraktion verhindert wird, auch die zweite Elektrode zu erreichen. Wenn jedoch die zweite Elektrode nicht auf demselben Herzteil liegt, sondern an irgend einer anderen Stelle des Körpers, so wird immer biphasisch abgeleitet. Die Verhältnisse sind dann grundsätzlich die gleichen wie in Abb. 62 dargestellt, nur mit dem unwesentlichen Unterschied, daß die zweite Elektrode nicht am Ende des tätigen Herzmuskels unmittelbar aufliegt, sondern unter Zwischenschaltung eines breiten Gewebsstückes, das an der Kontraktion nicht teilnimmt. Dieses Gewebsstück wirkt als „Gabelelektrode", die mit ihren zahlreichen Zinken mit jeder einzelnen Stelle der tätigen Muskulatur in leitender Verbindung steht. Dabei sind die einzelnen Zinken auch untereinander leitend verbunden. Das dem breiten Gewebsstück anliegende Kabel führt die Resultierende aller einzelnen Einwirkungen der tätigen Herzmuskulatur dem Elektrokardiographen zu.

Unghvary berücksichtigt diese Verhältnisse nicht, wenn er meint, man müsse nach der herrschenden Theorie bei Ableitung vom unverletzten Vorhof zur verletzten Kammer eine monophasische Vorhofskurve erwarten. Nach der herrschenden Theorie kann man in einem solchen Fall nur eine biphasische Vorhofs- und eine monophasische Kammerkurve erhalten. Dabei wird jeder der beiden Herzteile nur mit einer der beiden Elektroden direkt abgeleitet, die andere steht breitflächig durch das angrenzende Gewebe mit dem jeweils tätigen Herzteil in Verbindung.

---

[1] Dies gilt nur annäherungsweise. Wir fanden die Demarkationsspannung in zahlreichen Versuchen ausnahmslos etwa 25 % niedriger als die Aktionsspannung. Heinrich und Weber, Z. klin. Med. **137**, 272 (1940).

Die von Wilson und Mitarbeitern (*421*) vertretene Auffassung, die monophasische Schwankung sei auf das Verschwinden der Verletzungsspannung während der Systole zurückzuführen, kann schon aus dem Grunde nicht zutreffend sein, weil sich nachweisen läßt, daß die monophasische Aktionsspannung in unveränderter Größe weiter entsteht, wenn die Demarkationsspannung, deren Entstehen und relativ rasches Vergehen fortlaufend registriert wird, längst abgeklungen ist (*140*).

c) Der Aktionsstrom des Herzens bei direkter biphasischer Ableitung (Elektrogramm).

Wir gehen jetzt einen Schritt weiter: Wenn wir von zwei Stellen des isolierten überlebenden Herzens etwa von der Herzbasis rechts und von der Spitze zu einem Galvanometer ableiten, so erhalten wir die nebenstehende Kurve, das Elektrogramm (Eg) (Abb. 64), die sich wesentlich vom biphasischen Aktionsstrom des quergestreiften Skeletmuskels unterscheidet, die aber, wie man beweisen kann, aus denselben Elementen zusammengesetzt ist.

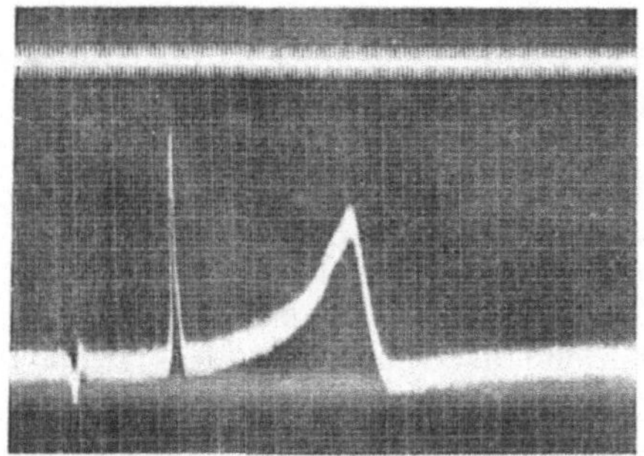

Abb. 64. Elektrogramm vom Froschherzen.

d) Der Aktionsstrom des Herzens bei direkter monophasischer Ableitung.

Wenn man imstande wäre, die Aktionsspannung nur von einer einzigen Faser unter Ausschluß aller Nebeneinflüsse aufzuzeichnen, so würde man aus der Nullinie heraus einen sehr rapiden Anstieg finden, der innerhalb von 4 σ oder in noch kürzerer Zeit, sein Maximum in einer Geraden erreichte. Diese große Steilheit des Anstiegs trifft aber möglicherweise nur für bestimmte Herzpartien zu (Spitzengegend beim Kaltblüter, linker Ventrikel beim Warmblüter (*311*).

Leitet man von zahlreichen Fasern ab (Herzstreifenpräparat oder dem ganzen freigelegten Herzen), so erhält man bei genügend raschem Filmgang (etwa 15 cm/sec) einen initialen langsameren Anstieg, an den sich dann ein wesentlich steilerer Teil anschließt. Dieser langsamere Anteil wurde auf den Erregungsprozeß im Überleitungsgewebe zurückgeführt. Bewiesen ist diese Erklärung nicht. Der langsamere initiale Teil ist zuweilen von dem rapiden Anstieg durch einen kleinen Knick abgesetzt (*167, 168, 428*).

Alle Stellen der Kammer liefern bei gleichzeitiger Ableitung zu *einer* geschädigten Stelle genau oder fast genau gleich hohe monophasische Kurven, kleine Variationen, kleine Vorzacken, initialer, langsamerer Anstieg sowie geringe Verschiedenheiten des Abfalls kommen vor. Deutlich verschieden ist der Zeitpunkt, in dem die Kurven sich aus der Nullinie erheben und in dem das Ende des steilen Anstiegs erreicht wird. — Es spielt sich offenbar an jedem Querschnitt der Myokardfasern beim Vorrücken des Erregungsprozesses immer wieder der gleiche elektrische Vorgang ab (Abb. 65).

Stets liegt normalerweise der Anstiegsbeginn der monophasischen Basisschwankung (beim Warmblüter der Anstieg der Schwankung von der rechten Kammer) *vor* dem der linken. Aber da der linke Ventrikel eine viel steiler ansteigende monophasische Schwankung erzeugt, so fällt deren Maximum noch vor das der rechten Kammer (Abb. 66).

Bei monophasischer Ableitung vom Herzen in situ dauert der Anstieg der monophasischen Schwankung ausnahmslos länger als der Anstieg der *R*-Zacke des gleichzeitig von der Körperoberfläche abgeleiteten Ekg. Das konnten wir in zahlreichen Tierexperimenten immer wieder finden.

Im Verhältnis zu dem sehr steilen Anstieg geschieht der Abfall der monophasischen Schwankung sehr allmählich. Er dauert normalerweise an der Basis bzw. der rechten Kammer etwas länger als an der Spitze bzw. der linken Kammer.

Manche unserer Versuche sprechen dafür, daß sich an das Maximum für eine kurze Zeit ein steiler — und dann erst für eine längere Periode ein ganz allmählicher Abfall anschließt, der gegen Ende wieder steil wird, aber niemals so steil wie der Anstieg, und nicht unter die Nulli nie herunter geht. Ganz unentstellt ist die monophasische Aktionsspannung wahrscheinlich bis jetzt noch nicht dargestellt worden. Man kennt drei entstellende Einflüsse:

1. Unvollkommene Verletzung. Es werden dann nebeneinander monophasische und biphasische Schwankungen abgeleitet. Mit der Saugelektrode nach S c h ü t z (*344*) läßt sich dieser Fehler am sichersten und auch für die längste Versuchsdauer vermeiden. Mit allen anderen Methoden erzielt man einen reinen Querschnitt nur

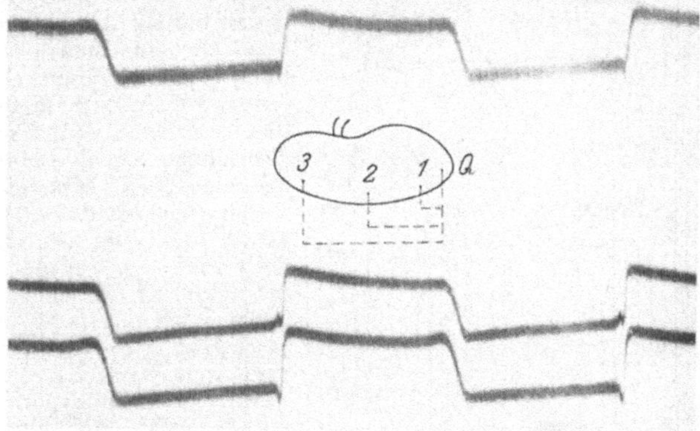

Abb. 65. Schildkrötenherz freigelegt. Bei *Q* kunstlicher Querschnitt gesetzt und monophasisch von den Punkten *1, 2, 3* zu je einem Verstarker abgeleitet. Die drei Verstarker haben ihre gemeinsame Kathode bei *Q*. Spontane Schlagfolge. Ordinatenabstand = 0,55 Sek.

für Sekunden bis höchstens 30 Min., dies gilt schon für den Kalt-, erst recht für den Warmblüter. Der Fehler durch unvollkommene Verletzung dürfte eine geringere Rolle spielen als früher vielfach angenommen wurde.

2. Auslöschung oder Abschwächung der Aktionsspannung durch Nebenschlüsse. Man kann die unentstellte Aktionsspannung niemals von einem ganzen Herzen darstellen, auch nicht von einem noch so dünnen Muskelstreifen, falls dieser sich in einem leitenden Medium, etwa in Ringerlösung, befindet. Man muß den Streifen vielmehr in Luft und auf einer nicht leitende Unterlage anbringen. — Die Wirkung von Nebenschlüssen auf die ableitbare Spannung ist schon lange bekannt. Kleinere Ekg-Ausschläge bei blutgefüllten als bei leeren Herzen [W. W e i t z (*407*)], größere Wirkungen der oberflächlichen Herzschichten auf das Ekg als der tiefen [S c h w a b (*351*)]. Systematisch untersucht wurde die Wirkung der Nebenschlüsse auf den ableitbaren Aktionsstrom von S c h ü t z und R o t h s c h u h (*348*). Nebenschlüsse setzen die Aktionsspannung bis zur völligen Auslöschung herab. — Daß übrigens durch das Saitengalvanometer als stromregistrierendes Instrument angewendet unter Umständen erhebliche Fehler bedingt werden, geht aus den Beobachtungen von S c h e l l o n g (*314*) hervor, der am Streifenpräparat nach oberflächlicher Eintrocknung eine starke Verkleinerung des Strom-Eg ohne entsprechende Verkleinerung der Aktionsspannung sah, d. h. einen Spannungsabfall durch Anlegen des Saitengalvanometers. Es empfiehlt sich deshalb, am Streifenpräparat nur Spannungsmessung anzuwenden. Da man für viele Zwecke mit der relativ langsamen Einstellzeit des Saitengalvanometers ausreicht, genügt es, eine einzige Röhre vorzuschalten, dann hat man einen sehr bequem zu bedienenden Gleichspannungsverstärker. — Vielleicht ist schon der Gitterstrom gewöhnlicher Verstärkerröhren eine unzulässige Belastung für einen dünnen Herzmuskelstreifen. Es wäre dann richtiger, eine Elektrometerröhre anzuwenden, deren Gitterstrom sehr klein ist.

3. Fernpotentiale. In einer Reihe sehr eindrucksvoller Untersuchungen haben
Schütz und Rothschuh (*348*) nachgewiesen, daß die „Abweichungen" von der
Idealform des monophasischen Aktionsstromes, die man beim Herzmuskelstreifen
und — im geringeren Grade — auch vom freigelegten Herzen fast immer erhält,
auf der Wirkung von „Fernpotentialen" beruhen, die neben den rein monophasisch-
abgeleiteten elektrischen Vorgängen unter der differenten Elektrode noch aus
ferneren Muskelbezirken beide ableitenden Elektroden beeinflussen.

Diese Fernpotentiale überlagern sich der rein monophasischen Schwankung. Zur Veranschaulichung der Beimischung solcher Fernpotentiale hat
Schütz (*345, 346*) den Begriff der
„*Gabelelektrode*" eingeführt. Die ableitenden Elektroden stellen gewissermaßen Büschel von Fäden dar,
die sich schließlich zu einem Stamm,
das ist der ableitende Draht, verbinden. Die einzelnen Gabeläste sind
mit je einer Herzmuskelstelle in leitender Verbindung zu denken, aber
diese einzelnen Fäden können nicht
als isolierte Gebilde aufgefaßt werden, sie stehen vielmehr in leitender
Verbindung mit den anderen Gabelästen, nicht nur der eigenen, sondern auch der Gegenelektrode. So
betrachtet ist Gabelelektrode nichts
anderes als das S. 82 besprochene
„elektrische Feld". Sie vermittelt
eine „anschauliche" Betrachtung,
während das Feld experimentell und,
falls es sich um ein homogenes
Medium handelt, auch rechnerisch
erfaßt werden kann.

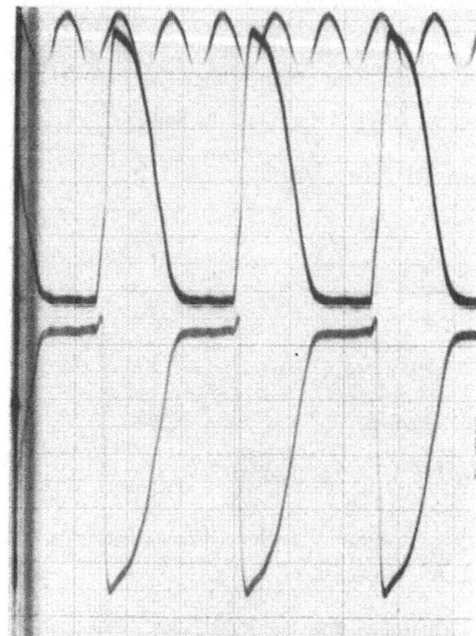

Abb. 66. Kaninchenherz. Monophasisch von Basis (obere
Kurve) und von Spitze (untere Kurve) abgeleitet. Die
Basiskurve steigt langsamer an, sie beginnt früher und
endet später als die Spitzenkurve.

e) Die Entstehung
des biphasischen
Herzaktionsstromes
aus zwei monophasischen
Anteilen.

Durch Addition entgegengesetzt
gerichteter, an Basis bzw. mehr
rechts und Spitze bzw. mehr links entstehender monophasischer Anteile, die nicht
gleichzeitig beginnen und nicht genau gleichzeitig enden, setzt sich der Aktionsstrom, den wir von der Herzlängsachse: Basis-Spitze ableiten, zusammen.

Das kann man direkt beweisen, wenn man, wie in Abb. 67a angegeben, von
einer unverletzten Basis- und einer verletzten Spitzenstelle zu einem Verstärker *A*,
und von einer unverletzten Spitzen- und verletzten Basisstelle zu einem Verstärker *B*
ableitet. Am Ausgang der Verstärker ist eine normale Oszillographenschleife
mit je einem Schenkel einer derart in zwei Hälften geteilten Schleife *III* verbunden, daß die beiden Schenkel der Schleife elektrisch voneinander isoliert,
aber durch einen aufgeklebten Spiegel mechanisch miteinander gekoppelt sind.
Es geht also durch die Schleife *I* und den einen Schenkel der Schleife *III* der
von der rechten Herzbasis gelieferte monophasische Anteil. Durch die Schleife *II*
und den anderen Schenkel der geteilten Schleife geht der monophasische Spitzenanteil. Mithin zeichnet Schleife *I* nur den monophasischen Basisanteil, Schleife *II*
nur den monophasischen Spitzenanteil. Das System *III* wird aber gleichzeitig
vom Basis- und vom Spitzenanteil beeinflußt. Es zeichnet also die Summenkurve
der beiden monophasischen Anteile auf.

Das Ergebnis ist ein typisches Eg, wie wir es von Basis und Spitze des freigelegten unverletzten Herzens ableiten. Diese Feststellung ist für die praktisch-

diagnostische Bedeutung des Ekg von erheblichem Wert. Es ist erwiesen, daß das Ekg die Summenkurve aus zwei monophasischen Anteilen darstellt, die beim Warmblüter dem rechten bzw. linken Ventrikel entstammen (beim Kaltblüter der Basis bzw. Spitze des Herzens). Nimmt man, wie in Abb. 66, gleichzeitig die monophasische Kurve sowohl vom rechten Ventrikel (Basis) und linken Ventrikel (Spitze) auf, so erkennt man ohne weiteres, daß der Anstieg der Basiskurve früher beginnt, aber namentlich zu Beginn etwas träger erfolgt, während der Anstieg der Spitzenkurve später anfängt, aber dann viel steiler erfolgt, so daß das Maximum des Ausschlags früher erreicht wird als das der Basis. Der Elektrokardiograph wird also zunächst nur von basisnahen Teilen des rechten Ventrikels beeinflußt, hierdurch kommt der aufsteigende Ast der R-Zacke im Eg zustande, der fast immer den langsameren Anstiegsbeginn der monophasischen Basisschwankung zeigt. In dem Moment, wo die Kontraktion auch unter der Spitzenelektrode eintrifft, konkurrieren die Einwirkung von Basis- und Spitzennegativität miteinander. Die Basis allein würde die Kurve weiter nach oben von

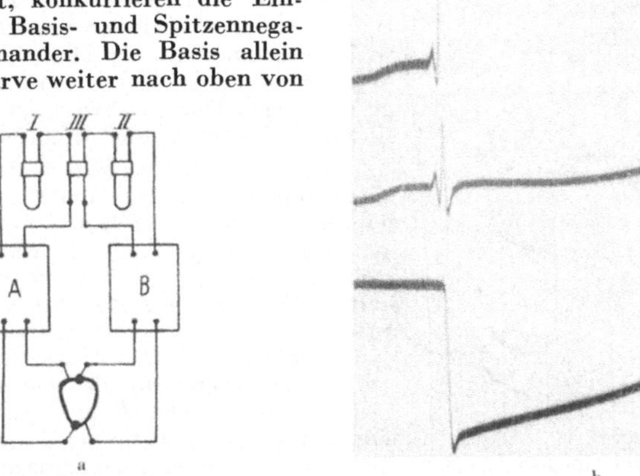

Abb. 67a u. b.   a Beschreibung im Text.   b Am freigelegten, in situ belassenen Schildkrotenherzen ist an Basis und Spitze je ein Atzschorf gesetzt, dann ist entsprechend monophasisch zum Verstärker *A* und von Spitze zum Verstärker *B* abgeleitet. Monophasische Basiskurve oben, Spitzenkurve unten, Summenkurve in der Mittel. [Aus Haager-Weber: Z. klin. Med. **131**, 136 (1936).]

der Nullinie treiben, die Spitze allein steil abwärts. Da die Spitzenwirkung eine rapidere Senkung bedingt als die Basis Hebung, muß die Kurve abfallen, d. h. das Maximum von *R* kündet den Moment an, in dem die Kontraktion des linken Ventrikels beginnt sich geltend zu machen. Der Abfall der *R*-Zacke und weiter der abfallende Ast von *S* zeigen dies fortdauernde Vorherrschen der Wirkung des linken Ventrikels an. Mit dem tiefsten Punkt von *S* hört das Linksvorherrschen auf, weil von diesem Moment ab die Negativität des linken Ventrikels langsam zurückgeht. Der Anstieg der monophasischen Schwankung vom rechten Ventrikel hält aber noch weiter an; so kommt es zum steilen Aufstieg der S-Zacke, der dann sein Ende finden muß, wenn das Maximum der Erregung im rechten Ventrikel erreicht ist. Von nun an geht die Erregung auch im rechten Ventrikel zurück, aber immer etwas langsamer als im linken, und so bleibt es bis zum Ende der Systole. Daraus folgt, *daß nach dem Ablauf von QRS der rechte Ventrikel dauernd und in steigendem Maße bis zum Ende der Systole elektrisch vorherrschend ist. Die Kurve muß also, nachdem der aufsteigende Ast von S die Nullinie erreicht hat, unaufhörlich ansteigen, zunächst — entsprechend dem anfangs nur geringen Vorherrschen der Rechtsnegativität — nur wenig, dann aber in dem Maße, als links der Erregungszustand in immer steilerer Kurve zurückgeht, zunehmend mehr, bis während des absteigenden Astes von T fast nur noch Rechtseinflüsse vorhanden sind.* In Abb. 67 kommt das deutlich zum Ausdruck.

Nach den Feststellungen von Unghvary (384) zeigt die monophasische Kurve der Vorhöfe das gleiche Verhalten: rechts früherer Beginn, langsamerer Anstieg und längere Gesamtdauer als links.

Unghvary[1] erkennt die Beweiskraft des hier beschriebenen Versuches nicht an. Er meint, es träten bei unserer Versuchsanordnung zwei Aktionsströme von der unverletzten und zwei von der verletzten Stelle auf. „Auf jeden Pol des Galvanometers kommt also der Strom eines unverletzten und eines verletzten Herzteils . . .“ Unghvary scheint sich vorzustellen, daß jeder Galvanometerpol unabhängig von anderen einen Strom aufnehmen könne, während doch das Galvanometer nur ein Stück Strombahn darstellt, in dem der Herzaktionsstrom bald in der einen, bald in der anderen Richtung fließt. Ein Strom ist monophasisch, wenn die Stromrichtung einseitig bleibt, wie bei der indirekten monophasischen Ableitung (Herzwandknoten — Peripherie). Beim Verstärker-Elektrokardiographen fließt zwar kein Strom, aber es besteht dann an einem Pol während der monophasischen Ableitung dauernd eine relative Negativität gegenüber dem anderen Pol, während bei biphasischer Ableitung die Vorzeichen während einer Systole an den Polen wechseln. Nach dem Prinzip der Gabelelektrode werden zwar jeder ableitenden Elektrode auch Fernpotentiale zugeführt, aber aus der Summe aller Einwirkungen entsteht ein Momentanwert. Der Wettkampf dieses Momentanwertes mit dem gleichzeitigen Momentanwert an der anderen Elektrode bestimmt die Stromrichtung.

Schütz (*348*) und Mitarbeiter sahen aus einem biphasischen Eg vom Herzmuskelstreifen zwei aufeinander folgende entgegengesetzt gerichtete monophasische Schwankungen entstehen, wenn sie durch Einwirkung von destilliertem Wasser eine Zone stark verlangsamter Erregungsleitung zwischen den beiden ableitenden Elektroden schufen. Sie konnten so gradatim die Umwandlung des normalen Eg mit raschem Ablauf von R und positivem T in eine Kurve mit gedehntem R und negativem T und schließlich in zwei zeitlich voneinander getrennte monophasische Schwankungen erzielen, von denen die erste aufwärts, die zweite abwärts gerichtet war. — Hier ist also besonders anschaulich die Zerlegung des biphasischen Ekg in seine beiden monophasischen Bausteine nur durch Leitungsverlangsamung herbeigeführt worden.

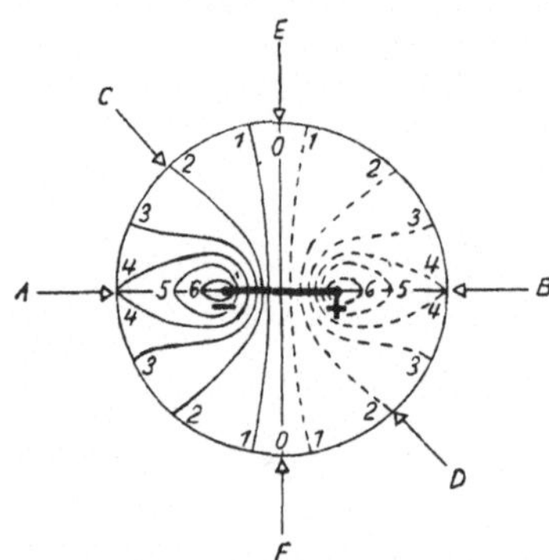

Abb. 68. Spannungsverteilung im leitenden elektrischen Feld (nach E. Koch).

Diese Erörterungen gelten dem direkt vom Herzen abgeleiteten *Eg*. Beim Menschen haben wir es aber nur mit dem von der Körperoberfläche, also indirekt abgeleiteten Aktionsspannungen, dem *Ekg*, zu tun. Der Tierversuch zeigt, daß unter gewissen Umständen Eg und Ekg weitgehend miteinander übereinstimmen, unter anderen Umständen aber ganz und gar nicht. Zum Verständnis dessen muß man sich klar werden über die

f) Ausbreitung der Aktionsspannung im menschlichen Körper.

Wir haben bisher die Aktionsspannung durch unmittelbare Ableitung vom frei in der Luft befindlichen Herzmuskel betrachtet. Bei der elektrokardiographie befindet sich aber das Herz vom Körpergewebe eingeschlossen — also von einer Salzlösung umgeben. Elektrisch gesehen stellt diese Salzlösung einen Leiter zweiter Klasse dar, in dem die Elektrizitätsleitung an Ionentransport geknüpft ist. Wenn in einem solchen Milieu eine Potentialdifferenz etabliert wird, so bilden sich zum Ausgleich des Spannungsunterschiedes zwischen den beiden Polen der Spannungsquelle in gesetzmäßiger Weise Stromfäden, sog. elektrische Feldlinien, aus.

Strom- und Spannungsverteilung in einem solchen Feld lassen sich experimentell bestimmen (Abb. 68). Aus der Betrachtung der Figur ergibt sich, daß

---

[1] Nach den Feststellungen von Unghvary (klin. Wschr. **1946**, 499) zeigt die monophasische Kurve der Vorhöfe das gleiche Verhalten: rechts früherer Beginn, langsamerer Anstieg und längere Gesamtdauer als links.

man vom Rande des Feldes, also entfernt von der Spannungsquelle, nur einen Teil der zwischen den Polen herrschenden Spannung ableiten kann. Wie groß dieser Anteil ist, läßt sich nicht errechnen, wenn das Medium, in dem sich das Feld entwickelt, inhomogen ist, wie der Rumpf des menschlichen Körpers. Aus der Betrachtung der Figur geht auch ohne weiteres hervor, daß man bei unveränderter Spannungsquelle ganz verschiedene Spannungswerte ableiten wird, je nach der Stelle am Feldrand, an der die Elektroden angelegt werden. Man erhält ceteris paribus ein Maximum des Ausschlags bei Ableitung von $+6$ zu -6 und den Ausschlag Null bei E_0 zu F_0.

So erklärt es sich, daß sich ein und derselbe Elektrizitätsvorgang im menschlichen Herzen ganz verschieden dokumentiert, je nach den Körperstellen, von denen man das Ekg ableitet.

Bei unveränderter Lage sowohl der ableitenden wie der spannungszuführenden Elektroden ändert sich die abgeleitete Spannung streng parallel mit der zugeführten.

Bei der Elektrokardiographie haben wir es nun keineswegs mit einer stillstehenden Spannungsquelle zu tun, sie wandert vielmehr in dem Maße, als sich die Erregung über das Herz ausbreitet. Infolgedessen bedeutet Rückgang der ableitbaren Spannung nicht ohne weiteres auch Rückgang der Spannungsunterschiede am Herzen selbst. Trotzdem ist es aber möglich, durch Kombination mehrerer Ableitungen vom Feldrand über Zu- und Abnahme der im Herzen erzeugten Spannungsdifferenzen, sowie über das Wandern der Pole im Herzen Auskunft zu bekommen. Das ist möglich durch Anwendung des *Dreieckschemas nach* Einthoven (s. S. 88). Zunächst müssen wir uns darüber klar werden, wie im Herzen zwei entgegengesetzt geladene Pole entstehen können.

g) Theorie der Aktionsspannung.

Die Physiologen ziehen zur Erklärung der Elektrizitätsbildung im Muskel die Membrantheorie [Bernstein (*20, 2*)] heran. Man nimmt an, die Muskelfaser sei von einer Membran umgeben (anatomisch ist eine solche nicht nachweisbar), die für Plus- und Minusionen verschiedene Durchlässigkeit hat.

Positive Ionen sollen die Membran passieren können, negative nicht. Es würde sich also in der Umgebung der Muskelfaser, im Außenleiter, eine elektropositive Schicht längs der Membran befinden, auf der Innenseite eine negative. Die ruhende Muskelfaser wäre einem geladenen Kondensator zu vergleichen, an dem man die Ladung erst nachweisen kann, wenn die beiden Beläge in leitende Verbindung gebracht werden. Diese Verbindung kann hergestellt werden durch eine Verletzung, dann wird lokal das trennende Dielektrikum zerstört, die Spannungsdifferenz zwischen plus im Außen- und minus im Innenleiter gleicht sich aus, und es entsteht nun ein Stromfluß auf das Loch zu. Da der Außenleiter dem Stromfluß Widerstand bietet, kommt es zum Spannungsabfall. Nach dieser Betrachtungsweise wäre also jetzt der Zustand an der verletzten Stelle weniger positiv als an einer unverletzten. Das ist aber nur eine andere Ausdrucksweise für Negativität an der verletzten Stelle gegenüber den nicht verletzten Stellen. Grundsätzlich der gleiche Vorgang soll sich bei der Muskelkontraktion abspielen. Die Kontraktion soll durch eine „Auflockerung" der Membran eingeleitet werden. Diese Theorie wird fast allgemein anerkannt (*312*).

Die Theorie gibt keine Auskunft darüber, was denn eigentlich die „Auflockerung" der Membran bei der Kontraktion bedingt. Außerdem gibt es experimentelle Beobachtungen, die mit der Membrantheorie nicht ohne weiteres vereinbar sind:

Wenn man am Herzstreifenpräparat einen künstlichen Querschnitt setzt, so beträgt die maximale sofort nach Anlegen der Verletzung zu messende Demarkationsspannung stets etwa 5 mV weniger als die vom gleichen Präparat bei unveränderter Elektrodenstellung gemessene Spannung der monophasischen Aktionsschwankung (*140, 85*). — Diese Beobachtung machten wir ausnahmslos, gleichgültig ob die Verletzung durch Quetschung, Schnitt, Verätzung oder durch Vergiftung mit Kaliumsalz gesetzt wurde (Abb. 69).

Es ist nun schwer einzusehen, daß durch Verletzung eine unvollkommenere Depolarisation der hypothetischen Membran erzeugt werden sollte als durch eine Kontraktion.

6*

Nach der Membrantheorie sollte man vielmehr annehmen, daß bei Verletzung die maximale Spannung entsteht, die der Muskel zu liefern vermag.

Ebensogut wie mit der Membrantheorie lassen sich die bei der Muskelkontraktion zu beobachtenden Erscheinungen mit der folgenden Theorie in Einklang bringen, die eine Erweiterung der alten Molekulartheorie von du Bois-Reymond (*21*, *35*) darstellt.

Sie hat nicht nur den Vorteil größerer Anschaulichkeit, sondern stellt auch keine besonderen Gesetze für die Elektrizitätsbildung im lebenden Organismus auf, stützt sich vielmehr auf ganz allgemein gültige Anschauungen. Insofern verdient meines Erachtens die Theorie den Vorzug. Oben wurde ausgeführt, daß kein Bewegungsvorgang, also auch kein chemischer Prozeß, denkbar ist ohne die Bildung von Elektrizität, d. h. ohne Freiwerden von Elektronen. Der chemische Vorgang, der die Muskelkontraktion einleitet, ist der Zerfall hochmolekularer Verbindungen in einfachere Bausteine. Dabei wird Energie frei, unter anderem auch in Form von Elektronen. Könnten die Elektronen wie in der Verstärkerröhre vom Glüh-

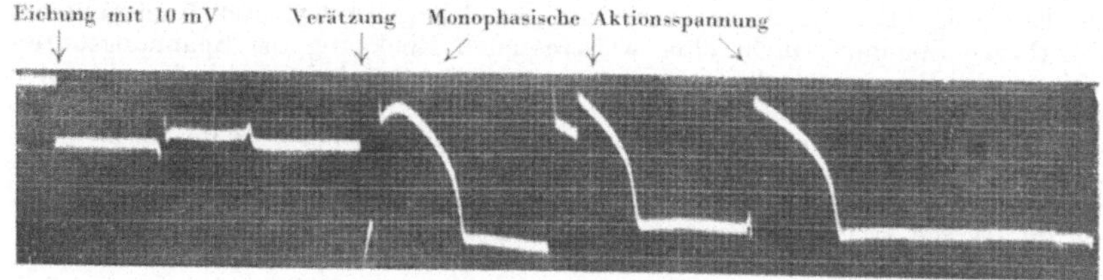

Abb. 69. Vergleich von Verletzungs- und Aktionsspannung.

faden aus ins Vakuum fliegen, so wären die Verhältnisse leicht zu übersehen. Im tierischen Gewebe können die Elektronen nicht frei existieren. Sie werden an Ionen angelagert und geben diesen eine negative Ladung. Das elektrische Gleichgewicht im Ionengemisch des Körpers wird gestört. Minusionen bekommen das Übergewicht, die sich gegenseitig abstoßen und um den Kontraktionsort herum ein „elektrisches Feld" bilden. — Diese Feldbildung geht nach Art einer Wellenbewegung bei den kurzen Entfernungen vom Herzen bis zur Körperperipherie praktisch momentan vor sich.

Wäre das Freiwerden von Elektronen nur ein stoßartiger Vorgang, dann würde das elektrische Feld fast ebenso rasch, als es sich bildete, wieder vergehen, denn die Salzlösung in unseren Geweben ist ja ein verhältnismäßig guter Leiter. Da aber der Vorgang der Elektronenentbindung im tätigen Herzmuskel, wenn auch mit abnehmender Intensität, die ganze Systole über andauert, bleibt das Feld auch während dieser ganzen Zeit mit abnehmender Intensität erhalten.

Wir haben bis jetzt in Anlehnung an Abb. 68 stillschweigend angenommen, daß wir im Herzen zwei entgegengesetzt geladene Pole hätten, von denen das „Feld" in unserem Körper entsteht. In Wirklichkeit haben wir aber unzählig viele Pole, die in dem Maße entstehen und vergehen, als die Kontraktion über das Herz hinläuft. Nach der soeben entwickelten Theorie ist jede einzelne Muskelfaser, oder genauer gesagt, jeder Teil einer Muskelfaser, der sich in Kontraktion befindet, Ursprungsstätte von Elektronegativität, stellt also einen elektropositiven Kern dar, um den eine dichte Wolke von elektronegativen Teilchen anzunehmen ist.

Nach unserer Auffassung wäre die Strecke zwischen Plus- und Minuspol jeweils mikroskopisch, ja submikroskopisch klein. Nach der Membrantheorie könnte sie länger angenommen werden. Wie dem auch sei, auf jeden Fall bestehen während der Systole zahlreiche Plus- und Minuspole gleichzeitig, sie alle zusammen bilden eine resultierende Spannung, die sich von Moment zu Moment ändert, entsprechend Ausbreitung und Rückgang der Kontraktion in den einzelnen Partien des Herzens. Die Richtung und Größe dieser resultierenden Spannung, die man auch *elektrische Herzachse* nennt, ändert sich von Moment zu Moment.

Wir hatten weiter zunächst die Annahme gemacht, das vom Herzen ausgehende elektrische Feld könne sich in einem homogenen Medium entwickeln.

In der Tat liegen aber auch hier die Dinge komplizierter. Elektrisch gesehen ist unser Rumpf nicht homogen. Parenchymatöse Organe und Muskeln müssen eine andere elektrische Leitfähigkeit haben als Knochen oder als die Lungen. Man kann deshalb die Spannungsverteilung im Feld und an seiner Oberfläche nicht berechnen, man kann sie nur experimentell bestimmen. Nach Gildemeister (*119*) können wir das Gewebe als ein System von Kondensatoren mit parallel geschalteten Widerständen auffassen. Dabei wirkt die verhornte Epidermis fast als Isolator.

h) Die Entstehung der monophasischen Kurve des ganzen Herzens durch Summation zahlreicher einzelner monophasischer Schwankungen.

Wenn man vom Herzmuskelstreifen monophasisch unter möglichster Vermeidung aller Nebenschlüsse ableitet, so bekommt man in der Regel einen sehr steilen Anstieg der Kurve, der sich, wie schon erwähnt, in etwa 4 σ vollzieht. Leitet man aber vom ganzen Herzen monophasisch ab (Schütz), so erhält man einen vielfach lagsameren Anstieg, und zwar stimmt die Anstiegsdauer mit der Dauer von QRS überein, beträgt also 0,06—0,08 Sek.

Wie kommt die Verlangsamung des Anstiegs bei Ableitung vom ganzen Herzen zustande? Wir kennen experimentelle Feststellungen, die diese Frage befriedigend beantworten. In einem Versuch meines Mitarbeiters Herkel (*140*) wurde von drei verschiedenen Punkten der Basis zu drei verschiedenen Registrierapparaten abgeleitet, die andere ableitende Elektrode war für die drei Apparate gemeinsam, sie stand mit der verätzten Herzspitze in Verbindung. Es wurden drei monophasische Kurven erhalten, der einen ging eine deutliche Q-Zacke voraus, während die beiden anderen sehr steil aus der Nullinie aufstiegen (Abb. 70a). Nunmehr wurden die drei auf verschiedenen Stellen der Basis aufsitzenden Elcktroden miteinander verbunden (Gabelelektrode nach Schütz). Die jetzt erhaltene Kurve zeigt einen viel länger dauernden, anfangs sehr langsamen Anstieg, von der Q-Zacke ist nichts mehr zu sehen, es wird vielmehr die Resultante der den verschiedenen Gabelästen zufließenden Einwirkungen aufgezeichnet (Abb. 70b). Im Falle des soeben genannten Versuches fällt die von einem Gabelast aufgenommene Q-Zacke langsamer ab als R ansteigt. Die Resultante muß also ein Anstieg sein, der während der Dauer von Q in jedem Zeitmoment um den Betrag verlangsamt ist, um den Q jeweils entgegenwirkt.

Würde dem einen Gabelast eine Q-Zacke, einem anderen Ast im gleichen Moment beginnend, eine genau gleich steil und gleich lang andauernde entgegengesetzt wirkende Spannung zugeleitet, so würde die Resultante Null sein, der Verstärker würde überhaupt keinen Vorgang aufzeichnen. Ein anderer Grenzfall wäre der, daß für eine Zeitlang nur in einer Richtung verlaufende Spannungsunterschiede aufgenommen würden, die Folge wäre ein sehr steiler Anstieg und anschließend ein Plateau. Diese beiden Idealfälle werden in der Praxis wahrscheinlich niemals zutreffen, wohl aber müssen immer Bedingungen vorhanden sein, die zu einer Verlangsamung des Anstiegs bis zu vorübergehendem Stillstand, ja bis zur Umkehr, führen. Wenn z. B. während der R-Zacke die abwärts gerichtete Kraft vorübergehend das Übergewicht erhält, so würde eine Spaltung von R resultieren.

Eine andere experimentelle Beobachtung über verlangsamten Anstieg hat man bei Ableitung vom Trichtergewebe gemacht, dem Holzlöhner (*167*) einen langsameren Erregungsanstieg zusprach, einer Auffassung, der wir uns nicht anschließen können, vielmehr nehmen wir *Nebenschlußwirkung* als Ursache des verlangsamten Spannungsanstieges an: Falls die Negativitätsbildung in sehr geringen Muskelmassen, wie z. B. im Trichtergewebe, erfolgt, so kann durch die stark wirksamen Nebenschlüsse der anliegenden Muskelschichten die an der Außenfläche des Ventrikels nachweisbare Spannung nur sehr gering sein. Könnte jede Spannungsdifferenz sich schon im Moment des Entstehens ausgleichen, so würde nach außen kein elektrischer Vorgang nachweisbar sein. Nur weil die Entstehung von Spannungsdifferenzen rascher erfolgt als der Ausgleich, schlägt das angelegte Registrierinstrument aus. Dieser Ausschlag muß zu Beginn gering sein, weil zunächst die in Kontraktion geratene Muskelmasse und damit auch die gebildete Elektrizitätsmenge klein ist, die Nebenschlüsse aber von vornherein in voller

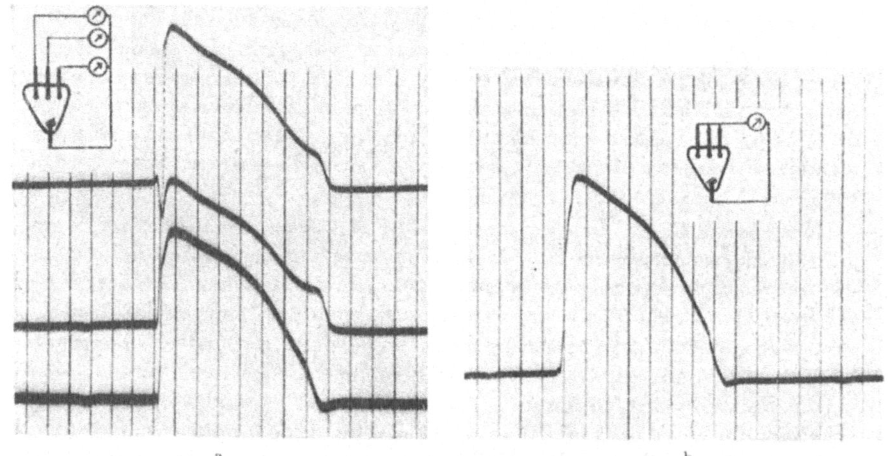

Abb. 70a u. b. Wirkung der Gabelelektrode nach Schütz.

Stärke wirken. Mit Zunahme der tätigen Muskelmassen nimmt die Elektrizitätsmenge zu. Die Wirkung der Nebenschlüsse aber bleibt unverändert, wird also relativ kleiner, der Kurvenanstieg muß steiler werden. Wenn das Verhältnis: Entstehung und Ausgleich der Potentialdifferenzen konstant geworden ist, muß der Kurvenanstieg in einer Geraden erfolgen.

Der Baustein des Ekg, die monophasische Schwankung, zeigt an den verschiedenen Stellen des Herzens, wie oben erwähnt, nur sehr geringe Unterschiede, auch von Person zu Person dürften diese Unterschiede nur ganz unbedeutend sein. Die Wirkungen der Gabelelektrode und der Nebenschlüsse können sich beim selben Menschen ändern, damit muß sich die Form des Ekg ändern. Sie sind von Mensch zu Mensch sehr verschieden und damit variiert auch das Aussehen des Ekg.

i) Der Abfall der Aktionsspannung vom Herzen zur Körperoberfläche.

Während der Herzaktion besteht zwischen der Außenwand des Herzens und der Körperoberfläche ein erheblicher Spannungsunterschied, der aber nicht mit zunehmender Entfernung vom Herzen gleichmäßig zunimmt. Die größten Spannungsunterschiede bestehen vielmehr am Herzen selbst zwischen tätigen und ruhenden Partien. Zwischen den unmittelbar ans Herz angrenzenden Gewebsteilen und der Körperoberfläche besteht eine wesentlich geringere Spannungsdifferenz als zwischen dem Herzen selbst und irgendeinem Teil des Körpers, d. h. der Spannungsabfall vom Herzen zur Körperoberfläche verläuft zuerst sehr steil und dann sehr allmählich (Abb. 71 u. 72).

Deutlich läßt sich das natürlich nur am Tier mit freigelegtem Herzen zeigen, aber auch am Menschen erkennt man grundsätzlich das gleiche Verhalten, wenn man auch nicht die Strecken des steilsten Spannungsabfalls experimentell erfassen kann.

Diese Art der Spannungsverteilung bedingt auch den Hauptunterschied zwischen unmittelbar vom Herzen und der von der Körperoberfläche abgeleiteten Kurve der Aktionsspannung.

Wir haben experimentelle Anhaltspunkte dafür, welche Spannungsdifferenzen im Herzen am Kontraktionsort entstehen (s. S. 89). Bei dem Gültigkeitsnachweis des Dreieckschemas an der Leiche mußten zwischen Sinusknoten und Herzspitze eine Spannungsdifferenz von 0,2 V angebracht werden, um in den Extremitätenableitungen Werte von 10 und 36 mV

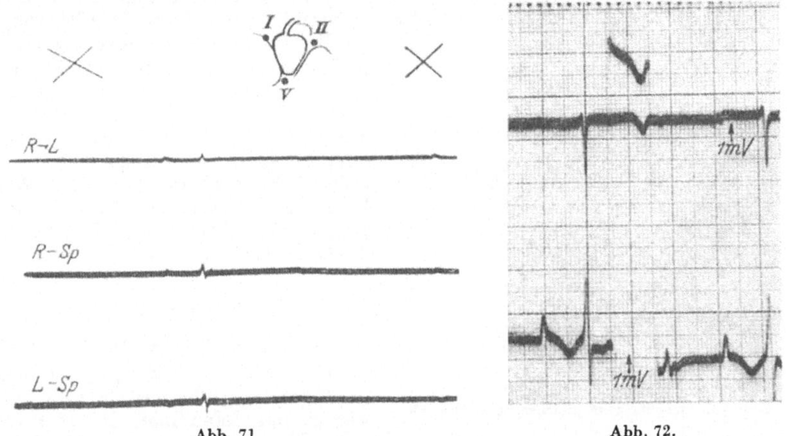

Abb. 71.　　　　　　Abb. 72.

Abb. 71. Biphasische Ableitung aus unmittelbarer Nachbarschaft des freigelegten Froschherzens. R-Zacke = etwa 1 mV. Obere Kurve I—II, mittlere Kurve I—V, untere Kurve II—V. Schon in unmittelbarer Nachbarschaft des Herzens sind die Spannungsdifferenzen zwischen den den Extremitätenableitungen entsprechenden Punkten etwa gleich groß wie bei der Extremitätenableitung.

Abb. 72. Obere Kurve: Eg vom freigelegten Froschherzen. Zweistufiger Verstärker. 1 mV am Eingang = 1 mm Kurvenausschlag. Untere Kurve: Extremitäten-Ekg vom gleichen Tier. Dreistufiger Verstärker, 1 mV am Eingang = 70 mm Kurvenausschlag. Da jede Röhre die Stromrichtung umkehrt und obere und untere Kurve mit ungleicher Röhrenzahl erhalten wurden, sind die Ausschläge entgegengesetzt gerichtet. — R-Zacken im Eg und Ekg sind gleichgroß, bei 70fach größerer Verstärkung des Ekg. [Aus A. Weber: Z. klin. Med. 132, 153 (1937).]

zu erzielen. Die Pole der Spannungsquelle befanden sich in dem Versuch wesentlich weiter voneinander, als sie es je am schlagenden Herzen sein können. Es wurde also ein sehr viel größerer Anteil der im Herzen erzeugten Spannung an den Extremitäten ableitbar als es unter den Bedingungen des lebenden Herzens möglich ist, in dem die Pole der Spannungsquelle viel näher beieinander liegen müssen. Die am Kontraktionsort entstehenden Spannungen dürften noch über den Betrag von 0,2 V liegen.

k) Das Verhältnis von Ekg zu Eg.

Wenn man von der Körperoberfläche, etwa Vorder- und Hinterextremität des Frosches, ableitet, so erhält man ein Ekg, das der vom freigelegten Herzen abgeleiteten Kurve (Eg) Abb. 64 weitgehend ähnelt, aber insofern sich unterscheidet, als die Ausschläge 50—70mal kleiner sind. Diese Größenunterschiede beruhen auf der eben erörterten Anordnung des vom Herzen erzeugten elektrischen Feldes. Von dem großen Spannungsunterschied, der zwischen Basis und Spitze des Herzens oder zwischen Herz und Körperoberfläche besteht, bleibt zwischen zwei Punkten der Körperoberfläche nur etwa der 60. Teil übrig.

l) Einfluß der relativen Lage der Elektroden auf die Form des Ekg.

Neben der Gabelelektrode und den Nebenschlüssen, deren Wirkung auf die Form des Ekg sich vielfach decken wird, spielt *die relative Lage der Elektroden zum Herzen* eine wichtige Rolle. Das vom Herzen erzeugte Feld wird von der Oberfläche des Rumpfes begrenzt, während die Extremitäten nur als indifferente Elektroden angesehen werden können. Es ist daher für die Ekg-Form gleichgültig, ob die Elektroden am Ober- oder am Unterarm angelegt werden, während Verschiebung der Elektroden am Rumpf die Kurve sofort verändert, und zwar um so mehr, je näher am Herzen abgeleitet wird. Es ist gleichgültig, ob bei unveränderter Herzlage die Elektroden verschoben werden, oder ob sich die Herzlage ändert bei unverrückten Elektroden. Die Wirkung der Herzlage auf die Form des Ekg studiert man am besten mit Hilfe des Dreieckschemas nach Einthoven.

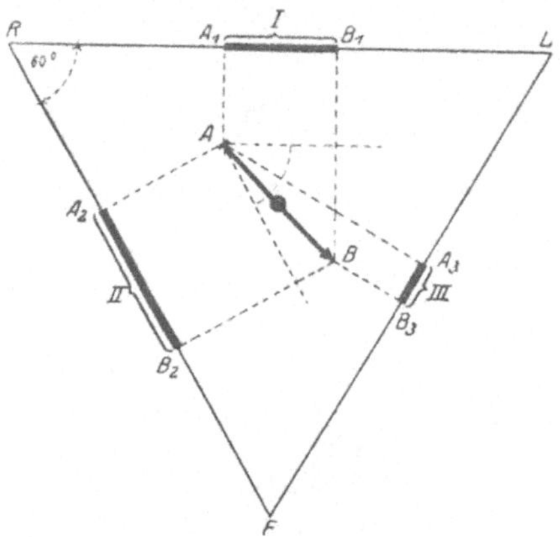

Abb. 73. Schema vom gleichseitigen Dreieck.

m) Das Schema vom gleichseitigen Dreieck.

Geometrische und physikalische Darlegungen. Wie Einthoven (*80*) gezeigt hat, kann man den menschlichen Körper bezüglich der Ausbreitung der im Herzen erzeugten Elektrizität als eine homogene dreieckige Platte ansehen, deren Ecken gebildet werden durch den rechten Arm, linken Arm und die Füße. Im Mittelpunkt dieses Dreieckes ist das Herz gelegen zu denken. Zum leichteren Verständnis geht man am besten von einer geometrischen Figur aus. Wenn in dem gleichseitigen Dreieck *RLF* (Abb. 73) symmetrisch zum Mittelpunkt die Linie *AB* gezogen und von den Endpunkten dieser Linie Senkrechte auf die Dreieckseiten errichtet werden, so erhält man die in der Abbildung stark ausgezeichneten Strecken $A_1 B_1$, $A_2 B_2$, $A_3 B_3$, das sind die Projektionen von *AB* auf die drei Dreieckseiten. Es gilt nun der Satz, daß jeweils die größte der Projektionen gleich ist der Summe der zwei anderen.

Nimmt man eine gleichseitige, homogene Scheibe aus elektrisch leitendem Material, z. B. aus Ton, der mit NaCl-Lösung angerührt ist, bringt bei den Punkten *A* und *B* eine elektrische Spannungsdifferenz an und leitet von den drei Dreieckseiten zu je einem Galvanometer ab, so geht durch jedes Galvanometer ein Strom, der sich ändert, wenn die Richtung von *AB* verändert wird, und es läßt sich zeigen, daß jeweils der größte Ausschlag gleich ist der Summe der beiden anderen. Die Ausschläge der Galvanometer verhalten sich also wie die Projektionen von *AB* auf die Dreieckseiten.

Ein Blick auf die Abb. 73 zeigt nun, daß wir auch den umgekehrten Weg gehen können; wir können aus zwei Projektionen die Strecke *AB* und zugleich den Winkel, den sie mit der Horizontalen bildet, berechnen. Wir brauchen nur die Strecke *I* auf dem einen Schenkel eines Winkels von 60° abzutragen und die Strecke *II* auf dem anderen Schenkel, in den Endpunkten die Senkrechten zu errichten und den Schnittpunkt der Senkrechten mit dem Scheitelpunkt des Winkels zu verbinden. Die Verbindungslinie stellt dann in Größe und Richtung die gesuchte Linie *AB* dar.

Auf das elektrische Gebiet übertragen: *Wir können aus zwei Ableitungen Richtung und die sich nach außen manifestierende Größe der im Herzen erzeugten*

Spannungen bestimmen. Diese — von Einthoven als *manifester Wert* der im Herzen erzeugten Spannung bezeichnet — ist nicht gleich der wirklichen im Herzen vorhandenen Spannung, sie steht aber in einem konstanten Verhältnis zu ihr und ändert sich daher immer parallel mit derselben.

Die Anwendbarkeit des Einthovenschen Dreieckschemas auf den Menschen wurde auf verschiedene Weise experimentell erbracht (*87, 385*).

Mit Hilfe des Schemas vom gleichseitigen Dreieck können wir also am unverletzten Menschen für jeden Moment der Herzrevolution die manifeste Größe und die Richtung der resultierenden Spannung, welche gerade im Herzen herrscht, angeben. Die Feststellung der resultierenden Spannung gibt uns nun noch nicht ohne weiteres Kenntnis davon, welche Gebiete des Herzens gerade in Erregung sind; denn wir können es der resultierenden Spannung niemals ansehen, aus wieviel und wie großen Einzelspannungen sie sich zusammensetzt.

n) Die praktische Anwendung des Dreieckschemas.

Man zeichnet das Ekg mit zwei Apparaten gleichzeitig in Abl. I und II. Galvanometer sollen durch Zusatzwiderstände auf den gleichen Widerstand, Verstärkerelektrokardiographen sollen auf die gleiche Empfindlichkeit gebracht werden. Man reguliert die Empfindlichkeit mit möglichster Genauigkeit so, daß bei Eichung mit dem Menschen im Stromkreis ein Ausschlag von 1 cm für 1 mV Prüfspannung resultiert. Für genaue Auslotung der beiden Apparate und Einzeichnung des Koordinatensystems gleichzeitig mit der Kurve ist zu sorgen. Hohe Filmgeschwindigkeit (8—10 cm/sec) erleichtert genaue Messung. An der fertiggestellten Kurve ist zunächst zu prüfen, ob die Prüfausschläge in beiden Apparaten genau gleich 10 mm sind; ist das nicht der Fall, so müssen die Werte für die einzelnen Zacken entsprechend korrigiert werden. Zum Beispiel: Prüfausschlag im Apparat 1 = 9, Wert für R_1 = 8,5, so wird der korrigierte Wert für R_1 gefunden nach dem Ansatz:
$$8,5/9 = x/10$$
$$x = \frac{8,5 \cdot 10}{9} = 9,4.$$

Will man nun z. B. den Winkel α und den manifesten Wert zur Zeit von R_I bestimmen, so stellt man zunächst die Ausschlagsgröße zur Zeit von R_I und zu genau der gleichen Zeit in Abl. II fest und korrigiert nötigenfalls die Werte. Man hat dann die Projektion I und II, aus denen man Richtung und Größe der Linie AB im gleichseitigen Dreieck bzw. Winkel α und manifesten Wert berechnen kann, entweder nach der Einthovenschen Formel
$$\text{tg } \alpha = \frac{2\,c_2 - c_1}{c_1 \sqrt{3}}$$
(wobei c_1 = Wert von Abl. I und c_2 = Wert von Abl. II ist)
oder durch eine geometrische Konstruktion, indem man, wie auf S. 88 ausgeführt, die Projektion I und II an den Schenkeln eines Winkels von 60° abträgt, an den Endpunkten Senkrechte errichtet und deren Schnittpunkte mit dem Scheitelpunkt des Winkels verbindet. Diese Verbindungslinie stellt dann den linearen Ausdruck für den manifesten Wert, oder der Winkel, den sie mit der Horizontalen bildet, den gesuchten Winkel α dar.

Gegen die Gültigkeit des Dreieckschemas sind Einwände erhoben worden, weil das Herz sich nicht genau im Mittelpunkt eines gleichseitigen Dreiecks befindet (*209*). Dieser Einwand ist nur soweit berechtigt, als man eine mathematisch genaue Feststellung der elektrischen Herzachse nicht erwarten darf. Es wäre aber unberechtigt, wenn man auf die Methode verzichten wollte, bei der Lokalisation von ventrikulären E.S. (s. S. 116) oder zur Feststellung höherer Grade von *Rechts- bzw. Linksverspätung der Erregung* (s. S. 139) ist sie ausreichend genau. Die von Koch-Momm (*209*) zur Demonstration der Unbrauchbarkeit des Dreieckschemas angeführten Modellversuche nehmen so extreme Herzverlagerung an, wie sie in Wirklichkeit nicht vorkommt.

Man kann mit Hilfe des Dreieckschemas unterscheiden, ob ein sog. *Links-* bzw. *Rechtspositionstyp* des Ekg (s. S. 103) oder *Links-* bzw.

Rechtsverspätung (s. S. 139) vorliegt. Man kann ferner mit Hilfe des Schemas den Entstehungsort von ventrikulären E.S. feststellen (s. S. 116).

o) **Weitere Untersuchungsmethoden zur Erklärung des Ekg und deren Ergebnisse** (*164—165a, 195, 319*).

Vektordiagramm (Heller-Schellong — W. Hollmann — G. Kayser). Heller-Schellong haben eine Methode angegeben, um den manifesten Wert, seine Größen- und Richtungsänderung in einem Arbeitsgang zu registrieren. Die Aktionsspannung wird in Abl. I und III gleichzeitig auf je einen Verstärker übertragen. Am Ausgang der Verstärker liegt eine Braunsche Röhre mit zwei aufeinander senkrecht stehenden Ablenkplattenpaaren (s. S. 4). Das eine Plattenpaar für sich allein würde den Kathodenstrahl als Abl. I in einer Ebene, das andere Plattenpaar als Abl. III in einer dazu senkrechten Ebene ablenken. Durch die gleichzeitige Wirkung beider Plattenpaare wird der Kathodenstrahl in jedem Augenblick nach dem Prinzip vom Parallelogramm der Kräfte abgelenkt und wird deshalb immer die Resultierende von Abl. I und III angeben. Der Bewegungsablauf des Kathodenstrahles auf dem Leuchtschirm der Braunschen Röhre wird als „Vektordiagramm" photographisch festgehalten. Eine Ungenauigkeit wird dabei in Kauf genommen: Abl. I und III stehen in Wirklichkeit nicht senkrecht aufeinander.

Diese Ungenauigkeit vermeidet H. E. Hollmann mit seiner Methode des *Triogramms*, bei dem die drei Extremitätenableitungen auf ein Braunsches Rohr mit drei um 120⁰ gegeneinander versetzte Spulenpaare arbeiten. Die Spulen lenken magnetisch den Kathodenstrahl in drei um 120⁰ gegeneinander geneigten Richtungen ab. Diese drei Richtungen entsprechen den Mittelsenkrechten eines gleichseitigen Dreiecks.

Vektordiagramm und Triogramm geben keine Auskunft über den *zeitlichen* Verlauf der Spannungsänderungen, weshalb auch die Vektorgraphie nur eine Ergänzung, nie einen Ersatz der gewöhnlichen Elektrokardiographie darstellen kann.

H. E. Hollmann hat das Triogramm dadurch mit einer Zeitmarkierung versehen, daß er den Kathodenstrahl durch eine rhythmisch wirkende Hell-Dunkel-Steuerung intermittierend vollkommen ausschaltete, auf diese Weise wird die Kurve in einzelne ·Punkte aufgelöst, die in bestimmten Zeitabständen einander folgen.

Die Drehung des Herzvektors verläuft nun keineswegs nur in einer Ebene. Man erhält daher bei rechtwinkliger bzw. Dreiecksableitung den Wert vom Vektor immer nur in seiner Projektion auf die Frontalebene, also nur, soweit er sich in dieser Ebene bewegt, in der wahren Größe, sonst verkürzt.

Als *Absolutkardiogramm* bezeichnet H. E. Hollmann die zeitlichen Veränderungen der absoluten Potentialresultante (i. e. des manifesten Wertes „unabhängig von der anatomischen Herzlage und von räumlichen Rotationen"). Da aber niemals der volle Betrag der im Herzen erzeugten resultierenden Spannung an der Körperoberfläche gemessen werden kann und da weiter Hollmann nur den in der Frontalebene ableitbaren Teil der resultierenden Spannung mißt, so ist die Bezeichnung *Absolut*kardiogramm nicht berechtigt. Eine solche fortlaufende Darstellung des manifesten Wertes während des ganzen Ventrikelinitialkomplexes wurde bereits 1926 in der 1. Auflage dieses Buches gegeben. Diese Berechnungen sind keineswegs besonders umständlich, wenn man bei genügender Papiergeschwindigkeit (10 cm/sec) auf Film mit eingedrucktem Koordinatensystems registriert und sich bei der Ausrechnung der in der 1. und 2. Auflage angeführten Tabelle bedient. Die Ablesung der Werte ist bei guten Saitengalvanometerkurven mindestens so genau als an einem mit Braunscher Röhre geschriebenen Vektordiagramm mit seinem sehr unscharfen Nullpunkt. Noch bequemer ist natürlich die Benutzung des von H. E. Hollmann konstruierten Absolutkardiographen. Der praktische Wert einer solchen Kurve muß allerdings noch erwiesen werden.

Als ein Vorteil müßte es angesehen werden, wenn man die *Vektordiagramme* mit gewöhnlichen Oszillographen statt mit der Braunschen Röhre aufzeichnen könnte. Mein im Osten gefallener früherer Mitarbeiter G. Kayser (*194*) hat einen solchen Apparat entwickelt. Durch den Krieg kam es aber leider bisher nicht zum Bau eines solchen Apparates, der im Betrieb durch einige einfache Umschaltungen den Übergang von der Aufzeichnung der drei Etxremitätenableitungen zum Triogramm erlauben würde.

Die *Durchschneidungsversuche* von Eppinger, Rothberger und Winterberg. Durch die Wiener Forscher Eppinger, Rothberger und Winterberg wurde in vorbildlichen Arbeiten festgestellt, welche Veränderungen das Ekg bei Durchschneidung einzelner Äste des spezifischen Systems erleidet. Die Autoren fanden, daß nach Durchtrennung des rechten Hauptschenkels meist in Abl. I und III ein Ekg auftritt, das nach normaler *P*-Zacke und normaler Überleitungszeit einen ganz atypischen Kammerkomplex aufweist, wie man ihn nach experimenteller Reizung der linken Kammer erhält; gelegentlich kamen jedoch auch weniger charakteristische Ekg-Formen vor. Nach Durchschneidung des linken Hauptastes resultierte ein Ekg, bei dem nach normaler *P*-Zacke und Überleitungszeit ein Kammerkomplex wie bei Reizung der rechten Kammer erscheint. Die Befunde der Wiener Schule wurden von Lewis bestätigt (*84, 298, 301, 302*).

Von Boden und Neukirch (*28*) wurde am überlebenden menschlichen Herzen nach Durchschneidung des linken Hauptastes vom Reizleitungssystem ein Kammerkomplex vom Typ der rechtsseitigen Kammer-E.S. erhalten.

Die Durchschneidungsversuche haben unsere Kenntnisse vom Ekg ganz außerordentlich gefördert. Sie lehren uns, daß die Form des Ekg ganz wesentlich bedingt wird durch die Wege, auf denen der Reiz dem Myokard zugeführt wird; sie zeigen weiter, daß verschiedene Bezirke des Herzens zu verschiedenen Zeiten den Reiz erhalten, und daß die erzeugten Negativitäten sich teils addieren, teils subtrahieren.

Nylin und Craffoord (*268*) leiteten während der Operation vom freigelegten Herzen gleichzeitig vom linken und rechten Ventrikel zu je einem Verstärker ab, während zu einem dritten Apparat Abl. II als Bezugskurve aufgenommen wurde. Sie erhielten entgegengesetzt gerichtete typische Dextro- und Sinistrogramme.

Das *Differential-Ekg* nach Garten-Clement. Besondere Bedeutung hat das Differential-Ekg nach Garten-Clement für die Aufklärung des Ekg erlangt.

Das Prinzip der Methode besteht darin, daß von einer eng umschriebenen Fläche zum Galvanometer abgeleitet wird. Das wird dadurch erreicht, daß ein mit Ringerlösung getränkter Wollfaden scharf geknickt und mit der Knickstelle auf das Herz aufgelegt wird; es entsteht dann eine Berührungsfläche von etwa 1 qmm Größe. Die Enden des Wollfadens sind mit je einer unpolarisierbaren Tonstiefelelektrode verbunden, diese wiederum mit dem Saitengalvanometer. Die Tatsache, daß im Differential-Ekg *T* im gleichen Abstand von *R* auftritt wie im Ekg des gesamten Herzens, spricht dagegen, daß im Differential-Ekg nur die Vorgänge an einzelnen Muskelfasern von der Längenausdehnung von 1 mm verzeichnet wurden, es müssen Stromschleifen aus weiterer Umgebung in die Ableitungselektroden einbrechen. Den experimentellen Beweis hierfür lieferte Holzlöhner und Sachs (*55, 112, 113, 170*).

Mittels des Differential-Ekg konnte gezeigt werden, daß der Sinusknoten früher als irgendein anderer Teil des Vorhofs oder der Hohlvene negativ wird, und daß die Erregung vom Sinusknoten sowohl aufwärts zur Hohlvene wie auch abwärts zum Vorhof fortschreitet. Bei gleichzeitiger Differentialableitung vom Sinusknoten und vom Vorhof fand Sulze (*370*) die Erregung 26 σ später, wenn die Vorhofsdifferentialelektrode nur 18 mm von der des Sinus entfernt lag. Am linken Vorhof trat die Erregung stets um mehrere σ später auf als am rechten. Ferner wurde mittels der Methode festgestellt, daß an der *Oberfläche* des Kaltblüterherzens die Erregung an allen Punkten des Ventrikels nahezu gleichzeitig auftritt. Damit war die früher herrschende Auffassung widerlegt, daß die Kontraktion nach Art einer peristaltischen Welle über das Herz hinlaufe. Auch für den Warmblüter wurde nachgewiesen, daß die Erregung nahezu gleichzeitig an der gesamten Ventrikeloberfläche auftritt.

Bei künstlicher Reizung wurde die Ventrikeloberfläche im Gegensatz zur natürlichen Erregung nicht gleichzeitig negativ, sondern nahe dem Reizort gelegene Punkte wurden deutlich früher negativ als entferntere. Sehr interessant ist der Befund, daß das Differential-Ekg irgendeiner Stelle der Ventrikeloberfläche später einsetzt als das Ventrikel-Ekg des ganzen Herzens. Durch diese Beobachtung wird erklärt, *daß die Herzinnenfläche (Septum, Papillarmuskel) bis zu 53 σ früher negativ wird als die Herzaußenfläche.*

2. Das Ekg bei normalem Erregungsablauf und seine Modifikationen.

a) Die Ableitung des Ekg.

Wie oben angeführt, hängt die Größe der an der Körperoberfläche ableitbaren Spannung von der gegenseitigen Lage von Herz und Elektroden ab. In der klinischen Elektrokardiographie wenden wir in erster Linie die klassischen Extremitätenableitungen nach Einthoven an:

Abl.   I: rechte Hand — linke Hand,
Abl. II: rechte Hand — linkes Bein,
Abl. III: linke Hand — linkes Bein.

Hierbei messen wir die Spannungsdifferenzen, die zwischen den Ansatzstellen der Extremitäten am Rumpf bestehen, nämlich:

Abl.   I: zwischen rechter und linker Schulter,
Abl. II: zwischen rechter Schulter und Symphysengegend,
Abl. III: zwischen linker Schulter und Symphysengegend.

Thoraxableitungen. Ferner wendet man zusätzlich Thoraxableitungen an, entweder beide Elektroden in Herznähe auf die Brustwand, wir nennen sie *vollthorakale* Ableitung, oder aber eine Elektrode in Herznähe, auf den Thorax, die andere an entfernte Körperstellen (*semi-* oder *halbthorakale* Ableitung) (*103, 124a, 174, 178, 260, 264, 380, 426*).

Beide Ableitungsarten ergeben biphasische Kurven mit größeren Ausschlägen als die Extremitätenableitungen. Die vollthorakale Ableitung hat den Vorteil, auch sagittal gerichtete Spannungsdifferenzen anzuzeigen. Extremitäten- und semithorakale Ableitungen können das nicht, sie liegen alle in der Frontalebene. Bei allen thorakalen Ableitungen ist zu beachten, daß geringe Veränderungen einer thorakalen Ableitungsstelle starke Veränderung der Kurvenform zu ergeben pflegt, und da man nicht, wie bei den Extremitätenableitungen, immer wieder zu findende Ableitungspunkte hat, kann man zu verschiedenen Zeiten gemachte Aufnahmen nicht ohne weiteres miteinander vergleichen.

Obwohl die vollthorakale Ableitung nach Nehb für die Hinterwand Infarktdiagnose wertvoll ist, hat sie sich bis jetzt in der Klinik nicht eingebürgert, weil der weitverbreitete Irrtum, man könne „unipolar" die Spannungsschwankungen einzelner Herzteile für sich darstellen, zur bevorzugten Anwendung der semithorakalen Ableitung führte. Auch die durchaus entbehrliche Anwendung von Nadelelektroden, wie sie Nehb empfiehlt, ist vielleicht der Einführung der Methode hinderlich gewesen.

Nehb setzt die Rechte-Hand-Elektrode auf den Sternalansatz der zweiten rechten Rippe, die Linke-Hand-Elektrode auf den dorsalen Projektionspunkt des Herzspitzenstoßes in die hintere Axillarlinie und die Fußelektrode auf den Spitzenstoß selbst. Steht ein Elektrokardiograph mit zwei Verstärkern in Differentialschaltung zur Verfügung, so kann man die drei Ableitungen gleichzeitig verzeichnen.

Ursprünglich hat man als semithorakale Ableitung nur die sog. Abl. IV: Fußelektrode auf die absolute Herzdämpfung, Linke-Hand-Elektrode an Fuß, benutzt. Es empfiehlt sich aber mehrere thorakale Ableitungen anzuwenden.

In Amerika und England werden folgende Ableitungspunkte empfohlen:
1. Rechter Sternalrand,
2. Linker Sternalrand,
3. Mitte zwischen linkem Sternalrand und Medioclavicularlinie,
4. Linke Medioclavicularlinie,
5. Linke vordere Axillarlinie,
6. Mittlere Axillarlinie.

Wird dazu als herzferne Elektrode der linke Fuß gewählt, so erhalten diese Ableitungen die fortlaufende Bezeichnung $CF_1—CF_6$ (C Abkürzung für Chest = Körper). Werden sie dagegen mit der Wilsonschen Sammelelektrode, d. h. die drei Extremitäten über je einen Widerstand von 5000 Ω zu einer gemeinsamen Elektrode zusammengeschaltet, so lautet die Bezeichnung der einzelnen Ableitungen $VT_1—VT_6$ (V = Abkürzung für Volt und T für Terminalelektrode).

Die Höhe der Brustwand, in der die einzelnen Ableitungen vorgenommen werden sollen, ist: Höhe des IV. Intercostalraumes am linken Sternalrand und von da auf einer Linie zum Außenrand des Spitzenstoßes gezogen, oder, falls ein Spitzenstoß nicht nachweisbar, auf der Linie vom IV. Intercostalraum am linken Sternalrand zur Kreuzung von linker Medioclavicularlinie und V. Intercostalraum und weiter rund um den Thorax in Ebene des Spitzenstoßes oder des Kreuzungspunktes von linker Medioclavicularlinie und V. Intercostalraum. *Der Elektrokardiograph soll so angeschlossen werden, daß eine relative Positivität der Herzspitze einen Ausschlag aufwärts der Nullinie ergibt.*

Holzmann (*175*) empfiehlt als Regel je eine Aufnahme links vom Sternum in Höhe der fünften Rippe und eine weitere extraapikale außerhalb der Herzspitze. Diese beiden Aufnahmepunkte entsprechen den beiden Potentialmaxima (Groedel und E. Koch). Für die genauere Untersuchung der Vorhofstätigkeit schlägt Holzmann eine Ableitung vom Sternalansatz der dritten Rippe vor. Bei Infarktverdacht wird ferner eine intraapikale, eine apikale, axilläre und postaxilläre Ableitung vorgeschlagen. Die zweite Elektrode ist jeweils die Sammelelektrode nach Wilson.

Freundlich und Lepeschkin und später Wong und Heinrich haben semithorakale Ableitungen von 16 verschiedenen Stellen der Brustwand angewendet (2 cm große Elektroden aus nicht rostendem Stahl mit Schmierseife und kleinem Sandsack auf der Brustwand fixiert). Die klinische Erfahrung hat gezeigt, daß von diesen zahlreichen Abfeitungspunkten drei besondere Beachtung verdienen. Es sind das die folgenden Punkte in Höhe des vierten Intercostalraumes: Sternummitte (4 sm = CF_2), linke Medioclavicularlinie (4 lmc = CF_4) und linke vordere Axillarlinie (4 lva = CF_5).

Mit dem Elektrokardiographen messen wir Spannungsunterschiede zwischen zwei abgeleiteten Stellen, nicht aber die Spannung einer Stelle, eine „unipolare" Ableitung gibt es in der Elektrokardiographie nicht (*149*). Die Spannungsunterschiede zwischen zwei Punkten des freigelegten Herzens betragen etwa 60 mV, zwischen zwei Extremitäten etwa 1 mV und zwischen einer herznahen Stelle der Thoraxwand und der Terminalelektrode nach Wilson etwa 1,1 mV. Mit den verschiedenen Kunstgriffen nach Wilson (*420*), Molz (*256*) oder Kienle (*200*) beseitigt man mehr oder weniger vollkommen die Spannungsunterschiede zwischen herzfernen Ableitungspunkten, aber nicht die Spannungsänderungen überhaupt in der Herzferne.

Die Bedeutung der thorakalen Ableitungen liegt darin, daß sie unter Umständen früher und deutlicher Herzmuskelschädigungen anzeigen als die Extremitätenableitungen. Auch ist es mit ihrer Hilfe bis zu einem

gewissen Grad möglich, die Ankunft der Erregung an den verschiedenen
Regionen der Herzvorderfläche zu verfolgen (*150*).

Will man das *Vorhof-Ekg* möglichst deutlich darstellen, so eignet sich
am besten eine Ableitung im II. und V. Intercostalraum rechts. Will man
den Einfluß vom rechten und linken Vorhof möglichst getrennt aufnehmen, so legt man eine herzferne Elektrode etwa am linken Bein an,
während eine Thoraxelektrode im V. Intercostalraum (rechter Vorhof)
bzw. im III. linken Intercostalraum (linker Vorhof) angebracht wird (*430*).

Die Auffassung von Kienle, daß man nur bei direkter Ableitung vom freigelegten Herzen monophasische Kurven erhalten könnte, nicht aber bei indirekter
Ableitung, besteht in dieser Form nicht zu Recht. Man müßte, falls eine „unipolare" Bestimmung der Ladungsänderungen bestimmter Herzteile möglich wäre,
zum mindesten stark monophasische Beimengung in der Kurve finden. Die lokalen
Ladungsänderungen während der Systole irgend einer Herzpartie laufen in Form
einer monophasischen Kurve ab. Wenn auch infolge von Wirkung der Gabelelektrode die mitabgeleiteten Fernpotentiale das Bild der rein monophasischen
Kurve modifizieren würden, so müßte doch mindestens eine monophasisch deformierte Kurve resultieren, wenn die Idee der unipolaren Ableitung richtig wäre.

b) Genauere Beschreibung des normalen Ekg.

Es sollen nun zunächst die normalerweise vorkommenden Varianten
des Ekg besprochen werden. *Jeder Mensch hat ein charakteristisches
Ekg, das sich nicht ändert, solange die Herzlage oder das Herz selbst
sich nicht ändert.* Eine Änderung der Herzlage kann man nur beim
Vergleich von Extremitätenableitungen sicher feststellen. Bei Thoraxableitung hat man keine Garantie, ob man jedesmal von derselben
Stelle ableitet. Kleine Elektrodenverschiebungen bewirken in Herznähe erhebliche Veränderungen der Kurve.

Schon oben wurde wiederholt darauf hingewiesen, daß bei ein und
demselben Menschen das Ekg in den drei üblichen Ableitungen ver-
schiedenes Aussehen hat. Aus dem Dreiecksschema ergibt sich, warum
das so sein muß. In der Regel wird sich ein und dieselbe resultierende
Potentialdifferenz im Herzen auf jede der drei Ableitungen verschieden
projizieren, die Ausschlagsgrößen müssen daher für jeden Moment in
den drei Ableitungen verschieden groß sein. Nur in dem besonderen Fall,
daß die resultierende Spannung auf einer Ableitung gerade senkrecht
steht, wird in dieser Ableitung der Ausschlag gleich Null sein, während er
in den beiden übrig bleibenden gleiche Größe haben muß. Die gleiche
Zacke kann in allen drei Ableitungen dieselbe Richtung zur Nullinie
haben, braucht es aber nicht. Auch das hängt mit der Projektion der
resultierenden Spannung auf die Ableitungen zusammen.

Normale durchschnittliche Zeit- und Größenwerte des Extremitäten-Ekg:

Zeitliche Dauer in Sekunden	Größe in Millivolt

$P =$ etwa 0,1 Sek.
Überleitungszeit = 0,12—0,2 Sek.
$QRS =$ 0,06—0,08 Sek. 0,1 in Abl. I
  und II ist pathologisch, in Abl. III
  noch nicht
$Q—T = 3,9 \sqrt{R—R}$ in $^1/_{100}$ Sek. mit
  zulässiger Streubreite von $\pm$ 0,04 Sek.
	$P =$ 0,1—0,25 mV
	$R =$ 0,5—1,6 mV
	Negativer Ventrikelinitialkomplex in
	Abl. III bis maximal 1 mV
	T_I und $T_{II} =$ 0,25—0,5 mV
	Negatives $T_{III} =$ maximal 0,3 mV

Wenn R in Abl. I und II sehr klein ist, wird in der Regel T ebenfalls nur geringe Ausschlagsgröße haben. Solange in solchen Fällen ST über der Nullinie langsam ansteigend verläuft und das Verhältnis von $R:T$ nicht unter 3:1 heruntergeht, liegt keine Abflachung von T vor, auch wenn sein Voltwert kleiner als 0,25 mV beträgt.

Die *normale P-Zacke bei ruhiger Atmung* (Abb. 61 normales Ekg) stellt eine etwa 1—2,5 mm hohe Erhebung dar; sie entspricht meist einem manifesten Wert von 0,1—0,25 mV. Innerhalb eines Zeitraums von etwa 0,1 Sek. ist die ganze Erscheinung abgelaufen. Die Kurve erhebt sich allmählich aus der Nullinie, der Gipfel der Welle zeigt meist eine oder auch mehrere kleine, sattelförmige Einsenkungen (*379*), wahrscheinlich bedingt durch nicht genau gleichzeitige Erregung beider Vorhöfe. Die normale *P*-Zacke ist in Abl. I und II niemals rein negativ, in seltenen Fällen unterschreitet der absteigende Ast die Nullinie etwas. In Abl. III ist P oft negativ.

Bei Extremitätenableitung ergibt Abl. II meist die größte *P*-Zacke. Wesentlich größer wird sie bei Ableitung vom Ösophagus und linkem Fuß, wobei man die eine Elektrode hinter den linken Vorhof legen kann, oder auch bei Ableitung von der vorderen Brustwand am rechten Sternalrand im III. und V. Intercostalraum. Der *P*-Zacke kommt normalerweise ebenso eine Nachschwankung zu wie der *R*-Zacke. Sie wird aber vom Ventrikelinitialkomplex verdeckt. Am Froschherzen mit seiner viel langsameren Überleitungszeit sieht man sie oft, auch beim Menschen kann sie in Fällen von Herzblock sichtbar werden (*14*). Leitet man in einer zur Herzlängsachse senkrechten Richtung vom Thorax ab, so bekommt man regelmäßig ein biphasisches P (*379*), die zweite Phase entspricht dabei nicht der Vorhofsnachschwankung. Bei Ableitung vom Ösophagus in Höhe des linken Vorhofs zu linkem Arm oder Fuß, erhält man ebenfalls ein biphasisches P, dem noch eine Nachschwankung folgen kann. Schreibt man das Ekg bei 1 mV = 5 cm Kurvenausschlag und hoher Filmgeschwindigkeit (etwa 30 cm/sec), so zeigt sich, daß die *P*-Zacke ein recht kompliziertes Gebilde darstellt, das aus vier, fünf und mehr Einzelwellen zusammengesetzt ist. Wahrscheinlich wird man bei erhöhter Flimmerbereitschaft der Vorhöfe (Mitralstenose, Thyreotoxikose) durch systematisches Studium derart dargestellter *P*-Zacken zu diagnostisch wertvollen Feststellungen kommen.

Die praktische Bedeutung der P-Zacke liegt in erster Linie darin, daß sie uns Kenntnis gibt, ob und wann die Vorhöfe in Erregung geraten. Über Veränderungen von P bei Mitralstenose, bei Hypertension und bei Coronarsklerose s. S. 133.

Die Überleitungszeit. Das Zeitintervall zwischen dem Beginn von P bis zum Beginn der *QRS*-Gruppe wird als Überleitungszeit bezeichnet. Diese beträgt zwischen 0,12—0,2 Sek. 0,2 Sek. ist bei Kindern nicht mehr normal, variiert also schon normalerweise innerhalb erheblicher Grenzen. Bei der gleichen Person ist die Überleitungszeit in den verschiedenen Ableitungen nicht gleich lang (am längsten in Abl. II), da weder P noch die *QRS*-Gruppe genau gleichzeitig in allen drei Ableitungen zu beginnen pflegt. Für Messungen gültig muß immer das längste Intervall, also das von Abl. II sein.

Die Überleitungszeit unterliegt gesetzmäßigen Schwankungen, vor allem steigt und fällt sie mit der Herzfrequenz, außerdem hat auch das Alter einen gewissen Einfluß: mit zunehmendem Lebensalter wird sie länger. — Verschiedene Autoren haben diese Einflüsse formelmäßig auszudrücken gesucht. Es ist möglich, daß diese Formeln praktische Bedeutung haben, wenn nämlich erwiesen wird, daß bei Belastung des Herzens oder bei O_2-Mangelatmung eine Herzbeschleunigung nicht von einer entsprechenden Verkürzung der Überleitungszeit begleitet wird. — Die Herznerven (s. S. 105) wirken gleichsinnig auf Herzfrequenz und Überleitungszeit. Ob die abnorm starke Verlängerung der Überleitungszeit, die man manchmal bei trainierten Sportsleuten findet, noch als normal angesehen werden dürfen, erscheint mir zweifelhaft. Große Sportleistungen sind an sich kein sicherer Beweis für ein „gesundes" Herz. — Findet sich bei Tachykardie eine Überleitungszeit an der oberen Grenze des Normalen, so liegt höchstwahrscheinlich immer eine Überleitungsstörung vor. — Die Strecke vom Ende der *P*-Zacke bis zum Beginn der *QRS*-Gruppe bewegt sich stets *nahe* der Nullinie, aber für gewöhnlich etwas *unter* ihr, zum Zeichen dessen, daß auch zu dieser Zeit noch geringe auf die Vorhöfe zu beziehende Spannungsdifferenzen im Herzen vorhanden sind. *Die Verlängerung der Überleitungszeit stellt einen empfindlichen Indicator für Myokardschädigung dar (3, 15, 313, 412).*

Die *Kammeranfangsgruppe QRS.* Die Kammeranfangsgruppe besteht aus den drei Zacken *Q, R* und *S,* die häufig, aber durchaus nicht immer klar voneinander zu trennen sind. Die Gruppe zeigt viel größere Formverschiedenheiten als die *P*-Zacke. Die Reizausbreitung ist im Ventrikel an das spez. System gebunden, dessen räumliche Anordnung wesentlichen Einfluß auf die Form der *QRS*-Gruppe hat. Da nun die Topographie des spez. Systems von Mensch zu Mensch verschieden ist, so müssen auch die Ekg-Kurven große Formverschiedenheiten aufweisen. Andere Faktoren, die das Aussehen der Kurve bestimmen, s. S. 103 und 139.

Die *Q*-Zacke leitet den Initialkomplex ein, sie ist abwärts der Nullinie gerichtet. Man kann nur dann von einer zweifellosen *Q*-Zacke sprechen, wenn sie in dem Moment im wesentlichen abgelaufen ist, wenn die *R*-Zacke in Abl. II ihren Aufstieg aufwärts der Nullinie beginnt. Dauert sie länger an, so handelt es sich um Verschmelzung mit einem negativen *R* oder eventuell nur um ein negatives *R.* Im Zweifelsfall spricht man besser von einem negativen bzw. abwärts der Nullinie gerichteten Initialkomplex. *Q* pflegt am stärksten in III, weniger in II und am geringsten in I ausgebildet zu sein. In I fehlt es überhaupt oft ganz. Über das Größenverhältnis von *Q* zu den anderen Zacken des Initialkomplexes s. S. 190.

Semithorakale Ableitung: in Höhe des IV. Intercostalraumes fehlt auf der ganzen rechten Thoraxseite und weiter nach links herüber bis zur linken Parasternallinie *Q* vollkommen. Noch weiter nach links erscheint dann *Q,* aber normal nicht größer als 0,3 mV.

Die R-Zacke ist beim normal großen und normal gelagerten Herz in allen drei Ableitungen aufwärts der Nullinie gerichtet, mit dem größten Ausschlag in II, dann folgt I, am kleinsten ist er in III. Während der R-Zacke ist die im Herzen erzeugte Spannung im wesentlichen in der anatomischen Herzlängsachse gerichtet. Daraus ergibt sich die sehr wichtige Regel, daß die anatomisch bzw. röntgenologisch festgestellte Lage der Herzlängsachse mit dem elektrokardiographischen Befund übereinstimmen muß, sonst liegen Veränderungen im Erregungsablauf vor (s. S. 103). Die Abhängigkeit von R von der Herzlage bzw. vom Zwerchfellstand drückt sich am deutlichsten in Abl. I und III aus. Bei respiratorisch stark schwankendem Zwerchfellstand kann man an der R-Zacke in Abl. I und III die Atembewegung erkennen. R_I wird exspiratorisch größer, inspiratorisch kleiner, umgekehrt verhält sich R_{III}. Ein sehr kleines R_{III} kann inspiratorisch negativ und exspiratorisch positiv sein. Die Höhe von R_I schwankt zwischen 0,5—16 mm (bei 10 mm Ausschlag je 1 mV). Werte von 24 mm, wie sie Gross (*125*) angibt, habe ich bei Herzgesunden nicht gesehen.

Der manifeste Wert der resultierenden Spannung läßt sich bekanntlich leicht konstruktiv darstellen, wenn man zu einem genau gleichen Zeitpunkt in Abl. I und Abl. II die Ausschlagshöhe bestimmt. Sind beide Kurven positiv, so wird der manifeste Wert mit ziemlicher Annäherung durch den Wert des größten Ausschlages bestimmt, das ist in der Regel Abl. II. Unter den ungünstigsten Umständen müssen zu dem Wert von R_{II} noch 13% desselben hinzugezählt werden, um den manifesten Wert zu ergeben, wenn nämlich R_{III} nahezu gleich Null ist. [Pardee (*278*)]. Hier sei betont, daß man nicht ohne weiteres die Spitzen R-Zacke in den drei Ableitungen miteinander vergleichen darf, sie fallen meist nicht synchron. Es besteht, wie oben schon ausgeführt, guter Grund zu der Annahme, daß die R-Zacke im wesentlichen auf solche Spannungen zurückzuführen ist, die in der Herzlängsachse verlaufen.

Abnorm kleine Ausschläge nehmen wir an, wenn R in allen drei Ableitungen weniger als 0,5 mV entspricht. Die klinische Bedeutung kann groß sein, braucht es aber nicht, das hängt ganz von der Entstehungsweise ab. Mit Sicherheit kennen wir extrakardiale Faktoren, die alle auf Steigerung der Nebenschlußwirkung der unmittelbaren oder auch ferneren Umgebung des Herzens beruhen, so Perikarderguß, Ödeme, Pneumonie und Myxödem. Sehr stark verkleinernd müßte auch Zunahme der Gewebsflüssigkeit innerhalb des Myokards wirken.

Ob wirkliche Verminderung der Aktionsspannung eine Rolle spielt, wie von verschiedenen Autoren angenommen, erscheint mir sehr zweifelhaft. Wenn die Spannungsabnahme beide Ventrikel in gleicher Weise betrifft, würde die Zackengröße nicht abnehmen. Würde sie einseitig besonders stark ausgeprägt sein, so würde sich die Ekg-Form grundsätzlich ändern. Dagegen muß es zu starker Abnahme der Zackengröße kommen, wenn das Intervall zwischen Beginn der Erregung in beiden Ventrikeln verkürzt wird. Durch eine mäßige Verspätung des Erregungsbeginnes vom rechten Ventrikel wäre eine solche Veränderung am ehesten

zu erklären. Es ist nicht ausgeschlossen, daß solche mäßige Rechts-
verfrühungen auch angeboren vorkommen ohne sonstige Herzveränderungen. Jedenfalls findet man gelegentlich kleine Ausschläge in allen
drei Ableitungen bei anscheinend ganz herzgesunden Leuten. Werden
die Ausschläge durch Ödem verkleinert, so nehmen sie nach Resorption
des Ödems wieder normale Größe an. Man findet aber die Verkleinerung
auch irreparabel bei Coronarsklerose, besonders als Dauerveränderung
nach stattgehabtem Infarkt, in solchen Fällen liegt eine schwere Herzmuskelschädigung vor und die Prognose muß als schlecht angesehen
werden. — Auch nach akuten Infektionen, wie Diphtherie, Polyarthritis
rheum, sieht man zuweilen die kleinen Ausschläge, sie sind dann auch
Ausdruck einer schweren, aber reparablen Herzmuskelschädigung.

Semithorakale Ableitung. In Höhe des IV. Intercostalraumes ist R
in der rechten Parasternal- und Sternallinie immer vorhanden, seine
Größe schwankt zwischen 0,5 und 0,1 mV. Von der Sternummitte ab
nimmt R an Größe zu, um in der linken vorderen Axillarlinie sein Maximum, bis zu 2 mV, zu erreichen.

Die *S-Zacke* ist abwärts der Nullinie gerichtet, sie beschließt den Ventrikelinitialkomplex. In Abl. I und II findet man S häufiger als in III.
Der abfallende Ast von S ist steiler als der aufsteigende. Bei der gewöhnlichen Filmgeschwindigkeit von etwa 4 cm/sec bildet S eine scharfe
Spitze. Seine Dauer ist in I wohl immer kürzer als die von R, in II
höchstens gleich der von R. In pathologischen Fällen kommt es zu
einer Verlängerung von S auf Kosten von R (s. S. 154).

Semithorakale Ableitung. Höhe des IV. Intercostalraumes: S ist
von der rechten Parasternallinie ab in der Richtung nach links hin größer
als das vorausgehende R, sein Maximum erreicht es am linken Sternalrand bzw. in der linken Parasternallinie. Von der linken Medioclavicularlinie ab wird S kleiner.

Spaltung von QRS. Im Normalfall findet man in Abl. I und II QRS
als eine leicht übersichtliche Gruppe, in der R als Hauptzacke imponiert,
während Q und S nur als relativ unbedeutende Nebenzacken erscheinen.
Abl. III dagegen bietet ein viel wechselvolleres Bild. Vor allen Dingen
ist es oft nicht möglich, die drei Zacken scharf auseinanderzuhalten.
Sie unterscheiden sich oft nicht nur kaum in der Größe, sondern es
kommen auch tiefe Einkerbungen und völlige Entstellungen der drei
Hauptzacken vor, so daß die Bezeichnung der einzelnen Ausschläge will-
kürlich bleibt. Man verzichtet in solchen Fällen besser auf eine genauere
Differenzierung und spricht nur von dem Initialkomplex in Abl. III.
Schwache Unstetigkeiten im Verlauf von R in Abl. I und II sind wahr-
scheinlich meist als eine harmlose Veränderung, vielleicht als Folge kleiner
Anomalien im Verlauf des Reizleitungssystems zu betrachten. Stärkere
Spaltungen von QRS in allen drei Ableitungen sind wahrscheinlich immer
pathologisch (s. S. 153).

*Eine Ventrikelinitialgruppe von normaler Größe, Form und Dauer
in allen drei Ableitungen beweist normale Erregungsausbreitung in den
Ventrikeln.*

Die *S—T-Strecke.* Von dem Moment ab, in dem der aufsteigende Ast von *S* die Nullinie wieder erreicht, beginnt die *S—T*-Strecke, die ohne scharfe Grenzen in die *T*-Zacke übergeht und normalerweise keinen Augenblick in der Nullinie verbleibt, sondern zunächst sehr langsam, dann etwas steiler zur Höhe der *T*-Zacke ansteigt.

Bei schematischer Wiedergabe des normalen Ekg wird nicht selten *ST* als horizontale Strecke in- oder sogar unter der Nullinie verlaufend angegeben. Das ist zu beanstanden. Im Kammer-Ekg des ungeschädigten Herzen gibt es keine horizontale Strecke, *ST* verläuft von Anfang an aufsteigend, d. h. sich mehr und mehr von der Nullinie erhebend, nach oben entfernend. Jede Abweichung hiervon: horizontaler Verlauf oder Senkung unter die Nullinie ist pathologisch und Zeichen einer veränderten Myokardfunktion und kann Frühstadium einer muldenförmigen *ST*-Senkung sein.

In manchen Fällen kann man nicht von einer *S—T*-Strecke sprechen, weil *S* vollkommen fehlt, man hat dann nur eine *R—T*-Strecke, die besonders in Abl. I zuweilen überhaupt nicht die Nullinie erreicht und in nach unten konvexem Bogen allmählich in *T* übergeht. Diese besondere Form ist höchstwahrscheinlich ohne krankhafte Bedeutung (*294*).

Neben Verlängerung der Überleitungszeit sind horizontaler Verlauf und Senkung von ST die empfindlichsten Zeichen für Funtkionsstörungen des Myokards. Wir werden später bei Besprechung des pathologischen Ekg auf diese Strecke zurückkommen.

Semithorakale Ableitung in Höhe des IV. Intercostalraumes. *ST* verläuft in der rechten Parasternal- und Sternallinie meist in der Nulllinie. Von Sternummitte ab liegt *ST* oft bis zu 0,2 mV über der Nulllinie, diese Hebung steigt weiter nach links noch um geringe Beträge mehr an, bis 0,25 mV. Von der Medioclavicularlinie ab pflegt die Erhebung über die Nullinie wieder geringer zu werden. Von der linken mittleren Axillarlinie ab kann sich *ST* um ganz geringe Beträge sowohl ober- wie unterhalb der Nullinie bewegen.

Die *T-Zacke.* In Abl. I und II ist *T* normalerweise aufwärts, d. h. *R* gleichgerichtet; es soll einem Spannungswert von 0,2—0,5 mV entsprechen. Negative Richtung in diesen beiden Ableitungen muß als pathologisch gelten. In Abl. III findet man auch beim Normalen nicht selten ein negatives *T*. Das tritt besonders bei Querlage des Herzens hervor. Außerdem ist die *T*-Zacke im Gegensatz zur *QRS*-Gruppe stark von Vaguseinflüssen abhängig (*80, 308*).

Da sich die *T*-Zacke ganz allmählich aus der horizontalen Strecke nach *S* erhebt, ist es schwer, ihren Anfang scharf festzustellen. Für Zeitmessungen ist es daher genauer, die Strecke zwischen Ende *S* und Ende *T* zu wählen. Wie die Systole an sich, so schwankt auch diese Teilerscheinung der Systole normalerweise mit der Herzfrequenz, aber doch innerhalb enger Grenzen.

In Abl. I und II entspricht *T* einem Spannungswert von 0,2—0,5 mV, in Abl. III ist *T* normalerweise kleiner, es schwankt zwischen nicht meßbar klein bis etwa 0,3 mV. Die Richtung ist in I und II immer positiv, in III kann sie sowohl positiv wie auch negativ sein. Letzteres immer dann, wenn der Initialkomplex in III negativ oder aufgesplittert und klein ist. Ein negatives T_{III} ist aber keineswegs immer normal, man hat deswegen nach Unterscheidungsmerkmalen zwischen pathologisch und normal gesucht: neben dem Spannungswert, der 0,3 mV weder in positiver noch in negativer Richtung überschreiten soll und neben dem Aussehen des Initialkomplexes in III ist von Bedeutung das Verhalten von T_{III} bei tiefer Inspiration (*433*), hierbei wird das lagebedingte (also nicht krankhafte negative T_{III}) weniger negativ oder positiv. das pathologische negative T_{III} dagegen bleibt unverändert oder wird gar noch stärker negativ.

Die T-Zacke ist stärker als QRS von Vaguseinflüssen abhängig.

Abweichen vom normalen Verhalten der T-Zacke ist ein wichtiger Hinweis auf Störungen im Erregungsablauf.

Semithorakale Ableitung in Höhe des vierten Intercostalraumes. T ist in der rechten Parasternallinie vorwiegend negativ oder biphasisch mit präterminaler Positivität, zuweilen auch rein positiv. Ab Sternummitte ist T meist positiv. Weiter nach links hin wird T stärker positiv und kann in der linken Parasternallinie bis zu 1,3 mV Größe erreichen. Von der linken Medioclavicularlinie an geht die Größe von T zurück.

Die *U-Zacke.* Mehr oder weniger deutlich erkennt man bei genügend ruhiger Nullinie nach Ablauf der T-Zacke noch eine flache Erhebung von meist nur wenigen Zehntel Millimeter Höhe, zuweilen aber über 1 mm hoch, und knapp $^1/_5$ Sek. Dauer, die U-Zacke, deren Genese noch nicht erforscht ist (*379*).

Die *Dauer des gesamten Kammerkomplexes* (*138*). Man hat vielfach aus der Strecke Q bzw. R bis Ende T die Dauer der Systole bestimmt. Ganz genau kann dieses Verfahren nicht sein, weil, wie mit einwandfreier Methode gezeigt wurde (*126*), „zwischen Ende der T-Schwankung und Ende der Systole keinerlei feste Beziehungen bestehen". Der Nachweis wurde beim Kaninchen und beim Hund durch gleichzeitige Aufnahme des Ekg sowie der Carotisdruckkurve geführt. Unter Einwirkung von Strophanthin änderte sich die mechanische Systole erheblich, die QT-Dauer dagegen überhaupt nicht oder jedenfalls nicht gleichlaufend mit der mechanischen Systole. Diese Befunde decken sich mit der schon häufig gemachten Feststellung, daß keine genauen zeitlichen Beziehungen zwischen dem Ende von T und dem Beginn des II. Herztones bestehen. Während in der mechanischen Kurve der *Beginn der Anspannungszeit* am Menschen nur dann mit einiger Genauigkeit festzustellen ist, wenn man eine gute Spitzenstoßkurve schreiben kann, versagt das Ekg bei der exakten Feststellung vom *Ende der Systole.* Die genauesten Resultate würde man bei gleichzeitiger Registrierung von Ekg und Herzschall erhalten. *Die Q-Zacke im Ekg kann zur Feststellung des Systolenbeginnes — der Anfang des II. Tones zur Feststellung des Systolenendes dienen.* — Nur bei Arrhythmia absoluta einerseits und starkem systolischem Geräusch andererseits kann diese Bestimmungsmethode versagen, wenn weder Q noch der II. Herzton sich deutlich abgrenzen lassen. Diese Bedenken sollten zur Nachprüfung der bisher vorliegenden Verfahren zur Messung der Systolendauer veranlassen. Die Systolendauer schwankt nun bekanntlich, wenn auch sehr viel weniger als die Diastolendauer, in Abhängigkeit von der Schlagfrequenz.

Pardee fand folgende Werte für die Systole in Abhängigkeit von der Pulsfrequenz.

Herzfrequenz	Durchschnittliche Systolendauer in Sekunden
52	0,46
60—69	0,40
70—79	0,375
80—89	0,355
90—99	0,34

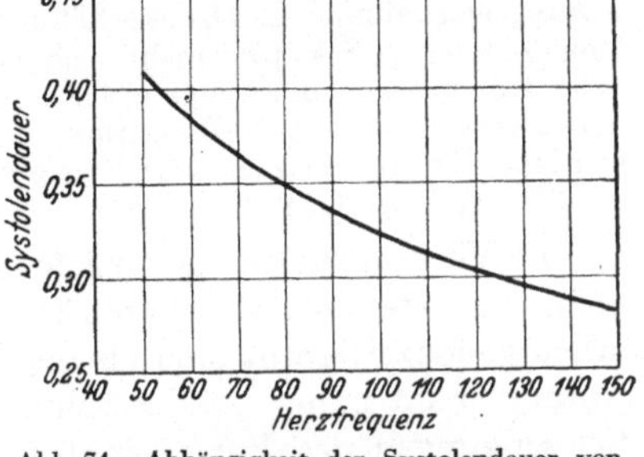

Abb. 74. Abhängigkeit der Systolendauer von der Herzfrequenz nach Hegglin und Holzmann (vereinfacht). Die Kurve gibt die Normalwerte der Systolendauer für die entsprechende Herzfrequenz an.

An einem sehr großen Material zeigten neuerdings Hegglin und Holzmann (*137*), daß die Kurve von Fridericia (*107*) bei einer Pulsfrequenz unter 60 und über 100 versagt. Die Autoren stellten eine etwas modifizierte Formel nach Bazett (*15*) auf, sie lautet:

$$\text{Systolendauer} = 3,9 \sqrt{\text{Schlagintervall}} \text{ mit einer äußersten Streubreite von} \pm 0,04 \text{ Sek.}$$

Von Lepeschkin (*230*) ist auf Grund von über 4000 Einzelbeobachtungen die Abhängigkeit der Systolendauer von der Herzfrequenz gezeigt worden. Es ergibt sich auch aus dieser Zusammenstellung, daß mit steigender Herzfrequenz die Systolendauer zunächst relativ rasch zunimmt, bei höherer Herzfrequenz aber immer weniger, um schließlich bei ganz hohen Pulszahlen kaum noch zuzunehmen. Bei der klinischen Beurteilung der Systolendauer kommt es daher nicht so sehr auf ihren absoluten Wert als vielmehr auf die relative Systolendauer an, das ist ihr Verhältnis zur Herzfrequenz. Für praktische Zwecke reicht eine Orientierung nach der Kurve von Holzmann und Hegglin aus.

Man kennt einige ganz gesetzmäßige Einflüsse auf die relative QT-Dauer. Erwärmung wirkt verkürzend, Abkühlung verlängernd. Der Sympathicus wirkt verlängernd auf die relative Systolendauer, während er die Herzfrequenz erhöht; es kann infolgedessen durch Erhöhung des Sympathicustonus die absolute Systolendauer abnehmen und gleichzeitig die relative anwachsen. Der Vagus wirkt gerade umgekehrt, das heißt, er vermindert die relative und erhöht die absolute Systolendauer (letztere Wirkung als Folge der Schlagfrequenzverminderung). Veränderungen im Stoffwechsel des Myokards beeinflussen oft (immer?) die Dauer von QT. Calciummangel, so bei Tetanie, Spasmophilie, Sprue, Urämie und bei Bluteiweißverminderung führen zu Verlängerung von QT, und zwar ist charakteristisch die Verlängerung von ST, weniger die von T. Die hieraus resultierende Ekg-Form ist charakteristisch für Calciummangel im Blut.

c) Zeitliches Verhalten des Ekg zu den motorischen Erscheinungen am Herzen.

Bei Erörterungen der zeitlichen Beziehung von Ekg und den motorischen Erscheinungen am Herzen befinden wir uns in der Schwierigkeit, die Resultate von ungleichwertigen Meßmethoden miteinander vergleichen zu müssen. Der Elektrokardiographie gegenüber, bei der minimale oder überhaupt keine Trägheitskräfte zu überwinden sind, müssen wir bei der Registrierung von Bewegungserscheinungen, Druckerhöhungen usw. mit einem Zeitverlust von unter Umständen $^1/_{100}$ Sek. und mehr rechnen. Vielfach nimmt man an, daß die eigentliche Kontraktion dem zugehörigen elektrischen Vorgang nachhinkt, aber dieses Zeitintervall ist mit Verbesserung unserer Registriertechnik immer kürzer geworden. Durig hat den sehr bezeichnenden Ausdruck von „der Latenz der Methodik" geprägt (73).

Die Vorhofdrucksteigerung folgt dem Beginn von P um 21 σ nach (114, 115). Die ersten sicher hörbaren Schwingungen des I. Tones (Hauptsegment) fallen gleichzeitig mit dem absteigenden Ast von R ein, bald näher dessen Anfang, bald näher dessen Ende. Die langsamen, wohl nicht hörbaren Schwingungen des Vorsegmentes beginnen gleichzeitig mit dem Beginn des Ventrikelkomplexes. Das Vorsegment hebt sich leider oft nicht scharf in der Herztonkurve ab und ist daher zu Messungen nicht geeignet.

Der Beginn des II. Herztones steht nicht in fester zeitlicher Beziehung zum Ende der T-Zacke. Er kann mit dem Ende von T übereinstimmen, kann etwa 10 σ nachfolgen, kann aber auch um 20 σ vorausgehen. Das bestätigt die Auffassung von Grosse-Brockhoff und Strotmann, daß man für genaue Bestimmung der Systolendauer das Ekg allein nicht benutzen kann.

d) Veränderungen der Ekg-Form unter physiologischen Bedingungen. Einfluß der Herzlage auf das Ekg.

Atmung und Ekg. Die Atmung beeinflußt das Ekg in doppelter Weise. Das inspiratorische Tiefertreten des Zwerchfells führt, abgesehen von einer Verschiebung des Herzens in toto caudalwärts, noch zu einer Drehung um die Sagittalachse, die man sich im Winkel zwischen rechtem Vorhof und den Gefäßen gezogen denken kann. Zufolge dieser Drehbewegung ist die Herzlängsachse, d. i. die Verbindungslinie von Herzspitze mit dem Scheitel des rechtsseitigen Vorhof-Gefäßbandwinkels inspiratorisch mehr der Vertikalen genähert, exspiratorisch mehr der Horizontalen. Mit Hilfe des Dreieckschemas lassen sich diese Verhältnisse genau verfolgen. Es ergibt sich nämlich, daß der Winkel α zur Zeit von R exspiratorisch kleiner wird, d. h. die resultierende Spannung zur Zeit von R dreht sich aus einer steileren in eine flachere, mehr quere Lage.

Der Winkel α zur Zeit von R schwankt respiratorisch um 12—36°. Da wir annehmen müssen, daß die resultierende Spannung zur Zeit von R annähernd in der Herzlängsachse verläuft, so ergibt obenstehende Berechnung, daß bei kräftiger, nicht forcierter Atmung die Herzlängsachse sich um 12—36° während der Inspiration steiler stellt als während der Exspiration. Für die Zacke T fand Einthoven den manifesten Wert in der Exspiration größer als in der Inspiration; eine Wirkung, die niemals durch Drehung der Herzachse erzeugt werden kann: Sie ist vielmehr auf Vaguseinflüsse zurückzuführen.

Der Winkel α zur Zeit von T ändert sich zwar in der gleichen Richtung wie Winkel α_R, aber meist weniger; diese Differenz ist auch auf Vaguseinflüsse zurückzuführen.

Die Stärke der respiratorischen Veränderungen des Ekg ist individuell sehr verschieden, was nicht wundernimmt, da wir aus der Röntgenologie wissen, wie verschieden ausgiebig die respiratorischen Zwerehfellbewegungen bei verschiedenen Personen sind.

Zwerchfellstand und Ekg. Wenn man bei fortschreitender Gravidität in größeren Intervallen das Ekg in zwei Ableitungen aufnimmt, so erkennt man sehr deutlich den Einfluß des zunehmenden *Zwerchfellhochstandes* auf das Ekg bzw. auf den Winkel α_R. Am Ende der Gravidität findet man derartig niedrige Werte für α_R, wie sonst nie beim Herzgesunden.

Adipositas oder Meteorismus wirken ganz wie Gravidität auf den Zwerchfellstand und damit auf das Ekg ein, nur in der Regel nicht so hochgradig.

Umgekehrt führt Zwerchfelltiefstand mit steilgestellter Herzlängsachse (Tropfenherz) zu großem Winkel α. Man bezeichnet die durch Zwerchfellverlagerung entstandenen Ekg - Veränderungen als *Links-* bzw. *Rechtspositionstyp* des Ekg *(171)*. Man erkennt auch ohne Berechnung des Winkels α an den Größenverhältnissen von R in den verschiedenen Ableitungen: Bei Linkspositionstyp ist R_I groß, R_{III} klein oder gar negativ. Bei Rechtspositionstyp ist R_I klein, R_{II} und R_{III} sind etwa gleich groß, in extremen Fällen, bei Dextroversio ist R_I negativ, R_{III} positiv und größer als R_{II} (s. Abb. 75). Positionstypen können allein aus dem Ekg niemals diagnostiziert werden; aus dem Vergleich von Ekg und Röntgenbefund (am besten Orthodiagramm) nur mit Wahrscheinlichkeit.

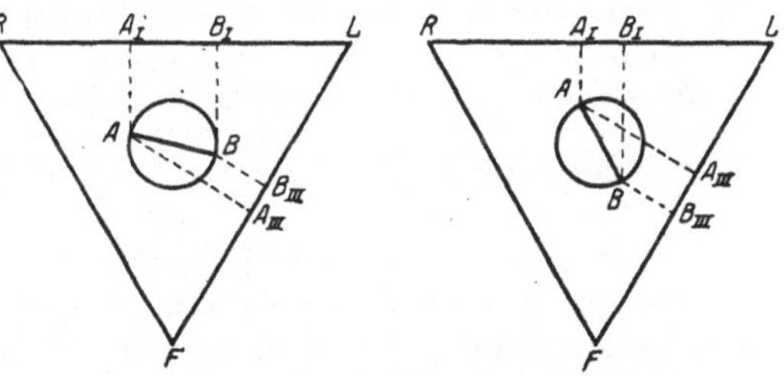

Abb. 75. Dreieckschemata zur Darstellung von Links- und Rechtspositionstyp.

Bei reinem Positionstyp werden die Normalmaße für R in keiner Ableitung überschritten. Der QRS-Komplex ist nicht verlängert.

Bei Verschiebung des Herzens in toto ohne Drehung z. B. bei Exsudat, wird das Ekg in der Regel nicht verändert.

Körperlage und Ekg. Bei Drehung des Körpers um seine Längsachse tritt eine Veränderung der S-Zacke ein *(80)*, während P, R und T so gut wie unverändert bleiben. Wenn man das Ekg einmal in linker, dann in rechter Seitenlage aufnimmt, so findet man in manchen Fällen bei Linkslage überhaupt keine S-Zacke, während sie bei Rechtslage sehr deutlich hervortritt. Nach den Ausführungen über das Dreieckschema muß die Erklärung hierfür darin gesucht werden, daß die Zacke S einer resultierenden Spannung entspricht, die vorwiegend sagittale Richtung im Herzen hat. Bei der Wendung des Körpers von der rechten zur linken Seitenlage vollführt das Herz eine Drehung um die Längsachse des Körpers. Infolgedessen kann die Projektion einer in sagittaler Richtung verlaufenden Spannung, die ursprünglich gleich Null war, nach der Drehung des Herzens merkliche Werte in der Frontalebene, die ja für die üblichen klinischen Ableitungen maßgebend ist, annehmen.

Lohmann und E. Müller konnten experimentell durch Drehung des Herzens um die Körperlängsachse eine große S-Zacke hervorrufen, wo vorher keine vorhanden war (*239*).

Die Zacken *P*, *Q*, *R* und *T*, die sich bei der Drehung des Körpers nicht verändern, entsprechen demzufolge Spannungen, die vorwiegend in der Frontalebene verlaufen.

Einfluß erhöhter Herzfrequenz auf das Ekg. Die *QRS*-Gruppe wird bei gesteigerter Herzfrequenz normalerweise kürzer (um 2—6 σ und mehr (*320, 352*) (s. S. 192 Funktionsprüfung). Sehr deutliche Veränderungen zeigen *P* und *T*. Diese beiden Zacken werden deutlich größer, und zwar wie Einthoven annimmt, infolge von vermindertem Vagustonus. Die tierexperimentellen Forschungen bekräftigen diese Annahme (s. S. 105).

Ferner wird die S—T-Strecke oft unter die Nullinie verlagert. Diese Erscheinung beruht wahrscheinlich auf mangelhafter Erholung bei stark verkürzter Diastole, sie ist ohne pathologische Bedeutung, wenn sie sich nach Beruhigung der Herzaktion sofort wieder zurückbildet.

e) Ekg und Herzkraft (*205, 251, 267, 309, 363, 378*).

Aus der Höhe der Ekg-Zacken kann man keinen Rückschluß auf die Herzkraft ziehen. Im Tierexperiment sind Beobachtungen gemacht worden (*31, 163*), nach denen schwache Kontraktionen mit einer Abkürzung des Erregungsablaufs verbunden waren. Beim Menschen sind wir gewohnt, das Gegenteil zu sehen. Vorläufig ist es jedenfalls nicht zulässig, die Beobachtung am Kaltblüter auf die menschliche Pathologie zu übertragen. — Wir kennen verschiedene Tatsachen, welche eine weitgehende Unabhängigkeit von Aktionsstrom und Kontraktionsstärke beweisen. Beim Herzalternans wechselt je eine kräftigere und eine schwächere Herzkontraktion bei regelmäßiger Schlagfolge miteinander ab, im Ekg verrät sich dieser Zustand fast nie. Ferner die Muscarinlähmung des Muskels: Man kann das Herz oder den Skeletmuskel durch Muscarin soweit lähmen, das man keine Spur einer Kontraktion mehr sehen kann; die Aktionsströme sind dabei entweder gar nicht oder nur unbedeutend abgeschwächt. Bei Calciummangel steht das Herz ebenfalls still, liefert aber weiter sein Ekg. Zwar wurden mit sehr feinen Registriermethoden immer auch noch Kontraktionserscheinungen nachgewiesen (*69*), aber das ändert nichts an der Tatsache, daß eine weitgehende Inkongruenz von Aktionsstrom und Kontraktionsstärke besteht.

In gleichem Sinne spricht auch das sog. *postmortale* Ekg. Hegler (*139*) konnte bei Feten 1—2 Stunden nach dem klinischen Tode, beim Erwachsenen bis zu $^1/_2$ Stunde post mortem große, fast normal aussehende Ekg aufzeichnen. Weitere Literatur s. (*161, 244, 315, 317*).

Henriques und Lindhard (*143*) veröffentlichen Kurven vom Froschgastrocnemius, der auf direkte Reizung zwar eine kräftige Kontraktion, aber keine Spur eines Aktionsstromes ergab, während von demselben Muskel bei indirekter Reizung der normale Aktionsstrom abgeleitet werden konnte. Mir gelang es nicht, den merkwürdigen Versuch nachzumachen. (Dies Experiment würde das direkte Gegenstück zu dem Aktionsstrom ohne Kontraktion sein.)

Zahlreiche Untersuchungen haben dargetan, daß zwischen monophasischer Aktionsspannung und mechanischer Leistung keine strenge Proportionalität besteht, z. B. bei Muscarinvergiftung oder noch ausgesprochener bei der Wärmelähmung (22, 23). Besonders einleuchtend sind die Versuche von Krayer und Schütz am Herz-Lungenpräparat (214), bei dem einerseits vierfache Steigerung der Herzleistung, andererseits stärkste Verminderung der Herz-Volumleistung ohne erkennbaren Einfluß auf die Höhe der monophasischen Aktionsstromkurve blieben.

f) Das Ekg und die langen Herznerven.

Das Herz steht unter dem antagonistischen Einfluß von Vagus und Sympathicus. Die Eigenschaften des Herzmuskels (s. S. 106) werden vom Vagus im negativen, vom Sympathicus in positivem Sinne beeinflußt. Erhöhte Vaguswirkung bedingt verlangsamte Reizerzeugung, mithin Rückgang der Schlagfrequenz, ferner Verzögerung der Erregungsleitung, Herabsetzung der Erregbarkeit und Herabsetzung der Kontraktionskraft. Der Accelerans dagegen beschleunigt Reizbildung und Erregungsleitung, er erhöht ferner die Erregbarkeit und die Kontraktionskraft.

Wie wir aus dem Tierexperiment wissen, vermag das Herz auch losgelöst von den langen Nerven nahezu normal weiter zu funktionieren. Entgegen dem Verhalten der Skeletmuskeln ist es in seiner Ernährung von diesen Nerven ganz unabhängig.

Die unter physiologischen Verhältnissen vorkommenden Nerveneinflüsse können auch die Form der einzelnen Ekg-Zacken verändern, wenn auch nicht in sehr erheblichem Grade. Während der Inspiration nimmt der Vagustonus ab, während der Exspiration zu; dementsprechend haben wir respiratorische Veränderungen des Ekg (s. S. 102). Angestrengte Muskelarbeit und Überfunktion der Schilddrüse sowie Atropin führen zu Erhöhung des Acceleranstonus und demzufolge weisen wir bei Zunahme der Herzfrequenz charakteristische Veränderungen am Ekg nach (s. S. 104).

Zum näheren Studium der Nervenwirkung auf das Ekg geht man am besten von experimentellen Beobachtungen aus:

Bei Reizung des Vaguszentrums (79) mit kleinen Morphingaben erhält man neben Verlangsamung der Schlagfolge eine Verlängerung der Überleitungszeit (Beginn von P bis Beginn des Ventrikel-Ekg) zuweilen auch Unterbrechung des Hisschen Bündels und infolgedessen komplette Dissoziation, oder auch Unterbrechung eines Tawara-Schenkels, infolgedessen atypische Ventrikelschläge. Durch Lähmung des Vagus mit hohen Morphiumdosen oder mit Atropin oder durch Vagusdurchschneidung werden diese Veränderungen rückgängig gemacht.

Bei experimenteller Reizung des *Vagusstammes* (308) tritt beim Kaltblüter in der Regel erhebliche Verkleinerung bzw. Negativwerden der T-Zacke, ferner Verkürzung der Strecke: Spitze R bis Spitze T auf.

Beim Warmblüter sind die Verhältnisse viel weniger klar. Namentlich wurde das Verhalten von T bei erhöhtem Vagustonus sehr wechselnd gefunden. Früher nahm man allgemein eine Erniedrigung von T bei Vagusreizung an; Nordenfelt (265) fand aber beim Menschen eine Erhöhung (Versuche mit Ergotamin und Amylnitrit). Nun liegen aber verschiedene Beobachtungen von T-Vergrößerung bei Vagusreizung vor, wie z. B. bei Unterdruckatmung (weitere Literatur bei Lepeschkin § 316ff.). Von vornherein muß es als wenig wahrscheinlich angesehen werden, daß der Vagus bei Warmblütern genau die entgegengesetzte

Wirkung haben sollte als bei Kaltblütern. Die Erklärung für die mangelhafte Übereinstimmung liegt jedenfalls darin, daß es schwer sein muß, beim Warmblüter eine isolierte Vagusreizung durchzuführen: immer wird sofort das Spiel der Pressoreceptoren in Gang kommen, außerdem wahrscheinlich noch andere Mechanismen, wie Veränderung der Coronardurchblutung und des Schlagvolumens. Jeder dieser Mechanismen kann T beeinflussen. Solange man nicht alle übrigen Bedingungen konstant erhalten kann, sind auftretende Ekg-Veränderungen nicht mit Sicherheit auf die künstlich herbeigeführte Veränderung eines Faktors zurückzuführen.

Für den Arzt ist von Bedeutung, daß für gewöhnlich nur P und T sich unter Nerveneinfluß ändern. Veränderungen an der R-Zacke setzen offenbar stärkere Nerveneinflüsse voraus, als sie in klinischen Fällen vorkommen.

Der monophasische Aktionsstrom wird durch Vagusreizung verkürzt(*34*), der Abfall wird steiler, manchmal auch der Anstieg geringer. Der Accelerans dagegen bewirkt größere Steilheit und höheren Anstieg der monophasischen Schwankung, oft auch ein längerdauerndes Plateau. Bemerkenswerterweise wird die Gesamtdauer der monophasischen Schwankung durch Vagus- wie durch Acceleransreizung verkürzt.

g) Das Ekg bei Situs inversus (Dextrokardie) und anderen
Herzverlagerungen.

Besonders deutlich zeigt sich die Bedeutung der Herzlage bei Situs inversus, wo, wie im Spiegelbild, rechts gegen links vertauscht ist. Im Ekg steht dabei Abl. I auf dem Kopf, d. h. alle Zacken sind umgekehrt; ferner ist Abl. II gegen Abl. III vertauscht, ohne Umkehr der Zackenrichtung.

V. Die graphischen Methoden bei Störungen der Grundeigenschaften des Herzmuskels.

Physiologische Vorbemerkungen. Seit Engelmann (*82*) galt lange Zeit die Lehre, daß dem Herzmuskel vier verschiedene voneinander unabhängige Grundeigenschaften zukommen, nämlich die Fähigkeit der
1. Reizbildung, 2. Erregungsleitung, 3. Erregbarkeit oder Anspruchsfähigkeit, 4. Kontraktilität.

Diese vier Grundeigenschaften sind unabhängig vom Nervensystem. das nur insofern auf die Herztätigkeit einwirkt, als es die vier Grundeigenschaften hemmend (negativ) oder fördernd (positiv) beeinflußt.

Nach den Untersuchungen von v. Skramlick (*359*) und von Schellong (*318*) kann die Engelmannsche Lehre nicht mehr in ihrer ursprünglichen Form anerkannt werden. Mit Schellong nehmen wir vielmehr an, *die beherrschende Eigenschaft der Herzmuskelfaser ist ihre Erregbarkeit;* wir nehmen weiter an: *die Kontraktion eines Muskelteilchens gibt den Anstoß für die Kontraktion des benachbarten ab.* Je größer die Erregbarkeit, um so rascher folgt sie dem Anstoß.

Theorie vom Kontraktionsstoff (*396*). Man kann sich die Automatie des Herzens, d. h. die Fähigkeit aus sich selbst heraus ohne Mithilfe des Nervensystems einen regelmäßigen Wechsel von Systole und Diastole zu produzieren, auf folgende Weise erklären: Die Herzmuskelzelle baut, in der Systole beginnend, hauptsächlich aber in der Diastole, einen zunehmend höher molekularen und gleichzeitig labileren Stoff auf, der bei einem bestimmten Stadium der Entwicklung spontan zerfällt. An der Kurve der Erholungszeit des Herzmuskels erkennt man, daß die Bildung des Stoffes Zeit braucht, und zwar etwas längere Zeit als die Diastolendauer, ebenso braucht auch der Zerfall Zeit, nämlich etwas weniger als die Dauer der Systole. Ist einmal der Zerfall eingeleitet, so wird auch der gesamte vorhandene Stoff aufgebraucht. Nicht alle Herzteile bauen die hypothetische Substanz, die wir *Kontraktionsstoff* nennen wollen, gleich schnell auf, sonst müßte die Kontraktion in allen Herzteilen gleichzeitig anfangen. Er entsteht vielmehr an Orten höchster Reizbildungsfähigkeit, das ist der Sinusknoten, am schnellsten. Viel langsamer geht die Bildung in der Arbeitsmuskulatur vor sich. Wenn an einer Stelle der Spontanzerfall einsetzt, kommt es hier zur Muskelkontraktion.

Die dabei frei werdende Energie in Form von Bewegung, Wärme, Ionenverschiebung und Elektrizität können alle, oder einige oder jede für sich den Anstoß zum Zerfall des Kontraktionsstoffes im angrenzenden Muskelteil geben. — Denn Kontraktionsauslösung ist durch mechanische Berührung, chemische oder elektrische Reize möglich. Daß Auslösen einer Kontraktion durch Wärmeeinwirkung nicht ohne weiteres gelingt, kann sehr wohl daran liegen, daß bei der Kontraktion an circumscripter Stelle und sehr oft kurzdauernd sehr viel höhere Wärmegrade entstehen, als wir sie im Versuch applizieren können, ohne den Muskel zu schädigen. Durch Gifte kann die Reizbildungsfähigkeit sehr gesteigert werden, und dann kann auch gelinde Erwärmung E.S. auslösen (Scherf). Die Kontraktion kann unter natürlichen Verhältnissen nur fortgeleitet werden, wenn ein zusammenhängender Weg ohne Zellgrenzen zur Verfügung steht, in dem die Kontraktion des einen Muskelquerschnittes den Anstoß zur Kontraktion des nächsten liefert (entsprechend den Versuchen von v. Skramlik). Andererseits genügt aber auch eine einzige Muskelfaser zur Fortleitung der Kontraktion. Über die Zellgrenzen hinaus kann in der Regel die Fortleitung nicht geschehen, sonst wäre z. B. das geordnete Funktionieren des spezifischen Systems im Herzen nicht möglich.

Die Kontraktion einer Muskelfaser muß in den angrenzenden Teilen des contractilen Protoplasmas den Kontraktionsstoff zum Zerfall bringen, auch wenn er vom Selbstzerfall noch weit entfernt ist. In manchen Herzpartien, z. B. in der Spitze, kommt es wahrscheinlich nie bis zum Selbstzerfall, deshalb auch kein automatisches Schlagen der abgetrennten Herzspitze. Der Herzmuskel stellt ein Syncytium dar, d. h. alle Fasern haben miteinander protoplasmatische Verbindung. Infolgedessen geht auch jede irgendwo im Herzen ausgelöste Kontraktion über den ganzen Herzmuskel hin, soweit er sich von der vorhergehenden Systole erholt hat. Die Geschwindigkeit von Reizbildung und Erregungsleitung gehen parallel, daraus kann man folgern, daß je höher aufgebaut der Kontraktionsstoff, um so rascher die Erregungsleitung. Verlangsamte Leitung im geschädigten Gewebe könnte durch verminderte Fähigkeit der Kontraktionsbildung erklärt werden. Auch die sonst schwer verständliche Verzögerung der Erregungsleitung vom Vorhof zum Ventrikel würde verständlich durch Annahme einer Zone träger Bildungsfähigkeit im Atrioventrikularknoten. Experimentell nachgewiesen ist eine solche Zone jedoch nicht.

Das *Tempo des Aufbaues vom Kontraktionsstoff* kann durch Gifte und O_2-Mangel zunächst beschleunigt und dann verlangsamt werden. So würde die Neigung zur E.S.-Bildung bei manchen Infektionskrankheiten und bei Coronarsklerose die Abkürzung des Erregungsprozesses bei starker Sauerstoffnot erklärlich.

Die Beobachtung, daß bei längerem Ausbleiben der normalen Sinuserregung sekundäre oder schließlich auch tertiäre Zentren automatisch in Aktion treten, erklärt sich einfach so, daß bei längerer Herzpause diese langsamer arbeitenden Stätten Zeit haben, ihren Kontraktionsstoff soweit zu bilden, daß er zum Selbstzerfall kommt und von hier aus sich jetzt eine Kontraktion durch das Herz hin fortpflanzt. Die Ausführungen über den Kontraktionsstoff stellen nur eine Theorie dar. Ähnliche Gedankengänge sind in neuerer Zeit mehrfach veröffentlicht worden (*120, 210, 24, 25*).

Obwohl nach den Untersuchungen von v. Skramlik und von Schellong die Unabhängigkeit der vier Grundeigenschaften des Herzens voneinander nicht mehr anerkannt werden kann, behalten wir aus didaktischen Gründen die

Engelmannsche Lehre bei, weil sie eine klare Einteilung der Herzunregelmäßigkeiten gestattet; nur über den Platz, den man der Arrhythmia absoluta zuweisen soll, sind Zweifel berechtigt. Ich habe sie zu den Störungen der Erregungsleitung gerechnet, da ihr hervorstechendstes klinisches Symptom, die unregelmäßige Kammertätigkeit, auf eine Leitungsstörung zurückzuführen ist. Zu den Störungen der Erregungsleitung rechne ich auch die vielfach zu Unrecht als „Überwiegungskurven" bezeichneten Veränderungen.

Wir wissen, daß die Erregung im Sinusknoten beginnt und von hier aus mit meßbarer Geschwindigkeit weitergeleitet wird, im Vorhof, wie man früher annahm (*234*), nicht auf spezifischen Bahnen. Nach neueren Untersuchungen jedoch bestehen zwischen Vorhof und Atrioventrikularknoten zwei bevorzugte Muskelverbindungen, deren Unterbrechung eine Veränderung der *P*-Zacke bedingt (Verlängerung, Aufsplitterung oder Negativwerden von *P*). Die eine Muskelfasergruppe geht vom oberen Ende des Sinusknotens zum linken Vorhof, die andere geht über das Vorhofsseptum zum Atrioventrikularknoten. Vom Atrioventrikularknoten geht die Erregung auf dem Wege des Hisschen Bündels und seiner Verzweigungen zu allen Teilen der Ventrikelmuskulatur (*297, 333*). Anwesenheit und Weiterschreiten der Erregung weisen wir durch den begleitenden, elektronegativen Zustand nach.

Der Reiz wird nur dann mit einer Erregung beantwortet, wenn der Muskel von der vorausgegangenen Kontraktion genügend erholt und der Reiz überschwellig ist. Bei herabgesetzter Erregbarkeit muß der Reiz stärker sein, wenn er wirken soll. Die Reizstärke gibt also ein Maß für die Erregbarkeit ab.

Die Gesamtheit der Erscheinungen vom Manifestwerden der Erregung bis zum Ende der Kontraktion nennt man Systole. Während dieser Zeit sind alle von der Kontraktion ergriffenen Herzteile für jeden Reiz unerregbar: *refraktäre Phase*.

Die Dauer· der Refraktärzeit der Kammermuskulatur. Während einer Kontraktion ist der Herzmuskel für jeden auch noch so starken Reiz unerregbar (Stadium der absoluten Refraktärzeit). Nach den Untersuchungen von Schellong und Schütz (*321*) dauert dies Stadium so lange als der monophasische Aktionsstrom. Die Dauer der monophasischen Schwankung bestimmt also die maximale Frequenz, in der die Kammern schlagen können. Ein Reiz, der vor Ablauf der monophasischen Schwankung die Kammern erreicht, würde wirkungslos bleiben. An diese absolute Refraktärzeit schließt sich eine Erholungszeit an (relative Refraktärphase). Während der relativen Refraktärphase nimmt die Stärke des gerade noch wirksamen Reizes dauernd bis zu einem gewissen Minimum ab. Die Erholungszeit ist schon normalerweise nicht für alle Herzmusknlteile gleich lang. Sie ist am längsten für das spezifische System. Am Froschherzen fand W. Trendelenburg (*378*) keine volle Übereinstimmung von Aktionsstrom und absoluter Refraktärphase. Das Herz war schon vor Ablauf des Kammer-Ekg mit starken Reizen erregbar. Die ungleichmäßige Dauer der Refraktärzeit für verschiedene Herzmuskelbezirke erklärt die Entstehung abnormer Ventrikelkomplexe bei sehr vorzeitigen supraventrikulären E.S. (s. S. 114).

Theorie von Gèraudel. Nach Gèraudel (*116*) schlagen Vorhöfe und Ventrikel nicht in gemeinsamer Abhängigkeit vom Sinusknoten, sondern der Sinusknoten sorgt nur für die Vorhöfe, der Tawara-Knoten für die Ventrikel und die regelmäßige Folge von Vorhof und Ventrikelschlag ist nur solange gewährleistet, als die Blutversorgung der beiden Knoten normal ist. Die Sinusknotenarterie entspringt der Kranzarterie früher als die Tawara-Knotenarterie, deshalb sendet der Sinusknoten seinen Reiz eher aus. Durch verringerte Blutversorgung tritt Verzögerung der Reizimpulse ein. Werden beide Zentren in gleicher Weise betroffen, so kommt es zu Bradykardie. Wenn *nur* der Sinusknoten schlechter mit Blut versehen wird, so erscheinen die Sinusimpulse später, sie reichen dann näher an R heran oder kommen sogar später (das Bild, das man sonst Tawara-*Rhythmus* nennt). Dasselbe könne eintreten, wenn beide Knoten verschlechterte Blutversorgung hätten, der Sinusknoten aber noch schlechtere als der Tawara-Knoten.

Tachykardie soll Folge von Gefäßerweiterung der Knotenarterien sein. Verlängertes *PR*-Intervall ist Folge von Erweiterung der Sinusknotenarterie oder Verengerung der Tawara-Knotenarterie. Ventrikuläre E.S. sind Folge von Erweiterung der Tawara-Knotenarterie usw.

Mit Recht sagt hierzu Peters (*282*), daß diese Lehre es schwer macht, Bigeminie zu erklären oder die langsamere Schlagfolge bei Tawara-Rhythmus. — Warum ist die kompensatorische Pause nach atrioventrikulären E.S. gerade so lang wie nach ventrikulären? — Viele andere Erscheinungen, für die uns die alte Lehre eine durchaus plausible Erklärung gibt, scheinen mir durch Gèraudels Theorie nicht deutbar zu sein, ich nenne nur die Übereinstimmung künstlich ausgelöster E.S. mit spontanen oder das gar nicht seltene Vorkommen von ventrikulären E.S.: nach Gèraudels Folge von Dilatation der Tawara-Arterie, dagegen bei langsamem Tawara-Rhythmus: nach Gèraudels Verengerung der Tawara-Arterie.

1. Reizbildungsstörungen.

Wir unterscheiden nach dem Vorgang von H. E. Hering nomo- und heterotrope Reizbildungsstörungen, je nachdem, ob die Störung inner- oder außerhalb der Reizursprungsstätte, des Sinusknotens, sitzt.

a) Die nomotopen Reizbildungsstörungen

dokumentieren sich in krankhafter Erhöhung der Herzfrequenz, Sinustachykardie oder krankhafter Herzverlangsamung, Sinusbradykardie; dazu kommen noch die Sinusarrhythmien. Liegen keine anderen Funktionsstörungen am Herzen vor, so beteiligen sich Vorhöfe und Ventrikel an der veränderten Herzaktion.

Sinustachykardie. Bei weitem die Mehrzahl aller Fälle von regelmäßiger Pulsbeschleunigung mittleren Grades stellen Sinustachykardien dar. Hierher gehört die Pulsbeschleunigung bei Erwärmung des Körpers durch heiße Bäder, überheizte Räume, Fieber; auch das sog. Fieber ohne Temperatursteigerung, das man nicht selten bei chronischer Lungentuberkulose beobachtet. Man findet dann auch bei Bettruhe Pulszahlen, die sich um 100 herum bewegen, ohne Temperaturerhöhung. Hierher gehört weiter die Pulssteigerung bei psychischer Erregung und bei körperlicher Anstrengung; ferner bei Hyperfunktion der Thyreoidea, bei Einwirkung von Kaffee, Tee, Alkohol, Tabak usw., weiterhin die Frequenzsteigerung bei akut entzündlichen Erkrankungen am Herzen selbst (Peri-, Endo- und Myokarditis). Hierher gehört außerdem die Pulsbeschleunigung bei Höhenflug, bei Anämie, gleichgültig welcher Herkunft, ferner bei höheren Graden von Hirndruck (Vaguslähmung) und bei Atropinvergiftung (ebenfalls Vaguslähmung).

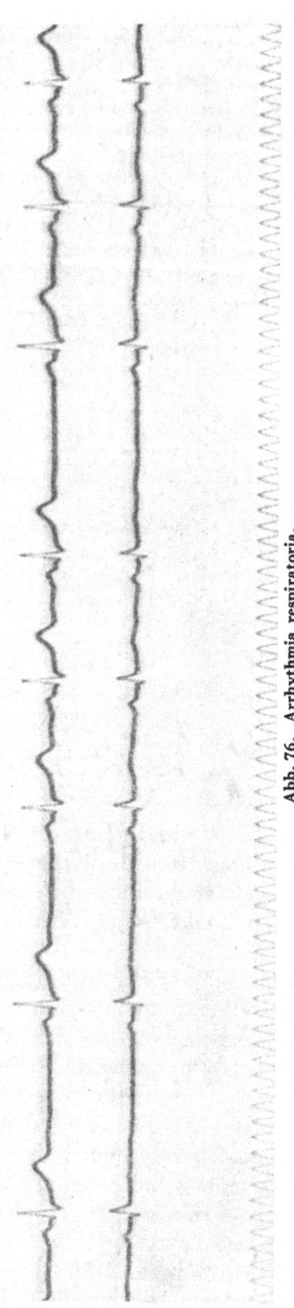

Abb. 76. Arrhythmia respiratoria.

Bei reiner Sinustachykardie pflegen *PQ-*, *QRS-* und *RT*-Dauer relativ weniger verkürzt zu sein als die Dauer der Diastole (s. S. 101). Das *ST*-Intervall liegt bei höheren Graden von Sinustachykardie stets unter der Nullinie (s. S. 146).

Sinusbradykardie. Kälteeinwirkung, Schreck, Schmerz, Dyspnoe, Reizung des Vagus oder seiner Äste (eventuell tödlicher Larynxschock) rufen eine Verlangsamung des Herzschlages hervor durch Herabsetzung der Reizbildung im Sinusknoten. In gleicher Weise wirkt auch erhöhter Hirndruck, Reizung des Vaguszentrums, ferner sehr kleine Dosen von Atropin, ferner Chloralhydrat, Urämie und Ikterus (durch gallensaure Salze). Diagnostisch wichtig ist die initiale, meist rasch vorüber gehende Bradykardie bei postinfektiöser Myokarditis (besonders Diphtherie), ferner die relative Bradykardie (Herzfrequenz nicht analog der Temperatur erhöht) bei Typhus und Colibacilleninfektion.

An und für sich bedingt die Verlangsamung der Reizbildung keine Formveränderungen des Ekg. Entsprechend den charakteristischen Zeichen der Sinustachykardie wird die Verlängerung der Pulsperiode in erster Linie bedingt durch Zunahme des Intervalls zwischen *T* und *P*, während die Überleitungszeit und der systolische Anteil des Ekg weniger verlängert sind. Gleichzeitige Veränderungen in der Zackenhöhe müssen auf Vaguseinflüsse geschoben werden (s. S. 105).

Respiratorische Sinusarrhythmie. Schon in der Norm wird die Herzfrequenz während der Inspiration rascher, während der Exspiration langsamer. Diese *Arrhythmia respiratoria* wird oft zu Unrecht als Symptom einer Herzerkrankung aufgefaßt, namentlich wenn sie, wie das oft bei Jugendlichen und Rekonvaleszenten der Fall ist, sehr stark auftritt (Abb. 76). In Wirklichkeit handelt es sich um eine völlig harmlose Erscheinung, die keineswegs Ausdruck irgendeiner Herzschädigung ist, sondern einen zentral bedingten Wechsel im Vagustonus darstellt. Während der Inspiration nimmt der CO_2-Gehalt des Blutes ab, während der Exspiration steigt er; der Vagustonus nimmt zu mit steigender und ab mit fallender CO_2-Konzentration im Blut. Daneben steht aber, wie besonders Wenckebach betonte, der Vagus unter dem Einfluß höherer Zentren. Bei geistiger Aufmerksamkeit pflegt unter Beschleunigung des Pulses die respiratorische Arrythmie zurückzugehen, bei mangelhafter geistiger Konzentration oder im Schlaf nimmt sie zu (417).

Auch bei der Arrhythmia respiratoria ist die verschieden lange Dauer der Herzrevolution vor allen Dingen durch die wechselnde Länge der Diastole bedingt. Sonstige Veränderungen zeigt das Ekg der Arrhythmia respiratoria nicht.

Kardiogramm und Herztonkurve zeigen bei den nomotypen Reizbildungsstörungen keine besonderen Veränderungen.

Radialpuls und Venenpuls. Wie auf S. 59 ff. ausgeführt, wird das Aussehen der Radialpulskurve weniger vom Herzen als vom Zustand der Arterienwand bestimmt. Daher wird auch durch Veränderung der Herzfrequenz an sich das Pulsbild wenig beeinflußt. Der Venenpuls zeigt ebenfalls keine grundsätzlichen Änderungen bei starker Zu- oder Abnahme der Herzfrequenz. Nur bei sehr starker Tachykardie wird die diastolische Welle mehr und mehr kleiner.

b) Die heterotopen Reizbildungsstörungen.

Extrasystolen. Wir verstehen unter E.S. Herzkontraktionen, die außerhalb des normalen Rhythmus auftreten. Sie können vereinzelt in ganz unregelmäßigen Intervallen in den normalen Rhythmus eingestreut sein, sie können in regelmäßigen Abständen nach je einer oder mehreren Normalschlägen einfallen, sie können schließlich den Normalrhythmus vollkommen ausschalten.

Vorkommen. Spontane E.S. kommen beim Menschen überaus häufig vor; nicht selten bei vollkommen herzgesunden Individuen. Es ist im Einzelfall sehr oft unmöglich, die Bedingungen festzustellen, die zur Entstehung von E.S. führen. Wir können aber mit großer Wahrscheinlichkeit annehmen, daß *Nerveneinflüsse* eine erhebliche Rolle spielen. So kenne ich verschiedene Universitätslehrer ohne nachweisbare Schädigung des Zirkulationsapparates, die gegen Semesterschluß häufige E.S. haben, nach einer Ferienreise dagegen vollkommen frei davon sind. Viele Personen bekommen E.S., wenn sie wissen, daß ihnen eine unangenehme Auseinandersetzung bevorsteht. Zu diesen psychogen bedingten E.S., die offenbar auf erhöhten Acceleranstonus zurückzuführen sind, scheinen Neurastheniker besonders disponiert zu sein. Oft scheint auch mechanische Behinderung der Herztätigkeit als auslösender Faktor in Frage zu kommen, z. B. Bauchlage, starke Gasfüllung des Magens. Häufig findet man bei Hyperthyreoidismus E.S., jedenfalls infolge von gesteigertem Acceleranstonus.

Es ist jedoch nicht ausgeschlossen, daß alle diese „E.S. der Nervösen" auf eine Grundbedingung zurückzuführen sind, nämlich auf einen Herd, sei es an den Zähnen, Nebenhöhlen usw. Durch das Gift würde dann eine erhöhte Neigung zu heterotopen Kontraktionen ausgelöst werden.

Unverständlich bleibt dann allerdings, warum diese E.S. über Jahre und Jahrzehnte immer von demselben Ursprungsort ausgehen, während doch das Gift auf das ganze Herz einwirkt und wie bei der Bariumvergiftung E.S. von den verschiedenen Stellen her auslösen sollte.

Bei Infektionskrankheiten, ferner bei Gebrauch von Digitalispräparaten kommt es oft zu Extrasystolie, ferner oft bei Hypertonie, bei Klappenfehlern besonders der Aorta und bei Coronarsklerose. In den drei letztgenannten Fällen kann die Extrasystolie Symptom eines geschädigten Myokards sein, braucht es aber nicht.

Experimentell werden E.S. erzeugt durch direkte Reizung des Herzens auf elektrischem, mechanischem, thermischem oder chemischem Wege, ferner durch Einverleibung gewisser Gifte in den Kreislauf, wie Digitalis, Strophanthin, Adrenalin, Coffein, Calciumsalze, Morphium, Barium, Aconitin, ferner durch allgemeine und lokale Dyspnoe (Coronararterienverschluß), schließlich durch exzessive Drucksteigerung im großen oder kleinen Kreislauf und Acceleransreizung.

Ekg bei Sinus-E.S. *Experimentelle Sinus-E.S.* Reizt man ein freigelegtes, aber sonst in situ belassenes Herz durch einen Einzelinduktionsschlag, kurz ehe der nächste Normalschlag fällig ist, in der Gegend des Sinusknotens, so erhält man ein Ekg, das sich nur durch den etwas verfrühten Beginn von dem Normalschlag unterscheidet. Die Erregung nimmt bei experimenteller Sinusextrasystolie den gleichen Weg wie in der Norm, denn der Weg und die Geschwindigkeit der Erregungsleitung bestimmen das Aussehen des Ekg. Fällt die künstlich ausgelöste Sinus-E.S. sehr früh, also lange vor Beendigung der normalen Diastole, so zeigt das Ventrikel-Ekg difformes Aussehen, wie man annimmt deswegen, weil sich das Vermögen der Erregungsleitung im Ventrikel seit der vorhergehenden Systole noch nicht vollkommen erholt hatte. Fällt der Reiz noch in die Zeit der Ventrikelsystole, so kommt es zu einer isolierten Vorhofssystole, das Reizleitungssystem in den Kammern ist noch unerregbar, oder die Ventrikelmuskulatur spricht auf einen erhaltenen Reiz noch nicht an (Refraktärstadium).

Der Herzrhythmus wird durch eine Sinus-E.S. gestört, denn nach der E.S. vergeht wieder eine ebenso lange Zeit wie zwischen zwei Normalschlägen, bis die nächste Normalsystole erscheint, der Herzrhythmus wird also gewissermaßen vorgerückt um den Zeitbetrag, um den die E.S. vor der nächstfälligen Normalsystole einfiel (keine kompensatorische Pause). Bei frühzeitigen Sinus-E.S. erscheint die nächste normale Vorhofkontraktion früher, als dem Normalintervall zweier Vorhofschläge entspricht, und zwar um einen bestimmten Betrag, um den nämlich der Extrareiz verzögert auf den Vorhof geleitet wird. Neben zahlreichen anderen Tatsachen beweist dieses Verhalten die Entstehung der normalen Herzreize im Sinusknoten.

Spontane Sinus-E.S. am Menschen sind nicht häufig. Zuerst wurden auf Grund von Venenpulskurven solche Fälle aufgedeckt. Das Ekg der Sinus-E.S. zeigt vollkommen das gleiche Aussehen wie das vom Normalschlag, abweichend ist nur das vorzeitige Auftreten der E.S. und die Pause danach (postextrasystolische Pause), gerechnet bis zum Beginn der nächsten *P*-Zacke. Diese Pause ist kürzer als die entsprechende Strecke zwischen zwei Normalschlägen, weil der Annahme nach der Sinusextrareiz langsamer zum Vorhof übergeleitet wird infolge noch unvollkommen erholter Leitfähigkeit oder Ansprechbarkeit des Vorhofs.

Ekg bei auriculären E.S. *Experimentelle auriculäre E.S.* Wird der Vorhof während eines späten Stadiums der Diastole durch einen Einzelinduktionsschlag gereizt, so zeigt das erhaltene Ekg normale Ventrikelzacken. Die Vorhofszacke dagegen weicht in der Regel um so mehr von ihrem normalen Aussehen ab, je weiter entfernt vom Sinusknoten gereizt wurde. Also auch hier wieder die Abhängigkeit der Ekg-Form vom Wege der Erregungsausbreitung: diese ist natürlich im Ventrikel bei auriculären E.S. unverändert, daher normales Ventrikel-Ekg.

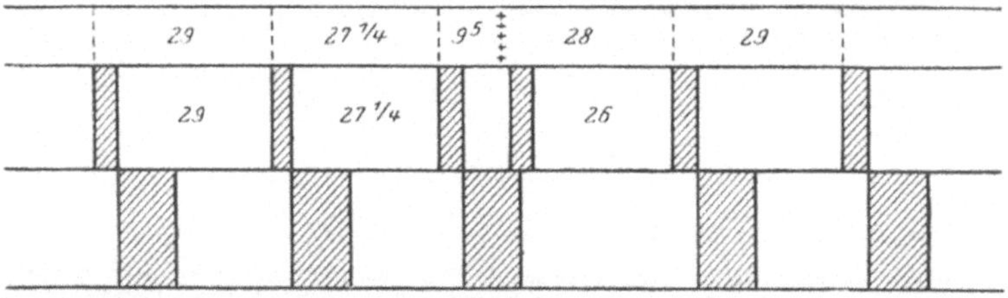

Abb. 77. Sinus-E.S. an der *A—V*-Grenze blockiert. Schema. (Nach Wenckebach.)

Bei sehr früh einfallendem Reiz folgt der Ventrikel nicht, es bleibt bei einem isolierten Vorhofsschlag. Ist erst das absolute Refraktärstadium des Ventrikels abgelaufen, so können die Ventrikelzacken der auriculären E.S. abnormes Aussehen haben. Es wird dann — offenbar, weil das *Reizleitungsvermögen* noch nicht genügend hergestellt ist — die *R*-Zacke breiter, *ST* abgeflacht bzw. negativ, *T* niedriger bzw. negativ.

Die Pause nach auriculären E.S. verhält sich verschieden. Geht der Extrareiz auch auf den Sinusknoten über, so wird dort das Reizmaterial vernichtet,

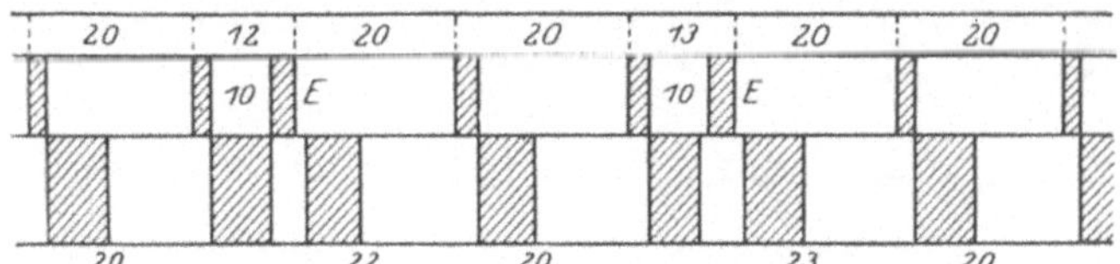

Abb. 78. Vorhof-E.S. Schema. (Nach Wenckebach.)

und ein neuer Normalschlag erfolgt erst wieder nach Ablauf eines Normalintervalls (Abb. 78). In diesem Fall wird der Herzrhythmus also gestört, wie bei Sinus-E.S. Die postextrasystolische Vorhofsperiode ist länger als die normale, aber zusammen mit der Extravorhofsperiode ist sie kürzer als zwei Normalschläge, sie ist also nicht vollkompensierend; wird dagegen der Extrareiz nicht rückwärts auf den Sinus übergeleitet, so bleibt der Herzrhythmus ungestört, der Sinus produziert in ununterbrochener Regelmäßigkeit seine Reize weiter. Trifft der nächste normale Sinusreiz einen Vorhof, der noch refraktär ist infolge der E.S., so fällt der erste postextrasystolische Normalschlag aus, und erst der zweitfolgende Sinusreiz wird wirksam. In diesem Falle ist die postextrasystolische Vorhofsperiode vollkompensierend, denn sie ist mit der vorausgehenden E.S. zusammen genau so lang wie zwei Normalschläge.

Wenn dagegen die auriculäre E.S. so frühzeitig fällt, daß beim nächstfälligen Normalschlag die Refraktärzeit nach der E.S. bereits abgeklungen ist, so fällt keine Systole aus, das Herz schlägt auch in seinem Rhythmus ungestört weiter, die auriculäre E.S. ist in diesem Fall *interpoliert* (*121, 291*). Es handelt sich dabei fast immer um langsame Herzaktion, denn bei rascherer Aktion folgt der nächstfällige Sinusreiz noch vor Ablauf der Refraktärzeit.

Spontane auriculäre E.S. Auriculäre oder Vorhof-E.S. entstehen
in der Vorhofsmuskulatur. Wir erkennen sie in klinischen Fällen daran,
daß vorzeitig eine *P*-Zacke von anormaler eventuell auch normaler
Form auftritt. Die Überleitungszeit kann normal oder verlängert sein.
Der Ventrikelkomplex ist bei weitem in der Mehrzahl der Fälle vollkommen normal. Oft wird der Herzrhythmus gestört durch Übergang

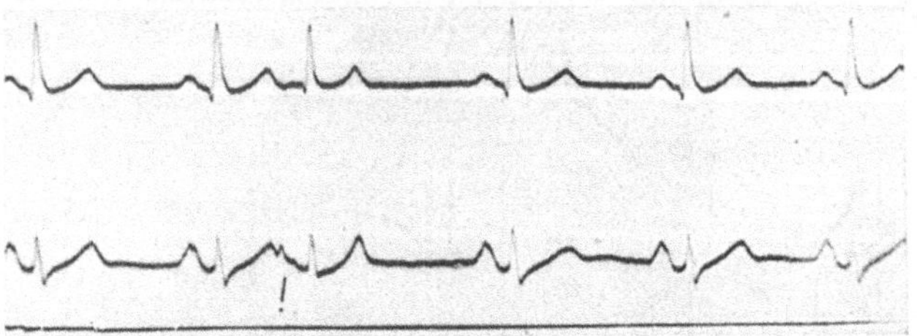

Abb. 79. Vorhof-E.S. Bei ! eine abnorme *P*-Zacke, die sich vom absteigenden Ast der vorausgehenden
T-Zacke abhebt. Der nachfolgende Ventrikelschlag unterscheidet sich in *S-T* und *T* etwas von den
Normalschlägen. Normalschlag plus E.S. sind kürzer als zwei Normalschläge: Sinusrhythmus gestört.

der E.S. auf die Sinusgegend. *Die Vorhofsperiode nach dem Extraschlag
ist länger als normal. Hierdurch kann man stets die Unterscheidung gegen
die Sinus-E.S. treffen, wo sie verkürzt ist.* Wird der Sinusrhythmus gestört, so sind Normalschlag plus nachfolgende auriculäre E.S. kürzer
als zwei Normalschläge des gleichen Falles; die postextrasystolische Pause
ist also nicht vollkompensierend (Abb. 79). Geht der Extrareiz nicht

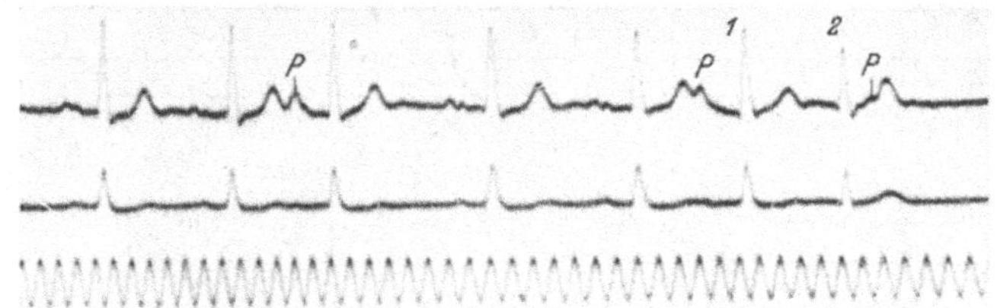

Abb. 80. Der dritte Herzschlag stellt eine auriculäre E.S. dar, die den Sinusrhythmus nicht stört. Der mit
1 bezeichnete Schlag ist wieder eine auriculäre E.S. der eine atrio-ventrikuläre (2) folgt.

auf den Sinusknoten über, so ist die Pause vollkompensierend (Abb. 80). —
Sehr frühzeitige E.S. treffen die Kammer noch refraktär an, der Reiz wird
dann nicht auf die Ventrikel übergeleitet. Die Extra-*P*-Zacke ist in
solchen Fällen der Zacke *T* superponiert; der zu erwartende Ventrikelkomplex fehlt. Trifft der Extrareiz den Ventrikel im relativen Refraktärstadium, so entsteht ein entstellter Ventrikelkomplex (Abb. 81).

*Auriculäre E.S. sind seltener als ventrikuläre. Sie sind praktisch insofern
von großer Bedeutung, als sie in enger Beziehung zur Arrhythmia absoluta
stehen* (s. S. 163 ff.).

Ekg bei atrioventrikulären E.S. *Experimentelle atrioventrikuläre E.S.* Bei
Reizung im Atrioventrikularknoten ist ebenfalls in der Regel der Kammerteil des
Ekg an sich normal, er kann aber eine Entstellung erfahren durch abnorme Lage
der *P*-Zacke. Charakteristisch für atrioventrikuläre E.S. ist die Verkürzung
der Überleitungszeit. *P* rückt dicht an *R* heran, kann mit diesem verschmelzen,

ja ihm nachfolgen. Das hängt davon ab, an welcher Stelle des Tawara-*Knotens* der Reiz gesetzt wird, je mehr kammerwärts, um so früher vor der *P*-Zacke beginnt das Kammer-Ekg. *P* kann bei atrioventrikulären E.S. negativ werden, braucht es aber nicht (*297, 329*). Bei großer Frühzeitigkeit ist der Ventrikelkomplex entstellt, wie bei frühzeitigen auriculären E.S. infolge noch nicht völlig erholter Leitfähigkeit einzelner Teile des spezifischen Systems.

Bezüglich der Pause nach atrioventrikulären E.S. gilt das gleiche wie bei auriculären E.S. Geht der Extrareiz auf den Sinusknoten über, so wird der Herz-

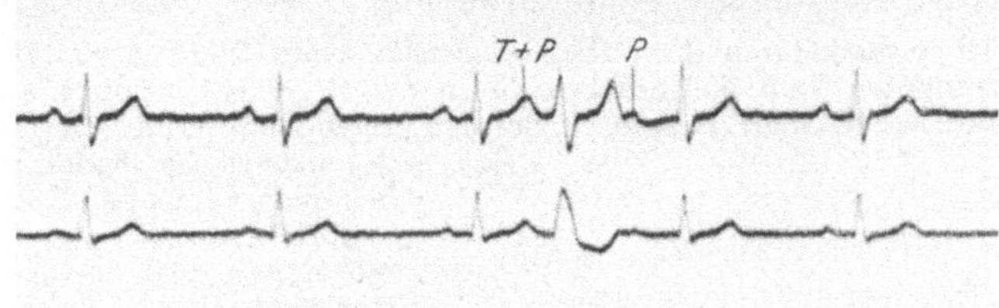

Abb. 81. Interpolierte auriculäre E.S. Der Extra-Vorhofschlag verschmilzt mit *T* des vorausgehenden Normalschlages. Die sehr frühzeitige auriculäre E.S. findet ein noch ungenügend erholtes Myokard vor. Dadurch entsteht ein abnormer Ventrikelschlag. Die nächste Vorhofkontraktion beginnt rechtzeitig, wird aber verzögert übergeleitet.

rhythmus gestört, und die postextrasystolische Pause ist nicht kompensierend. Findet keine Rückleitung auf den Sinusknoten statt, so wird auch der Sinusrhythmus nicht gestört und die postextrasystolische Pause ist vollkompensierend.

Spontane atrioventrikuläre E.S. Der Atrioventrikularknoten besitzt nächst dem Sinusknoten höhere Automatie als andere Herzteile, deshalb

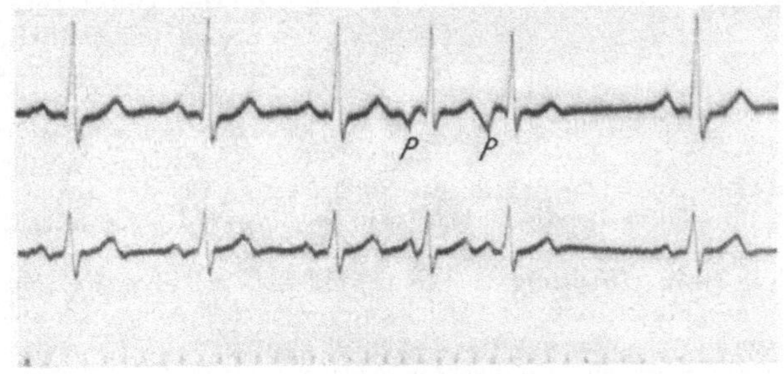

Abb. 82. Zwei atrio-ventrikuläre E.S. *P* negativ, Überleitungszeit abgekürzt. Die erste E.S. stört den Sinusrhythmus, die zweite nicht.

übernimmt er die Führung, wenn experimentell der Sinus ausgeschaltet wird. Auch klinisch kommen E.S. vom Tawara-Knoten ausgehend nicht selten vor, sowohl als vereinzelte Schläge wie auch namentlich in zusammenhängenden Reihen, bei denen ohne Pause ein Herzschlag dem anderen folgt über Minuten bis über viele Tage, die als paroxysmale Tachykardie (s. S. 125) imponieren, oder es tritt die Tawara-Automatie als langsamer Herzrhythmus auf.

Das Ekg verhält sich verschieden: je nachdem der Reiz mehr vorhofs- oder mehr kammerwärts entsteht, fällt *P* vor oder gleichzeitig oder nach *R. Charakteristisch ist unter allen Umständen eine Abkürzung der Überleitungszeit.* Die *P*-Zacke kann negativ sein, oft weicht sie jedoch nur ganz unbedeutend im Aussehen vom *P* der Normalzacke ab. Der Ventrikelkomplex ist in der Regel unverändert. Bei großer Frühzeitigkeit wird sein Aussehen abnorm, weil der Annahme nach der Extrareiz ein noch ungenügend erholtes Leitungsvermögen der Ventrikel antrifft. — Bei atrioventrikulären E.S. kann der Reiz rückläufig den Sinusknoten erreichen, in diesem Fall wird der Herzrhythmus gestört und die postextrasystolische Pause ist nicht vollkompensierend. Greift der Extrareiz nicht auf den Sinus über, so bleibt der Herzrhythmus ungestört und die Pause ist vollkompensierend (Abb. 82).

Ekg bei ventrikulären E.S. *Experimentelle ventrikuläre E.S.* Bei kürstlicher Reizung am Ventrikel erhält man in der Regel ein atypisches Ekg, das die Diagnose: ventrikuläre E.S. meist auf den ersten Blick ermöglicht. Die Form des atypischen Kammer-Ekg ist bei jedem neuen Reizort eine andere. Trotz dieser großen Variabilität zeigt doch die überwiegende Mehrzahl aller E.S. (experimenteller wie spontaner) gewisse gemeinsame Merkmale. Diese sind:

1. Der Ventrikelkomplex ist biphasisch. Beginnt er mit einer aufwärtsgerichteten (positiven) Zacke, so endet er mit einem unmittelbar angeschlossenen negativen Ausschlag. Umgekehrt: Bei Beginn mit einer negativen endet er mit einer positiven Zacke.

2. Die beiden entgegengesetzten Zacken folgen unmittelbar aufeinander. Es besteht nicht, wie beim normalen Ventrikelkomplex, zwischen R und T eine Zeit relativer elektrischer Ruhe.

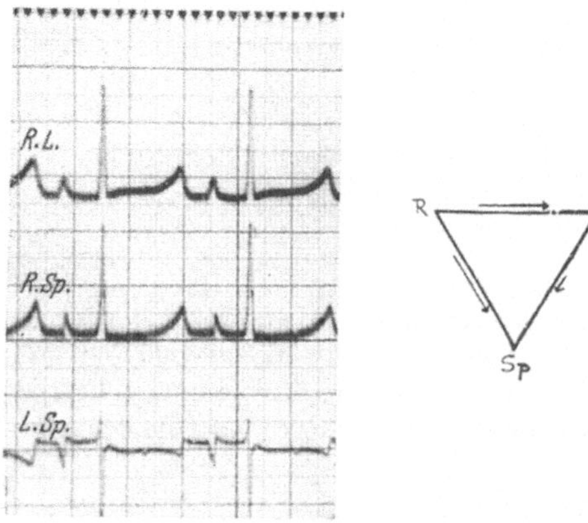

Abb. 83. Dreifache Ableitung vom freigelegten Froschherzen.

3. Der initiale Ausschlag ist in An- und Abstieg rapider als die Endzacke.

4. Die absolute Höhe der Ausschläge ist in jeweils zwei Extremitätenableitungen meist größer als beim Normalschlag des gleichen Herzens.

Bestimmung vom Ursprungsort ventrikulärer E.S. Experimentelle Untersuchungen haben gezeigt, daß eine Ortsbestimmung des Ausgangspunktes ventrikulärer E.S. am indirekt abgeleiteten Ekg nicht ohne weiteres möglich ist; dagegen kann man im Tierversuch bei direkter Ableitung vom freigelegten Herzen zu drei Elektrokardiographen gleichzeitig eine recht genaue Ortsbestimmung des E.S.-Ursprungs vornehmen. — *Die ventrikuläre E.S. entsteht immer da, wo zwei benachbarte Ableitungen eine Elektronegativität zu Beginn der E.S. anzeigen (13, 129, 183, 184).*

Der Beweis hierfür läßt sich folgendermaßen führen: Wie auf S. 75 ausgeführt, stellt der ansteigende Ast von R im Eg die überwiegende Negativität in einer von zwei abgeleiteten Herzpartien dar. Ferner sei daran erinnert, daß nach allgemeinem Übereinkommen der Elektrokardiograph so geschaltet wird, daß eine Negativität an der Herzbasis rechts in Abl. I und II einen Ausschlag aufwärts der Nullinie bedingt. In Abl. III bedeutet ein Ausschlag aufwärts der Nullinie eine Negativität an der Basis links. Wenn man bei direkter Herzableitung von Basis rechts zu Basis links (I), ferner von Basis rechts zu Spitze (II) und Basis links zu Spitze (III) die in Abb. 83 wiedergegebenen Kurven erhält, so kann man folgendes erschließen: Das aufwärts der Nullinie gerichtete R_I bedeutet: R in dem eingezeichneten Dreieckschema verhält sich negativ gegenüber L, d. h. die Kontraktion beginnt früher bei R als bei L, sie schreitet von R nach L fort. Ferner ist R früher negativ als Sp, und schließlich ist L früher negativ als Sp. Diese Dreifachableitung unmittelbar vom Herzen erlaubt keine andere

Deutung als: die Kontraktion beginnt in der Gegend der Herzbasis rechts, gelangt dann an die Basis links und zuletzt an die Spitze. Der Ort, an dem zwei benachbarte Ableitungen, in unserem Beispiel I und II, Negativität zu Beginn der Systole anzeigen, in diesem Fall die Basis rechts, ist die Ausgangsstelle der Kontraktion. Reizt man künstlich etwa die Herzspitze, so geht von hier aus eine E.S. über das Herz, man findet zu Beginn der Systole in Abl. II und III eine Elektronegativität bei Sp. Reizt man in R, so zeigt sich in Abl. I und II eine Elektronegativität und reizt man in L, so findet man Elektronegativität in I und III. Von dieser Regel, die ja auf ganz einfachen physikalischen Verhältnissen beruht, gibt es keine Ausnahme.

Die klaren Verhältnisse, wie wir sie bei der direkten Ableitung vom freigelegten Herzen vorfinden, können wir nicht ohne weiteres auf die indirekte Ableitung, die wir beim Menschen anwenden müssen, übertragen, und zwar deswegen

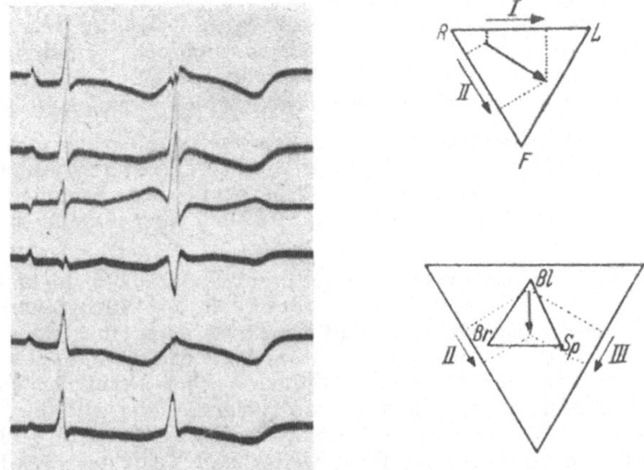

Abb. 84. Eg und Ekg vom Frosch in je drei Ableitungen gleichzeitig, ein Spontanschlag und eine an der Basis links künstlich erzeugte E.S. Dreiecksfigur oben zeigt die Konstruktion des Winkels α aus dem Wert von R_I und R_{II} des Normalschlags. Dreiecksfigur unten zeigt die Konstruktion des Winkels α zur Zeit von R. der E.S. aus R_{II} und R_{III}. Der konstruierte Pfeil kommt aus B_1, wo auch die E.S. erzeugt wurde.

nicht, weil die Lage des Herzens zu den Ableitungselektroden von Person zu Person wie auch bei ein und derselben Person sehr schwankt. Auf Umwegen kann man aber doch noch zu einer ungefähren Ortsbestimmung des E.S.-Ursprungs auch beim Menschen kommen, vorausgesetzt, daß nicht stärkere Rechts- oder Linksverspätung der Erregung (s. S. 137 ff.) besteht. Man schreibt das Ekg in den drei Extremitätenableitungen gleichzeitig, berechnet aus einem Normalschlag mit Hilfe des Schemas vom gleichseitigen Dreieck (s. S. 88) den Winkel α_R, der ungefähr die Neigung der anatomischen Herzlängsachse zur Verbindungslinie der beiden Schultern angibt. Man zeichnet dann in ein größeres gleichseitiges Dreieck, das den Körper darstellen soll, ein kleineres Dreieck — das Herz vorstellend — so ein, daß dessen eine Mittelsenkrechte (die durch Sp geht), mit der Seite RL des großen Dreiecks den gefundenen Wert von Winkel α_R bildet. Zeichnet man nun die Werte von R der E.S. als Pfeile auf den Seiten des Körperdreiecks ab und konstruiert den dazugehörigen Winkel α_{RE}, so erhält man in dem inneren Dreieck (der schematischen Herzfigur) in der Gegend des Pfeilendes den Ursprungsort der E.S. In Abb. 84 ist vom Frosch bei freigelegtem Herzen das Ekg in den drei Extremitätenableitungen, und zugleich das Eg vom Herzen direkt in drei Ableitungen gleichzeitig gezeichnet, mit einem Normalschlag und einer an der Basis links künstlich ausgelösten E.S. Es ist dann, wie oben erörtert, zunächst aus dem Normalschlag der Winkel α berechnet, danach das Herzdreieck im größeren Dreieck orientiert und dann aus R_{II} und R_{III} der von der linken Basis künstlich ausgelösten E.S. die Richtung der resultierenden Spannung von R der E.S.

bestimmt und als Pfeil im Herzdreieck eingetragen. Das Pfeilende zeigt den E.S.-Ursprung an.

Mit der angegebenen Methode wurde in 50 Fällen von E.S. die Ortsbestimmung des E.S.-Ursprungs durchgeführt, dabei fand sich in 86% der linke Ventrikel als Ursprungsort. Das würde mit der schon betonten stärkeren Anfälligkeit des linken Ventrikels in Einklang stehen[1]. Ob unsere Methode auch für Herzen, die Verspätungskurven liefern, gilt, ist noch nicht erwiesen.

Es ist nicht ausgeschlossen, daß man bei sinnvoller Anwendung der W. Trendelenburgschen Thoraxableitung noch einfacher zu einer Lokalisation der ventrikulären E.S. kommt.

Reizt man beim Tier durch gelegentliche Einzelinduktionsschläge das freigelegte, im normalen Sinusrhythmus schlagende Herz an einer beliebigen Stelle der Ventrikeloberfläche, so erhält man bei unveränderter Lage der Reizelektroden immer dasselbe atypische Kammer-Ekg, vorausgesetzt, daß der Reiz in der Diastole appliziert wird. Fällt der Extrareiz ein, während sich der Normalreiz im Ventrikel auszubreiten beginnt, so entsteht ein Ventrikelkomplex, der als Summe von einem Normal- und dem atypischen Kammerkomplex aufzufassen ist.

Durch künstliche Reizung des Ventrikels werden Vorhof und Sinus nicht beeinflußt, beide schlagen unbekümmert weiter, der Herzrhythmus wird also nicht gestört. Meist superponiert sich dem atypischen Kammerkomplex eine P-Zacke, zuweilen deutlich erkennbar, gewöhnlich aber durchaus verborgen in dem atypischen Ekg.

Daraus, daß der Sinusrhythmus durch ventrikuläre E.S. nicht gestört wird, schließen wir, daß der Extrareiz nicht rückwärts auf Vorhof und Sinus übergeht. Diese Tatsache bedingt auch, daß die Pause nach einer ventrikulären E.S. vollkompensierend ist. Genauer betrachtet sieht der Vorgang so aus: In den Normalrhythmus mit der Sukzession Sinus—Vorhof—Ventrikel fällt irgendwo in der Ventrikeldiastole ein Kammerextraschlag ein, der auf die Ventrikel beschränkt bleibt und hier, wie jeder Normalschlag, eine refraktäre Phase bedingt. Der Sinus sendet rhythmisch seine Reize weiter aus. Trifft der erste Reiz nach der E.S. die Kammer noch refraktär an, so bleibt es bei einem isolierten Vorhofsschlag, die Kammern antworten nicht. Sie bleiben in Ruhe, bis der nächste Normalreiz vom Vorhof her anlangt. Die Pause nach einer ventrikulären E.S. ist infolgedessen so lang, daß Normalschlag plus nachfolgende E.S. mit der zugehörigen Pause den gleichen Zeitraum umfassen, als zwei Normalschläge zusammen. Je früher in die Diastole der Extraschlag einfällt, um so länger ist die nachfolgende Pause, je später die E.S. einfällt, um so kürzer die Pause. Eine Ausnahme von dieser Regel kommt vor; wenn bei langsamer Sinusfrequenz ein Extraschlag relativ frühzeitig in der Diastole einfällt, so ist unter Umständen bei Eintreffen des nächsten Normalreizes die zur E.S. gehörige Refraktärphase bereits abgelaufen, dann antwortet der Ventrikel wieder auf den nächsten Normalreiz, so entsteht überhaupt keine kompensatorische Pause, die E.S. ist *interpoliert.*

Nicht selten folgt in längeren Reihen auf je einen Normalschlag immer im gleichen Abstand eine E.S. Das Herz schlägt, wie man sagt, im *Bigeminustakt.* Bigeminie durch ventrikuläre E.S. findet man nicht ganz selten bei starker Digitaliswirkung, doch ist diese nicht die einzige Veranlassung. Die gleichfalls nicht seltene Bigeminie durch auriculäre E.S. sieht man öfter bei drohendem oder nach eben geschwundenem Vorhofsflimmern. — Außer der Bigeminie kommt noch das Bild der Trigeminie oder Quadrigeminie vor. Es folgt dann nach je zwei bzw. drei Normalschlägen eine E.S.

Retrograde Kammer-E.S. Für gewöhnlich macht eine Kammer-E.S. an der Atrioventrikulargrenze halt. In seltenen Fällen aber geht der abnorme Schlag rückläufig auf den Vorhof über, der dann auch zur Kontraktion kommt, sog.

---

[1] Hierbei ist allerdings die — für unsere 50 Fälle nicht bewiesene — Annahme gemacht worden, daß einseitige Verspätung des Erregungsbeginns oder Herzdrehung die Bestimmung von Winkel α nicht unmöglich gemacht haben.

retrograde E.S., im Ekg kann dann eine negative *P*-Zacke sichtbar werden. Das Intervall : Beginn Kammer-E.S. bis Beginn Vorhofsschlag muß gleich oder länger als die Überleitungszeit bei Normalschlägen desselben Falles sein, sonst kann es sich nicht um eine retrograde E.S. handeln. Liegt die *P*-Zacke gerade an dem Punkt, an dem bei ungestörter Herztätigkeit ein Vorhofsschlag zu erwarten wäre, so kann man nicht eine retrograde E.S. annehmen.

Wir können uns eine ziemlich genaue Vorstellung bilden, wie das atypische Ekg bei künstlicher Reizung der Ventrikeloberfläche zustande kommt. Wird ein Einzelinduktionsstoß auf die Ventrikeloberfläche appliziert, so pflanzt sich der Erregungszustand radiär im Myokard nach allen Seiten hin langsam fort, sowie er jedoch einen Ast des spezifischen Systems erreicht, so geschieht von hier aus die Fortleitung auf den gebahnten Wegen sehr rasch. Da aber auch im spezifischen System die Erregungsleitung eine gewisse Zeit gebraucht, so

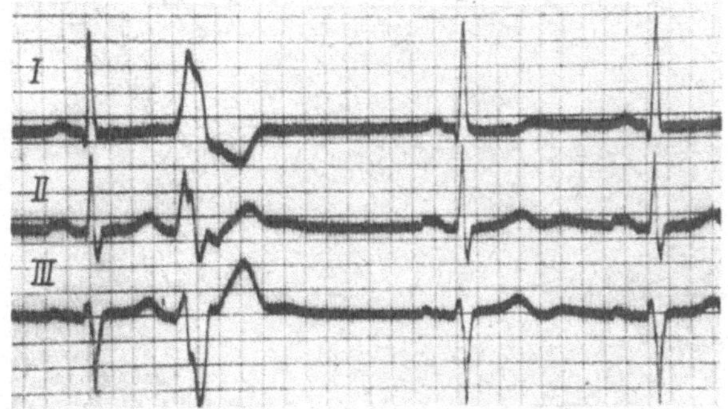

Abb. 85. Ventrikuläre E.S.

wird bei Reizung beispielsweise der linken Kammer diese eher in Erregung geraten als die rechte. Dementsprechend entstehen dieselben atypischen Kammer-Ekg bei Reizung der linken Kammeraußenfläche wie bei Durchschneidung des rechten Tawara-Schenkels. In beiden Fällen bekommt zunächst der linke, dann der rechte Ventrikel die Erregung zugeleitet.

Bei Reizung der Kammeroberfläche nahe dem Septum gelangt die Erregung etwa gleichzeitig in beide Kammern, und das resultierende Ekg ähnelt in seiner Form mehr dem normalen.

Die experimentelle Erzeugung von E.S. hat uns gelehrt, daß die Form des Kammer-Ekg wesentlich vom Weg der Erregungsausbreitung abhängt.

Spontane ventrikuläre E.S. Bei weitem am häufigsten entstehen spontane E.S. in den Ventrikeln. Der Patient empfindet sie als Aussetzen des Pulses, oder er fühlt den nachfolgenden Schlag als „Ruck", sehr oft jedoch rufen sie keine Sensationen hervor. Im Ekg ist fast immer die Diagnose auf den ersten Blick zu stellen: außerhalb des normalen Herzrhythmus tritt ein fast stets abnorm gestalteter Ventrikelkomplex auf, dem keine *P*-Zacke vorausgeht (Abb. 85). Der Herzrhythmus wird nicht gestört, die postextrasystolische Pause ist vollkompensierend. Meist sind die Ausschläge bei E.S. erheblich größer als bei den Normalschlägen desselben Falles. Werte bis zu 10 mV kommen vor. Fast immer ist die Kurve in zwei Ableitungen im wesentlichen biphasisch. Ist die Initialzacke positiv, so hat die Endzacke negative Richtung und umgekehrt. Die großen vorwiegend biphasischen Ausschläge findet man jeweils nur in zwei Extremitätenableitungen, z. B. in II und III, während in der übrigbleibenden Ableitung, z. B. in I, die Ausschläge klein sind und der Ventrikelkomplex mehr einen Normalschlag ähnelt (s. Abb. 85). Selten trifft man ventrikuläre E.S., die in allen drei Ableitungen vollkommen einem Normalschlag gleichen. Sie entstehen jedenfalls im Stamm des Hisschen Bündels. Hierher gehören meist die „entwischten Schläge"; die gewöhnlich ventrikulären Ursprungs sind. Gelegentlich entsteht eine ventrikuläre E.S. so spät, daß Teile der Kammermuskulatur schon vom Vorhof her ihren normalen Reiz bekommen haben, dann interferieren E.S. und Normalschlag mit dem

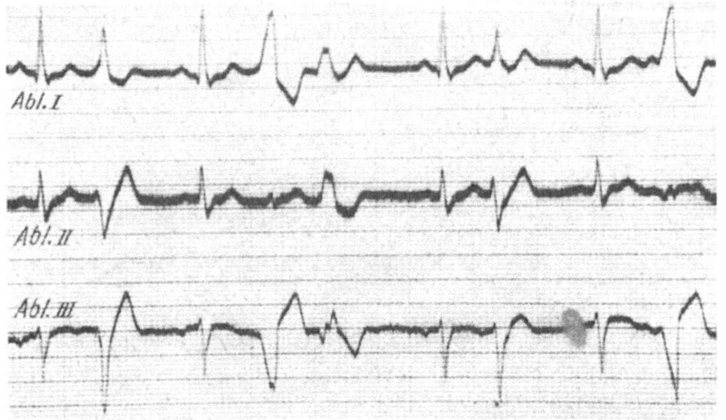

Abb. 86. Fünf verschiedene Formen von ventrikulären E.S. in rascher Folge.

Resultat, daß auf eine normale *P*-Zacke ein meist nur wenig entstellter Ventrikelkomplex folgt. Interpolierte ventrikuläre E.S. sind relativ häufig.

Bei ein und demselben Patienten geht in der Regel die E.S. immer vom gleichen Ort aus, denn meist findet man bei dem gleichen Fall auch bei jahrelang fortgesetzter Beobachtung immer dieselbe und nur einzige Form von ventrikulären Extraschlägen. Freilich kommen auch Fälle vor, wo nebeneinander die verschiedensten Formen ventrikulärer E.S. auftreten. Es handelt sich dann immer um schwer geschädigte Herzen (Coronarsklerose, Lues, Myodegeneratio cordis, Digitalisvergiftung) (Abb. 86).

Der Ventrikelkomplex bei ventrikulären E.S. dauert fast stets länger als der Normalschlag desselben Falles.

Ersatzsystolen. Normalerweise gibt der Sinusknoten die Schlagfrequenz des Herzens an, weil er rascher als alle anderen Herzteile Reize bildet. Wenn eine vom Sinus ausgehende Kontraktion über das Herz hinläuft, wird überall das in diesem Moment vorhandene Kontraktionsmaterial verbraucht. Unmittelbar nach Ablauf der Kontraktion setzt zwar die Neubildung wieder ein, da aber der Sinus rascher arbeitet, kommen normalerweise andere Reizbildungsstätten nicht so weit, eine Kontraktion aussenden zu können, der Sinus ist ihnen immer voraus. So ist der Sinusrhythmus garantiert, der an sich jedenfalls völlig regelmäßig, aber durch das dauernde Gegenspiel von Vagus und Sympathicus tatsächlich nie ganz regelmäßig arbeitet.

Wenn der Sinusknoten aus irgendeinem Grunde längere Zeit seine Tätigkeit einstellt, so findet eine tiefergelegene Stelle, meist zunächst der Atrioventrikularknoten, Zeit, wirksame Reize zu bilden. Es entsteht dann ein Herzschlag von einem tieferen Zentrum ausgehend, der in der Regel nur als ein einzelner Ventrikelschlag auftritt, ohne den Normalrhythmus zu stören, der sofort danach wieder einsetzt, als wenn nichts geschehen wäre (Abb. 87). Bedingung für das Entstehen solcher *Ersatzsystolen* sind lange Herzpausen: Sinusbradykardie, lange kompensatorische Pausen usw. Da Ursprungsort der Ersatzsystolen der Tawara-Knoten oder der Bündelstamm ist, so entsteht ein für den betreffenden Menschen annähernd normaler Ventrikelkomplex, meist ohne Vorhofszacke. In

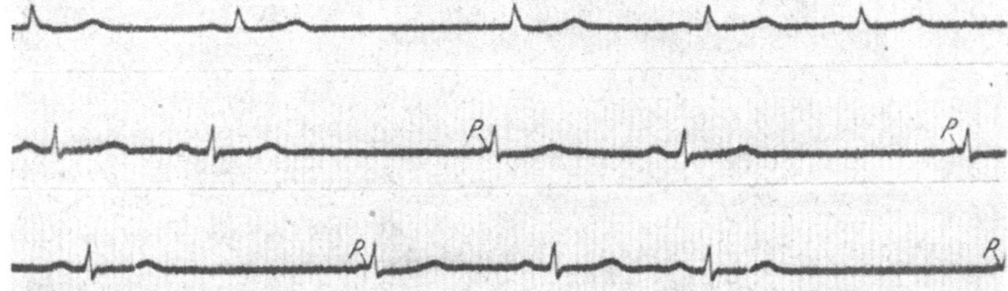

Abb. 87. Sinu-auriculärer Block mit Ersatzsystolen. Abl. I, II, III nacheinander aufgenommen. Die langen Pausen haben die doppelte Länge eines Vorhofintervalls. In Abl. I erscheint die Ersatzsystole gleichzeitig mit dem Vorhofschlag, so daß dieser nicht erkennbar ist. In Abl. II und III tritt die Ersatzsystole auf, ehe der Vorhofschlag zu Ende ist.

seltenen Fällen zeigt sich auch eine normale *P*-Zacke, aber mit verkürzter Überleitungszeit. In solchem Fall hat der normale Sinusreiz zwar den Vorhof erregt, aber ehe die Kammer von ihm erreicht wurde, hat sie aus sich selbst heraus einen Schlag produziert. *Den Ersatzsystolen muß also immer eine verlängerte Herzpause vorausgehen, während den a-v-E.S. vom mittleren Knotenteil, die sonst genau so aussehen, eine verkürzte Pause vorausgeht.*

Tawara-Rhythmus. Ist der Sinusknoten für längere Zeit oder dauernd außer Spiel gesetzt, so tritt automatisch der Tawara-Knoten als Schrittmacher ein; seine Frequenz pflegt tiefer zu liegen (zwischen 40 und 50) als die des Sinusknotens. Dabei kann die *P*-Zacke mit verkürzter Überleitungszeit dem Ventrikelkomplex vorausgehen (*oberer Knotenrhythmus*) oder *P* fällt mit *R* zusammen, es ist dann meist nicht sichtbar (*mittlerer Knotenrhythmus*), oder schließlich *P* folgt erst nach *R* (*unterer Knotenrhythmus*) (Abb. 88).

Scherf (*328*) fand im Tierversuch auch bei Reizursprung in den obersten Knotenabschnitten Vorhöfe und Kammern gleichzeitig schlagen, so daß die Einteilung in oberen, mittleren und unteren Knotenrhythmus nicht berechtigt sei.

Interfernezdissoziation. Eine besondere Unregelmäßigkeit entsteht dann, wenn sich neben dem Sinus ein rascher arbeitendes Reizzentrum im Tawara-Knoten oder noch weiter abwärts etabliert. Beide Zentren senden dann in ihrem Rhythmus Reize aus. Der Sinus bewirkt eine regelmäßige Vorhofstätigkeit. Auf die Kammer kann aber die Erregung nicht übergehen, weil diese vom pathologischen Reizherd aus in rascherem Tempo schlägt und daher meist beim Eintreffen der Vorhofserregung schon im Kontraktionszustand ist. Nur wenn gerade einmal eine Kammerkontraktion abgelaufen ist, kann eine Überleitung vom Vorhof her stattfinden, die dann auch auf das pathologische Reizzentrum der Kammer übergreift und hier alles Reizmaterial vernichtet. Es vergeht dann wieder die dem Kammerrhythmus eigene Zeitperiode, bis das pathologische Zentrum einen neuen Reiz aussenden kann (sog. Interferenzdissoziation). Das ist grundsätzlich der gleiche Vorgang wie bei Vorhofs-E.S., die auf den Sinusknoten übergreifen und dadurch den normalen Herzrhythmus stören.

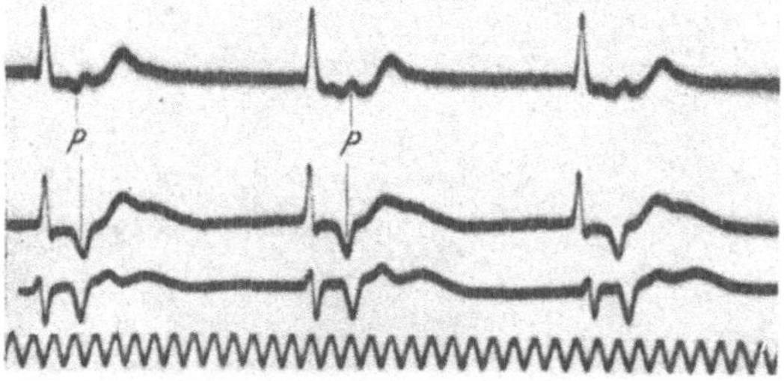

Da die Erregungsleitung rückwärts, von der Kammer zum Vorhof, sehr erschwert ist greifen die in der Kammer entstehenden Schläge fast nie auf den Vorhof über.

Abb. 88.   Unterer Knotenrhythmus.

Man erkennt die Interferenzdissoziation an folgenden Eigentümlichkeiten: es besteht eine im allgemeinen regelmäßige Folge von Ventrikelschlägen, z. B. mit der Frequenz 80, die sich also alle 0,75 Sek. folgen. Von Zeit zu Zeit fällt ein vorzeitiger Ventrikelschlag ein, an den sich jedesmal wieder mit der alten Frequenz, also in unserem Beispiel mit dem Intervall 0,75 Sek., weitere Ventrikelschläge anschließen. Die Vorhöfe folgen einander ebenfalls regelmäßig, aber in geringerer Frequenz, sie stehen zu der Mehrzahl der Ventrikelschläge in keinem festen Zeitverhältnis, erscheinen vielmehr mit ständig wechselndem Intervall vor, gleichzeitig mit, oder schließlich nach der *R*-Zacke. Nur die vorzeitigen Ventrikelschläge haben in normalem oder unter Umständen auch verlängertem Abstand eine vorausgehende *P*-Zacke, es handelt sich um die oben erwähnten übergeleiteten Schläge, die sich nach einer abgelaufenen Ventrikelsystole in den Kammerrhythmus einschieben konnten und dann durch Einbruch in das pathologische Reizzentrum den Kammerrhythmus unterbrechen, so daß — bei einer Frequenz von 80 — die Kammer 0,75 Sek. braucht, bis sie eine neue Erregung aussenden kann. Unterscheiden sich die Frequenzen der beiden Zentren nur sehr wenig, so geschieht dasselbe wie bei zwei nicht genau in gleichem Takt laufenden Pferden, sie traben dann für eine kurze Zeit zusammen, klappen dann nach in erst steigendem, dann fallendem Intervall bis zum völligen Gleichschritt usw. Arbeitet eines oder gar beide Zentren nicht ganz regelmäßig, kommt z. B. noch eine respiratorische Arrhythmie dazu, so entstehen sehr komplizierte Bilder, in denen man nicht stets wiederkehrend dieselben Gruppen antrifft.

Interferenz kommt auch zwischen Sinusknoten und einem regelmäßig oder unregelmäßig arbeitenden Zentrum im Ventrikel vor.

Die klinische Bedeutung dieser zuerst von Mobitz (252, 253) beschriebenen Interferenzdissoziation beruht darauf, daß sie meist bei Schädigung des Sinusknotens, gewöhnlich infolge von Infektionen oder von Coronarsklerose auftritt.

Wettstreit zweier Zentren. Hin und wieder findet sich ein zweites Zentrum im Vorhof, dessen Frequenz sich nur sehr wenig vom Sinusrhythmus unterscheidet. Man sieht dann, wie in Abb. 89 zwei verschiedene Formen von Vorhofszacken während Überleitungszeit und Ventrikelkomplex sich nicht voneinander zu unterscheiden brauchen. Die beiden Zentren verdrängen sich gegenseitig immer nach einer Anzahl von Schlägen: *Wettstreit zweier Zentren.* Häufig findet sich vor dem Übergang von einem zum anderen Rhythmus eine etwas verlängerte diastolische Pause. Die primäre Störung liegt entweder im Vorhof allein, in dem

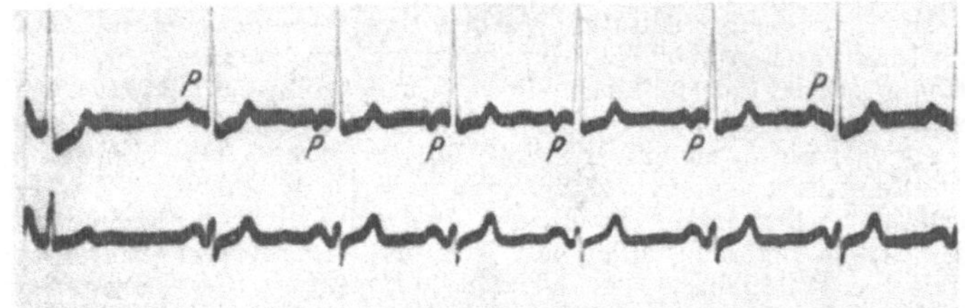

Abb. 89. Wechsel zweier Rhythmen. *P* positiv beim einen, negativ beim andern.

durch irgendeine Reizwirkung ein Automatiezentrum geweckt wird oder auch in einer gleichzeitigen Störung im Sinusknoten.

Umkehrsystolen. Bei Knotenrhythmus kann unter bestimmten Verhältnissen ein Bigeminus auftreten, derart, daß auf je einen automatischen Kammerschlag, der vom Tawara-Knoten ausgeht, in ziemlich konstantem zeitlichen Verhältnis ein vom Vorhof übergeleiteter Schlag folgt. Der Mechanismus dieser Bigeminusbildung ist offenbar der, daß der im Tawara-Knoten entstehende Schlag rechtläufig zum Ventrikel übergeleitet wird, so entsteht der automatische Kammerschlag und außerdem rückläufig und mit geringerer Geschwindigkeit zum Vorhof und von da wieder zurück zur Kammer, so entsteht ein vollständiger Vorhofkammerkomplex mit normaler Überleitungszeit und enger zeitlicher Bindung an den vorausgehenden automatischen Kammerschlag (*108, 416, 211*).

Mechanismus der E.S., feste und gleitende Kupplung. Man nennt das Intervall zwischen Normalschlag und nachfolgender E.S.: *Kupplung.* In der Klinik begegnet man sehr oft Fällen, in denen E.S. immer wieder nicht nur dasselbe Aussehen haben, also vom selben Ursprungsort stammen, sondern auch jedesmal in genau dem gleichen Abstand dem vorausgehenden Normalschlag folgen, selbst wenn, wie bei Arrhythmia absoluta, die Normalschläge ganz unregelmäßig einfallen. Man spricht in solchen Fällen von *fester Kupplung* der E.S. Man kann sich bei solchen Beobachtungen des Eindruckes nicht erwehren, daß die E.S. durch den vorausgehenden Schlag irgendwie ausgelöst werden.

Im Tierversuch hat Scherf (*328*) den Entstehungsmechanismus weitgehend geklärt. — Er rief durch Aconitin eine kontinuierliche ventrikuläre Bigeminie hervor; jedem Normalschlag folgte dann in bestimmtem Rhythmus eine ventrikuläre E.S. von jedesmal der gleichen Form. Erzeugte er nun durch künstliche Reizung eine E.S., so folgte diesem Extraschlag die gleiche E.S. nach wie sonst bei den Normalschlägen des aconitvergifteten Tieres. Die Kupplung zwischen künstlich ausgelöstem Extraschlag und der nachfolgenden E.S. war immer gleich, bei gleichem Reizort für die künstlich ausgelösten Schläge, aber veränderte sich mit Veränderung des Reizortes. Wenn der gekuppelte Schlag das Aussehen einer linksseitigen E.S. hatte, so blieb die Kupplung bei Durchschneidung des rechten Schenkels unverändert, wurde aber nach Durchschneidung des linken Schenkels sofort um mehrere hundertstel Sekunden länger, d. h. sie hängt ab von der Zeit, die die Erregung von dem vorausgehenden Schlag bis zum Entstehungsort der nachfolgenden E.S. braucht.

Durch mechanische Reizung eines aconitvergifteten Herzens lassen sich Tachykardien erzeugen, die sich nach einiger Zeit in Bigeminien umwandeln, wobei die Form der Kammerkomplexe der Tachykardie und der nachträglich auftretenden gekuppelten S.E. unverändert bleibt.

Aus diesen Versuchsresultaten ergeben sich folgende Schlüsse: Bei der Bigeminie besteht neben dem Sinusknoten noch ein zweites Zentrum irgendwo in den Kammern, das jedesmal nach einer Normalsystolie zur Bildung eines einzigen wirksamen Reizes befähigt wird, der Anlaß zur gekuppelten E.S. gibt. Durch stärkere Einwirkung kann das Reizzentrum zur Bildung von kontinuierlich einander folgenden E.S. angeregt werden. Es ist noch unbekannt, auf welche Weise der Normalschlag den Extrareizherd zur Aussendung von Erregungen veranlaßt.

Außer den häufigeren Fällen von E.S. mit *fester Kupplung* kommen noch solche mit veränderlicher, sog. *gleitender Kupplung* vor. Kaufmann und Rothberger (*185—190*) nahmen für solche Fälle an, daß neben dem Sinusknoten ein zweites Zentrum rhythmisch Reize bildet. Durch eine „Schutzblockade" soll dieses vor dem Reizeinbruch vom Sinus her geschützt sein, weshalb beide Zentren unabhängig voneinander arbeiten könnten, daher die Bezeichnung *Parasystolie*. Gegen die Erwartung werden nicht alle Extrareize wirksam, die außerhalb der Refraktärzeit nach einem vom Sinus übergeleiteten Schlag einfallen, also auf eine erregbare Kammer stoßen. Deshalb nahmen Kaufmann und Rothberger weiter an, daß außer der „Eintritts-Schutzblockade" noch eine „Austrittsblockade" bestände, die verhindert, daß alle im Extrareizzentrum gebildeten Reize wirksam werden. Ist die Schutzblockierung infolge starker Acceleranswirkung aufgehoben, so wird jeder Reiz, der im Nebenzentrum gebildet wird, auch wirksam, es kommt dann zum paroxysmalen Anfall. Wird regelmäßig nur jeder dritte, vierte usw. Reiz wirksam, so entstehen Allorrhythmien. Wechselt dagegen der Grad der Blockierung, so treten in unberechenbarer Weise E.S. auf. In der Tat konnten die Wiener Autoren nachweisen, daß jedesmal mit steigendem Acceleranstonus (bestimmt an der erhöhten Herzfrequenz) die E.S. auftraten, während sie umgekehrt verschwanden, wenn die Frequenz unter ein gewisses Niveau sank.

Eine Parasystole ist dann einfach zu erkennen, wenn außer inkonstanter Kupplung gelegentlich E.S. in Gruppen von zwei und mehr Schlägen unmittelbar nacheinander auftreten. Das Intervall zweier aufeinander folgender E.S. gibt dann die Frequenz an, mit der das Extrareizzentrum arbeitet. Im Fall einer Parasystolie zeigen die einzelnen scheinbar regellos zwischen die Normalschläge eingestreuten E.S. einen gegenseitigen Abstand, der ein Vielfaches der Frequenz des Extrareizzentrums aufweist.

Kommen unmittelbar aufeinander folgende E.S. nicht vor, so kann man dann eine Parasystolie annehmen, wenn bei ungleichen Kupplungen die Abstände der verschiedenen zerstreut einfallenden E.S. einen nicht zu kleinen gemeinsamen Teiler haben.

Die Theorie der Parasystolie steht und fällt mit der Hilfshypothese der Eintritts- und Austrittsblockierung. Scherf (*326*) nimmt als Ursache der Schutzblockierung hohe Frequenz des Extrareizes an, die bewirken müsse, daß die vom Sinus kommende

Erregung den Extrareizherd immer im Refraktärzustand antreffe. Die Austrittsblockierung könne ebenfalls darauf zurückgeführt werden, daß der Ventrikel
gar nicht imstande sei, auf alle Reize, die in hoher Frequenz gebildet werden,
zu antworten. Überdies müsse berücksichtigt werden, daß für den Reizerfolg
immer das Verhalten von Reizstärke zu Erregbarkeit maßgebend ist. Auch Mobitz
hat als Ursache der Austrittsblockierung an ungenügende Intensivität des Extrareizes gedacht.

Die Parasystolielehre ist keineswegs allgemein anerkannt worden. Man hat
namentlich die Hypothese von der Schutzblockade angegriffen und hat darauf
hingewiesen, daß bis jetzt erst wenige klinische Fälle zu finden waren, in denen
die Voraussetzungen für das Vorliegen einer Parasystolie erwiesen werden konnte.
Namentlich de Boer hat immer wieder betont, daß E.S. durch „*Kreisen der*

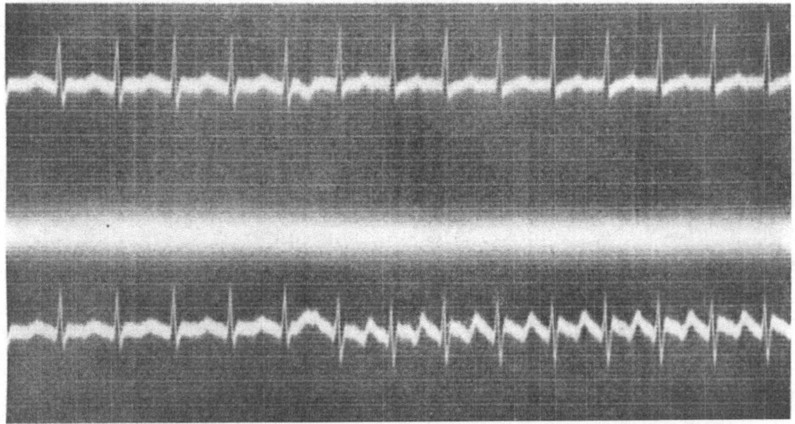

Abb. 90. Übergang von Vorhofstachysystolie in Vorhofsflattern. Die untere Kurve ist die unmittelbare
Fortsetzung der oberen.

Erregung" (s. S. 176) erklärt werden könnten. Aber auch die Lehre vom Kreisen
der Erregung kann kaum auf alle klinischen Fälle angewandt werden. Wenn
nämlich bei mehreren aneinandergereihten E.S. zwischen den einzelnen Schlägen die
Kurve eine Zeitlang in den drei Ableitungen in der Nullinie verläuft, mithin keine
Aktionsspannung angezeigt wird, so ist die Kontinuität der Erregung unterbrochen
und ein neuer Reiz muß entstehen.

Die paroxysmale Tachykardie, das Herzjagen, ist ein klinisches Sym-
ptomenbild, dessen Deutung in der Regel durch das Ekg möglich wird.
Meist urplötzlich schlägt der Normalrhythmus in rasende Herzaktion
um, zuweilen auch erst nach einem kurzen Übergangsstadium gehäufter
E.S. Die Herzfrequenz ist meist völlig regelmäßig, 120 bis zu 200 Schläge
in der Minute. Nach sekunden- bis tagelangem Verlauf kann der Anfall
plötzlich — oft mit einer kompensatorischen Pause — aufhören, worauf
der Normalrhythmus wieder einsetzt. Zuweilen schiebt sich auch am Ende
noch eine Reihe gehäufter E.S. als Übergang zum Normalrhythmus ein.

Wie das Ekg zeigt, liegt dem Herzjagen eine regelmäßige Folge von
Herzschlägen gleichen Ursprungs zugrunde, und zwar handelt es sich
meist um eine Aneinanderreihung von E.S. Ob, wie behauptet wird
auch paroxysmale Tachykardie infolge von Sinus-E.S. vorkommt, weiß
ich nicht. Das dieser Form zugeschriebene Charakteristikum, die *allmähliche* Steigerung der Frequenz, kommt jedenfalls auch bei der häufigen
auriculären Form des Herzjagens vor. In Abb. 90 zeige ich einen solchen

ganz allmählichen Übergang von Vorhofstachysystolie in *paroxysmale Tachykardie bei Vorhofsflattern*. Typisch für paroxysmale Tachykardie auriculären Ursprungs sind Vorhofsschläge meist abnormer Form, der Ventrikelinitialkomplex unterscheidet sich nicht von dem Normalschlag des gleichen Falles.

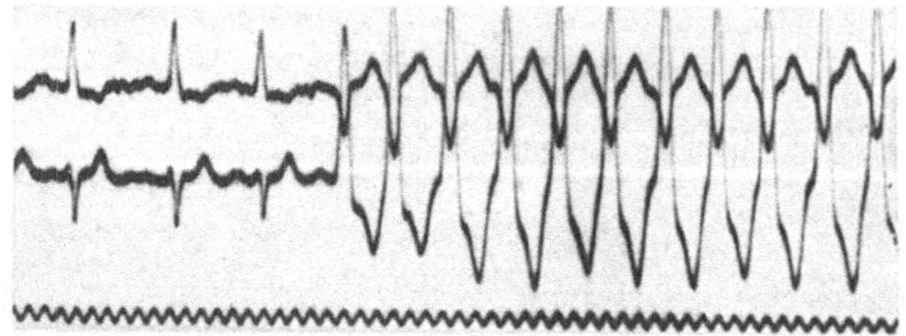

Abb. 91. Plötzlicher Übergang zu paroxysmaler ventrikulärer Tachykardie.

Bei der häufigen Form des *Herzjagens vom Tawara-Knoten* aus ist die *P*-Zacke oft negativ, die Überleitungszeit verkürzt, der Ventrikelinitialkomplex unverändert. Ist der mittlere Knotenteil Ursprungsstätte, so bleibt *P* unsichtbar, und bei Ausgang vom unteren Knotenteil folgt *P* erst nach *R*.

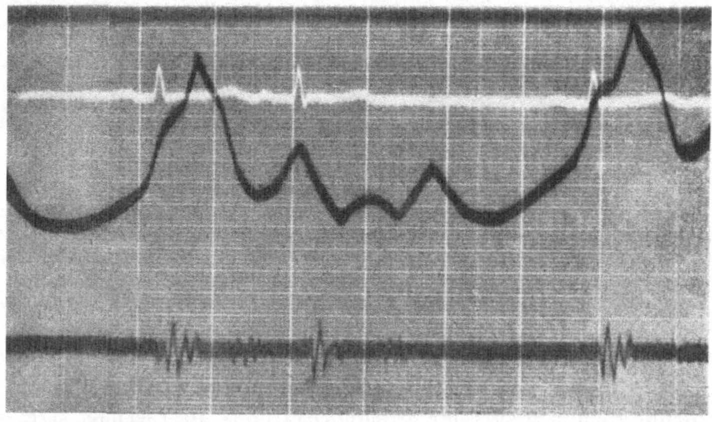

Abb. 92. Venenpuls bei auriculärer E.S. Der zweite Schlag stellt eine auriculäre E.S. dar. Im Venenpuls verschmilzt die extra-präsystolische Welle mit der diastolischen Welle des vorausgehenden Normalschlages. Die systolische Welle ist abnorm klein, die diastolische Welle vom Extraschlag ist ohne Besonderheiten.

Bei *ventrikulärer paroxysmaler Tachykardie* (Abb. 91) reihen sich ventrikuläre E.S. — oft ohne Pause — aneinander; bleibt zwischen den einzelnen Schlägen eine Pause, so kann man die unveränderten *P*-Zacken erkennen, die unter Umständen einander mit normaler Sinusfrequenz folgen. Daraus geht hervor, daß die ventrikulären E.S. nicht rückwärts auf den Vorhof geleitet werden.

Die klinische Bedeutung von supraventrikulärem Herzjagen ist weniger ernst als die von ventrikulärem. Die auriculäre Form ist oft Vorstufe von Vorhofsflimmern, das bekanntlich viele Jahre bei guter Herzleistung ertragen werden kann. Das ventrikuläre Herzjagen führt gelegentlich un-

mittelbar in tödliches Kammerflimmern über. Es ist als besonders ernst zu bewerten, wenn es nach Herzinfarkt oder nach Diphtherie auftritt.

Der Venenpuls bei E.S. Die Venenpulskurven bei *Sinus-* und bei *auriculären E.S.* entsprechen einander vollkommen, bis auf die Länge der kompensatorischen Pause, hierüber s. S. 118ff. Bei auriculären E.S. pflegt der Venenpuls alle drei Wellen eines Normalschlages aufzuweisen. In der Regel verschmilzt zwar die präsystolische Welle mit der diastolischen des vorausgehenden normalen Pulses (s. Abb. 92). Meist sind die extrasystolischen Venenwellen kleiner als die des Normalschlages. Das ist verständlich, da die vorzeitige Erregung ein schlecht

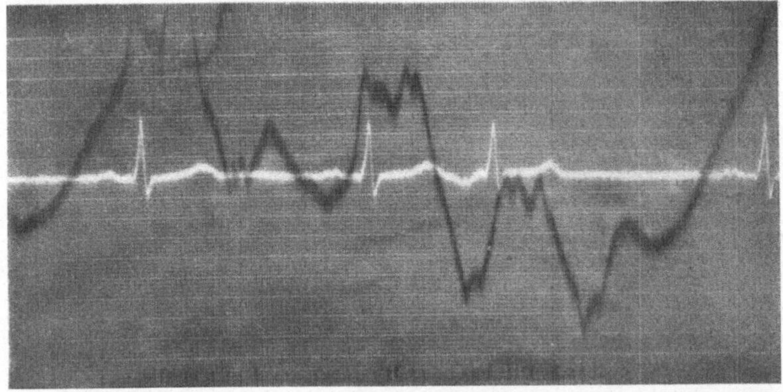

Abb. 93. Venenpuls bei atrioventrikulärer E.S. Der dritte Schlag ist eine vom mittleren Knoten ausgehende E.S. (*P* verschmilzt mit *R*). Die präsystolische Welle des Extraschlages verschmilzt mit der diastolischen Welle des vorhergehenden Schlages; die systolische Welle im Extraschlag ist kleiner als im Normalschlag.

erholtes und noch mangelhaft gefülltes Herz durchläuft. Von der Länge der postextrasystolischen Pause hängt die Füllung des Herzens beim Eintritt der nächsten Normalerregung ab; je länger die Pause, um so stärker die Herzfüllung, um so größer die Wellen des postextrasystolischen Venenpulses.

Bei *atrioventrikulären E.S.* (s. Abb. 93) kann die präsystolische Welle des Extraschlages einerseits mit der diastolischen des vorausgehenden Normalschlages sowie andererseits mit der systolischen des Extraschlages verschmelzen. Es besteht ein systolischer Kollaps, der rechtzeitig mit dem II. Ton endet, die diastolische Welle ist deutlich ausgeprägt.

Der Venenpuls bei ventrikulären E.S. Die regelmäßige Folge der drei normalen Venenwellen wird durch eine ventrikuläre E.S. in sehr auffälliger Weise unterbrochen (Abb. 94). Meist erscheint außerhalb der Reihe eine große Erhebung, die synchron mit dem Carotispuls, also etwa $^{1}/_{10}$ Sek. nach dem I. Ton der E.S., ansteigt und entweder so bald abfällt, daß sie synchron mit dem II. Ton der E.S. ihr Minimum wieder erreicht, oder aber die Welle zeigt während der Systole des Extraschlages die Tendenz eines Abstiegs in Form einer mehr oder weniger tiefen Einsenkung auf ihrem Plateau, der eigentliche endgültige Absturz erfolgt erst in der Diastole. Eine wohl abgegrenzte diastolische Welle fehlt sehr oft (Abb. 95).

Die Venenkurve zeigt oft während und immer nach der E.S. den un-
gestörten Vorhofsrhythmus an: zum richtigen Zeitpunkt setzt während
des Ablaufs der ventrikulären E.S. die normale präsystolische Venenwelle ein, die der extrasystolischen (ventrikulären) Welle superponiert ist.

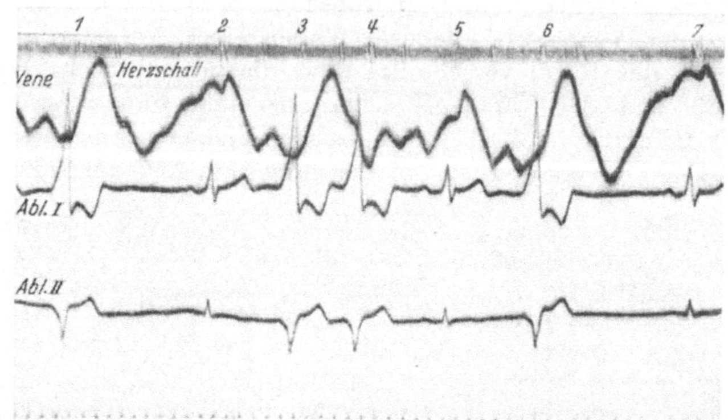

Abb. 94. Venenpuls, Ekg und Herzschall bei ventrikulärer E.S. Bei 1, 3 und 6 setzt sich auf die diastolische
Welle des Extraschlages die präsystolische Welle des ungestört weiter schlagenden Vorhofs auf (Vorhofs-
pfropfung). Bei   haben die Kammern nicht die Zeit gehabt sich zu füllen, die systolische und diastolische
Venenwelle bleiben daher rudimentär. Nach 6 eine längere kompensatorische Pause, während der sich die
Kammern stark füllen: große Ausschläge des Venenpulses.

Immer aber findet man nach Ablauf der kompensatorischen Pause die
präsystolische Welle zum richtigen Zeitpunkt beginnend, d. h. zwei
Pulsperioden nach dem Anfang des präextrasystolischen Normalschlages.

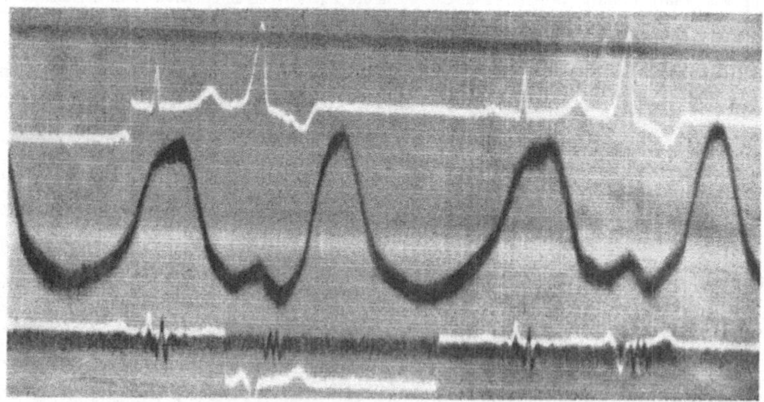

Abb. 95. Venenpuls bei ventrikulärer E.S., diastolischer Abfall.

Wie schon die extrasystolische Venenwelle in der Regel die übrigen
normalen Venenpulse an Größe überragt, so ist das erst recht der Fall
bei dem Venenpuls unmittelbar nach der kompensatorischen Pause.
Derselbe zeigt immer eine besonders hohe systolische Venenwelle, ein
Befund, der bei unserer Erklärung vom Zustandekommen der systolischen
Venenwelle ohne weiteres einleuchtet. Die Kammern haben während
der langen kompensatorischen Pause sich stärker als normal mit Blut

gefüllt, daher abnorm großes Schlagvolumen, also vergrößerter Carotispuls, mithin auch verstärkt mitgeteilte Pulsation in der Jugularvene.
Bei den interpolierten E.S., die ja keine kompensatorische Pause haben,
fehlt entsprechend auch die Verstärkung der systolischen Welle nach der
E.S.

Wie schon erwähnt, zeigt der erste Schlag nach einer ventrikulären
E.S. nicht selten verlängerte Überleitungszeit, im Venenpuls deutlich
erkennbar an dem schärferen Abgesetztsein der präsystolischen von der
nachfolgenden systolischen Welle.

Es kann vorkommen, daß die Normalvorhofskontraktion mit einer
Kammer-E.S. zusammentrifft. In dem Fall sind die Zipfelklappen

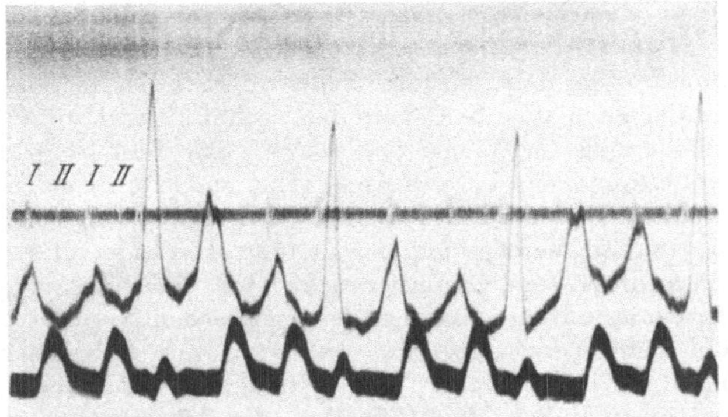

Abb. 96. Venenpuls bei ventrikulärer E.S., Vorhofspfropfung.

geschlossen, und der Vorhofeinhalt regurgitiert in die Hohlvenen, es
entsteht dann eine mächtige Welle in der Jugularis (Vorhofspfropfung
(Abb. 96). Fällt dagegen die präsystolische Welle mit dem systolischen
Kollaps der E.S. zusammen, so kann sie vollkommen verschwinden.

Über Herzschall bei E.S. s. S. 55.

Die klinische Bedeutung der E.S. E.S. haben in zweifacher Weise
klinische Bedeutung: einmal können sie unmittelbar den Kreislauf ungünstig beeinflussen und zweitens sind sie Zeichen eines Reizzustandes
im Myokard. Der Extraschlag fördert wenig oder überhaupt kein Blut
in die Peripherie, aber das spielt praktisch keine Rolle, wenn es sich
nur um einzelne Extraschläge handelt. Folgen ganze Salven in raschem
Tempo, so bekommt die Peripherie zu wenig Blut, durch Gehirnanämie
kommt es dann zu Schwindel, Schwarzwerden vor den Augen, ja Bewußtlosigkeit.

Die prognostische Bedeutung der E.S. muß im Zusammenhang mit
dem sonstigen Befund gewertet werden. Ganz allgemein kann man sagen,
daß supraventrikuläre E.S. niemals ganz bedeutungslos sind, weil *auriculäre E.S.* nicht selten Vorstufen von Vorhofflimmern, *atrioventrikuläre
E.S.* zuweilen Vorläufer von paroxysmaler Tachykardie sind. *Ventrikuläre E.S.* dagegen können Jahre und Jahrzehnte hindurch, immer
vom selben Ausgangsort vereinzelt auftreten, ohne daß anatomisch

oder an der Leistungsfähigkeit des Kreislaufs etwas Krankhaftes nachweisbar wäre. Ventrikuläre E.S. sind dagegen nicht als harmlos anzusehen, wenn sie erstmals im Verlauf einer Infektionskrankheit auftreten oder im Verein mit den Beschwerden der Coronarsklerose bzw. erst im späteren Lebensalter. Stets muß es als Zeichen einer schweren Herzmuskelschädigung gelten, wenn ventrikuläre E.S. von verschiedenen Ursprungsorten in buntem Wechsel einfallen. Längere Reihen unmittelbar aufeinander folgender ventrikulärer E.S. können Vorstufen von tödlichem Kammerflattern und -flimmern sein.

2. Störungen der Erregungsleitung.

a) Anatomische und physiologische Vorbemerkungen.

Vom Sinusknoten, dem normalen Schrittmacher des Herzens, wird die Erregung radiär nach allen Seiten auf den Vorhof übergeleitet (*234*), nach den Untersuchungen der Wiener Schule (*297, 333*) besteht jedoch je ein bevorzugter Leitungsweg zu dem linken Vorhof und zum Tawara-Knoten. Von den Vorhöfen zu den Ventrikeln geht die Erregung über den Tawara-Knoten, in dem eine Verzögerung der Leitung stattfindet. Es steht noch nicht fest, wie diese Verzögerung erreicht wird. Vom Tawara-Knoten geht die Erregung auf den Bahnen des spezifischen Systems (Hissches Bündel und seine Verzweigungen), und zwar nur auf diesen auf die Kammern über. Nach kurzem Verlauf teilt sich das Bündel in einen rechten und einen linken Hauptschenkel, die den rechten bzw. linken Ventrikel versorgen. Die feineren Verzweigungen des spezifischen Systems bilden das Purkinjesche Netzwerk, von dem aus feinste Fasern in die eigentliche Myokardsubstanz eindringen (*9, 196, 258, 372, 373*).

Auf der ganzen Bahn, vom Sinusknoten angefangen, bis zu den feinen Verzweigungen in der Ventrikelmuskulatur können Störungen der Erregungsleitung auftreten. Praktische Bedeutung haben vor allem Verlangsamung bzw. Unterbrechung der Erregungsleitung. Beschleunigung dagegen kommt als relativ harmlose Anomalie vor (s. S. 156).

Wir unterscheiden: Überleitungsstörungen I. Ordnung, das sind Störungen der Erregungsleitung vom Sinusknoten zu den Vorhöfen, und Überleitungsstörungen II. Ordnung, das sind Störungen der Erregungsleitung von den Vorhöfen zu den Ventrikeln (*148*). Schließlich Störungen III. Ordnung, das sind solche, die einzelne Teile des spezifischen Systems in den Ventrikeln betreffen.

Schädigungen durch lokale Prozesse werden um so leichter auffällige Störungen bedingen, wenn sie solche Stellen betreffen, wo das ganze System einen geringeren Querschnitt besitzt, also im Hisschen Bündel selbst. Erheblich größere Herde an einer Stelle der peripheren Verzweigungen haben geringere funktionelle Folgen. Genaue pathologisch-anatomische Untersuchungen haben gezeigt, daß das spezifische System selektiv geschädigt bzw. zerstört werden kann, unabhängig vom Myokard und Klappenapparat des Herzens (*257*).

b) Wesen der Störung der Erregungsleitung (*82, 111, 145, 292, 366, 367, 369, 410, 422*).

Wir schließen im Experiment oder bei klinischen Fällen auf eine Störung der Erregungsleitung, wenn das Zeitintervall zwischen dem Beginn der Erregung eines höher- und eines tiefergelegenen Herzabschnittes verlängert ist. Man deutet diese Verlängerung als Folge einer verlangsamten Erregungsleitung. Diese Lehre ist angegriffen worden; man hat gesagt, daß nicht eine *Verlangsamung*, sondern eine *Abschwächung des Reizes* im irgendwie geschädigten spezifischen System vorliege, und daß auf den abgeschwächten Reiz das Myokard nicht so prompt anspreche. Nach den Untersuchungen von Schellong muß es als wahrscheinlich angesehen werden, daß *Herabsetzung der Erregbarkeit* die Verlangsamung der Erregungsleitung bedingt. So viel steht jedenfalls fest (*76*), daß zum mindesten ein Teil der klinischen Fälle von Überleitungsstörungen in der hergebrachten Form durch Verzögerung der Erregungsleitung erklärt werden muß.

c) Auslösende Faktoren.

Störungen der Erregungsleitung können bedingt werden durch Druck auf irgendeine Stelle des spezifischen Systems, z. B. durch Blutergüsse, Tumoren (selten), ferner durch syphilitische Gefäßveränderungen (ebenfalls selten). Häufiger sind Intoxikationen im Verlauf von Infektionskrankheiten, wie z. B. Grippe, Typhus abdom., Tuberkulose (*57*) anzuschuldigen, die selektiv das spezifische System schädigen können. Auch Anämie führt häufig zu Störungen der Erregungsleitung. Die meisten und gleichzeitig schwersten Störungen, nämlich völlige Unterbrechung des Stammes oder einzelner Äste findet man bei Diphtherie, Polyarthritis rheumatica und besonders bei Ernährungsstörungen im Gefolge von Coronarsklerose und Herzinfarkt.

Eine ganze Reihe von *Giften* vermag die Erregungsleitung zu schädigen; vor allem Digitalis und Strophanthin (*342*). Eine wesentliche Komponente der günstigen Digitaliswirkung beruht sogar in der Erschwerung der Überleitung, so daß der Ventrikel auf einen Teil der allzu häufig produzierten Reize (*61*) nicht anspricht. Diese Wirkung kann jedoch auch schädliche Grade erreichen (*371*). Morphium (*79*), Adrenalin (*180*), diese beiden letzteren über das Vaguszentrum (s. weiter unten), Muscarin und Physostigmin (*299*), Aconitin (*61*) schädigen das spezifische System.

Von besonderer Bedeutung ist der Vagus für die Erregungsleitung, und zwar hat beim Hund schwache Reizung des linken Vagusstammes (*314*) eine Herabsetzung der Erregungsleitung an der *A-V*-Grenze zur Folge, während der rechte Vagus die Reizbildung im Sinusknoten, also die Herzfrequenz herabsetzt. Freilich wird diese Feststellung nicht allgemein anerkannt (*235*).

Hierher gehört auch die schädigende Wirkung der Erstickung auf die Erregungsleitung und jedenfalls auch die des anaphylaktischen Schocks (*247, 287, 295*). Erstickung sowohl wie Digitalis (*8*) können bei schwächerer Einwirkung, die allein für sich die Überleitung noch nicht sichtlich schädigt, im Verein mit gleichzeitiger Vagusreizung zu starker Störung der Erregungsleitung führen.

d) Herzblock an der Sinus-Vorhofsgrenze.

Bestimmte Unregelmäßigkeiten des Herzschlages hat man auf eine Leitungsunterbrechung zwischen Sinusknoten und Vorhof geschoben (sinuauriculärer Block). Scheinbar unvermittelt fällt ein ganzer Herzschlag (Vorhof und Ventrikelsystole) aus. Es entsteht dadurch eine Herzpause von etwa der doppelten Länge der für den betreffenden Fall normalen (*290*) (Abb. 97).

In anderen Fällen geht die Herzfrequenz für kürzere oder längere Zeit plötzlich auf die Hälfte herab, oder es wechseln Perioden mit rascherer

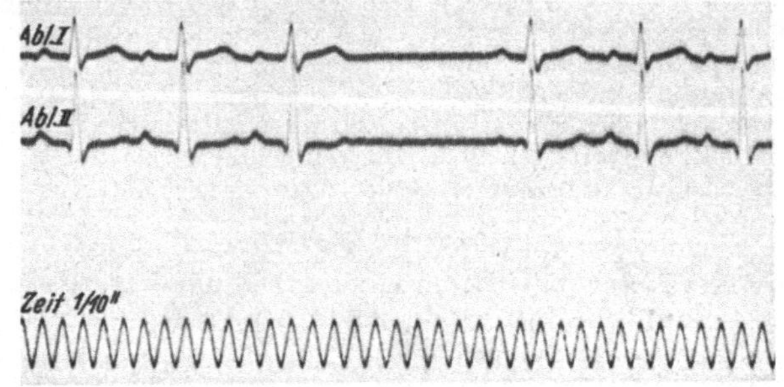

Abb. 97. Sinuauriculärer Block. Zeitweise fällt eine ganze Herzrevolution aus.

und halbierter Frequenz in buntem Wechsel miteinander ab. Man nimmt an, daß während der halbierten Frequenz jeder zweite Sinusreiz nicht auf den Vorhof übergeleitet wird.

Auch Fälle von extremer Bradykardie mit normaler Folge von Vorhofs- und Ventrikelschlägen hat man als Sinuauricularblock gedeutet. Lewis

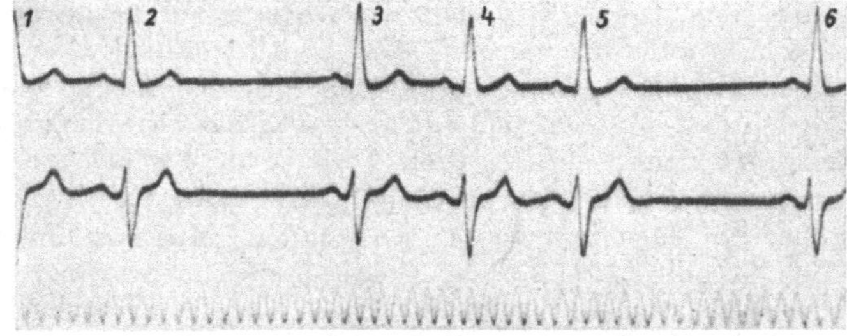

Abb. 98. Sinuauriculärer Block mit Wenckebachschen Perioden.

beschreibt einen solchen Fall, der bei geringer Körperanstrengung plötz- lichen Übergang zur doppelten Herzfrequenz aufwies (*234*).

In seltenen Fällen findet man auch bei Sinusblock Allorhythmien, d. h. Gruppenbildungen, die dadurch entstehen, daß von Schlag zu Schlag die Vorhofssystole später einsetzt, schließlich fällt eine Systole des gesamten Herzens aus. Dadurch entsteht eine längere Pause, die zusammen mit der letzten Systole gewöhnlich nahezu die doppelte Länge hat wie zwei normale Schläge. Dann beginnt das Spiel von neuem. Wie man annimmt, kommt diese Gruppenbildung dadurch zustande, daß infolge irgendeiner Schädigung die Leitfähigkeit sich langsamer erholt als normal. Infolge der schlechteren Erholung wird die Leitfähigkeit mit jedem Schlag schlechter, schließlich ist sie ganz aufgehoben: eine Systole fällt aus. In der nun entstehenden langen Pause hat die Leitfähigkeit Zeit, sich zu erholen. Die Überleitung ist wieder vorhanden, wird aber von Schlag zu Schlag schlechter, bis wiederum eine Systole ausfällt.

Sehr oft findet man gleichzeitig mit angenommenem Sinusblock auch noch Leitungsstörungen an der Vorkammer-Kammergrenze, einen derartigen Fall veröffentlichte Wenckebach (*408*).

Klinische Bedeutung der sinuauriculären Leitungsstörungen. Geringere Grade von sinuauriculärer Leitungsstörung sind vielleicht gar nicht selten, sie entziehen sich aber dem Nachweis und sind deshalb ohne praktische Bedeutung. Sinuauriculärer Block ist selten, neben Diphtherie, Polyarthritis rheumatica wird vor allem Coronarsklerose als Ursache anzuschuldigen sein.

e) **Leitungsstörungen im Vorhof** erschließt man aus Veränderungen der *P*-Zacke bei erhaltenem Sinusrhythmus. Im Tierexperiment ergaben sich solche Abweichungen, wenn die S. 130 erwähnten Muskelverbindungen zwischen oberem Ende des Sinusknotens zum linken Vorhof und vom Sinusknoten über das Vorhofsseptum zum Atrioventrikularknoten unterbrochen oder geschädigt waren (*297, 333*). Die Veränderungen von *P* bestanden in Verlängerung der *P*-Zacke, Aufsplitterung oder negativer Richtung. — Derartige Veränderungen trifft man auch

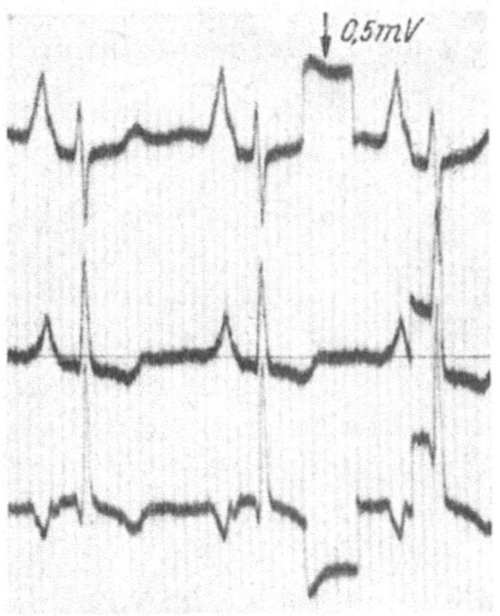

Abb. 99. Starke Vergrößerung von *P* bei Mitralstenose.

gelegentlich beim Menschen. Ursache dürften sklerotische Veränderungen der ernährenden Gefäße sein.

Häufiger beobachtet man Veränderungen von *P* bei verstärkter Vorhofstätigkeit. Es sind drei verschiedene Typen beschrieben worden.

1. *P* mitrale: *P* in II und I, später eventuell auch in III erhöht, gespalten und auf über 0,1 Sek. verlängert wird bei Mitralstenose beobachtet (*423, 358, 174*) (Abb. 99).

2. *P* pulmonale: *P* erhöht, aber nicht verbreitert bei verschiedenen Erkrankungen, die zu einer Einengung der atmenden Fläche führen.

3. *P* bei Cor bovinum: *P* in II und III erhöht verbreitert und eingekerbt.

Wir sahen vergrößertes *P* in Abl. I und II auch ohne übermäßige Herzvergrößerung in den Spätstadien von Hypertension sowie bei schwerer Coronarsklerose. Der Erklärung verschiedener Autoren, daß die beschriebenen Veränderungen von *P* Folge von Hypertrophie, entweder des linken oder des rechten oder beider Vorhöfe sei, kann nicht anerkannt werden, da Hypertrophie an sich keine Ekg-Veränderungen macht, es muß sich um *Verspätungskurven* handeln, deren Genese weiter unten besprochen wird (s. S. 137). Zwischen den beschriebenen drei Typen von *P* besteht unseres Erachtens kein prinzipieller Unterschied.

Es handelt sich um verschiedene Entwicklungsstufen derselben Veränderung.

Klinisch von Bedeutung ist, daß vergrößertes P die Diagnose Mitralstenose in zweifelhaften Fällen stützen kann. Bei Hypertension und Coronarsklerose muß Vergrößerung von P den Verdacht auf ungenügende Leistung des linken Ventrikels lenken, bei raumbeengenden Prozessen des Lungenkreislaufs auf ungenügende Leistung des rechten Ventrikels.

f) Leitungsstörungen zwischen Vorhof und Ventrikel.

Verlängerte Überleitungszeit. Beim Warmblüter besteht zwischen Vorhof und Ventrikel nur das schmale Hissche Bündel als Brücke (s. S. 130), auf dem die Kontraktion von einem zum anderen Herzteil weiter

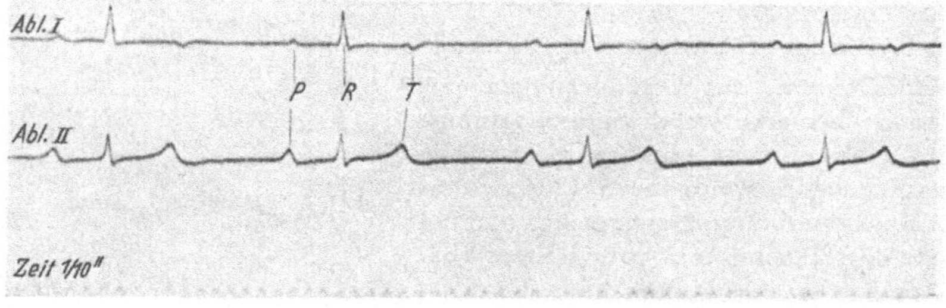

Abb. 100.   Verlängerte Überleitungszeit (0,38 Sek.).

geht. Diese *a-v*-Leitung ist ganz besonders störempfindlich. Schon beim normalen Herzschlag läßt sich im Tierexperiment feststellen, daß die Erholungszeit nach jeder Systole im Überleitungsbündel länger dauert als in der Vorhofs- und Kammermuskulatur. Sehr oft macht sich daher eine Schädigung, die das ganze Herz betrifft, z. B. durch das Diphtheriegift, nur an der *a-v*-Leitung bemerkbar. Leichtere Grade der Schädigung zeigen sich in Verlangsamung, schwere Grade in Unterbrechung der Überleitung.

Meist drückt sich die Schädigung des Überleitungsbündels in einer von Schlag zu Schlag gleichmäßigen Verlängerung der Überleitungszeit aus, wobei die Normalzeit um einige Hundertstel bis zu mehreren Zehnteln Sekunden überschritten wird (Abb. 100). Überleitungszeiten bis über 1 Sek. sind beobachtet worden. In selteneren Fällen wechselt die Überleitungszeit in Form der **Wenckebach**schen *Perioden*, bei denen es zu Gruppenbildungen kommt dadurch, daß jeder 4. oder 5. usw. Vorhofsschlag nicht übergeleitet wird. In der dadurch entstehenden längeren Pause erholt sich das Überleitungsbündel so gut, daß nunmehr die Erregungsleitung einigermaßen prompt geschieht, aber schon beim nächsten Schlag zeigt sich eine erhebliche Verzögerung, die bei jedem nächstfolgenden Schlag noch um ein geringes zunimmt bis zum völligen Ausfall eines Kammerschlages, worauf das Spiel von neuem beginnt (Abb. 101).

Ein schon im voraus geschädigtes Reizleitungssystem ermüdet schneller und bedarf einer abnorm langen Erholungszeit. Reicht die Diastole zur vollen Erholung nicht aus, kommt es zu *partiellem Block*

(Abb. 102); ein Teil der Vorhofskontraktionen wird nicht übergeleitet, entweder in Form der oben beschriebenen Wenckebachschen Perioden oder bei gleichbleibender und meist verlängerter Überleitungszeit fällt

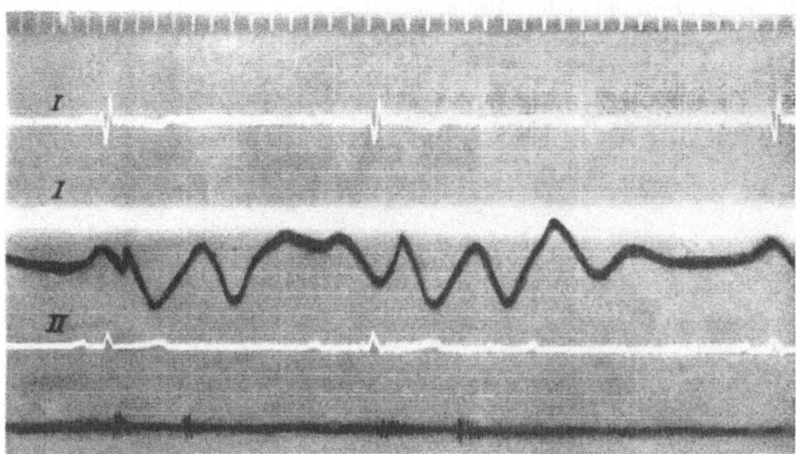

Abb. 101. Allorhythmie infolge von Überleitungsstörungen. ·Der erste Vorhofschlag wird prompt übergeleitet, der Venenpuls zeigt eine normale präsystolische Welle, der systolische Kollaps endet vorzeitig (vor dem II. Ton), die diastolische Welle ist abnorm groß. Beim zweiten Schlag stark verlängerte Überleitungszeit; die präsystolische Welle des Venenpulses zeigt verlängerte Überleitungszeit und vertieften Abfall. Der dritte Vorhofschlag wird nicht übergeleitet.

jeder 2., 3. oder 4. usw. Kammerschlag aus. Man spricht dann von einem 2:1-, 3:1-, 4:1- usw. Block. — Seltener findet man nur gelegentliche unregelmäßig eingestreute Kammersystolenausfälle.

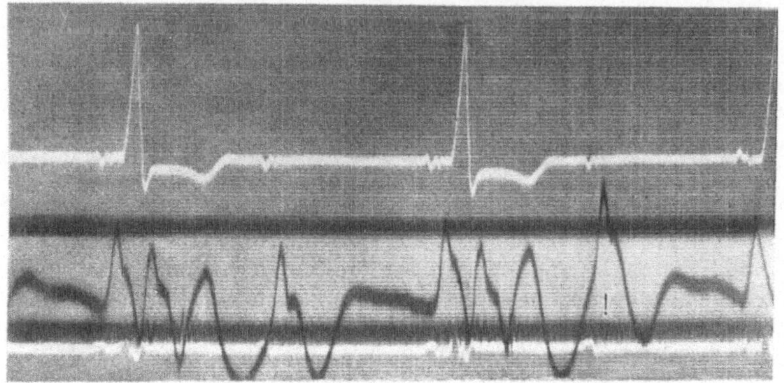

Abb. 102. Partieller Block. *P*-Zacke von abnormer und nicht stets gleicher Gestalt. Nur jeder zweite Vorhofschlag wird übergeleitet. Jeder *P*-Zacke entspricht eine präsystolische Welle.

Bei hoher Vorhofsfrequenz, z. B. beim Vorhofsflattern (s. S. 163ff.), kommt es besonders oft zu inkomplettem Block, der hier eine Schutzvorrichtung für den Kreislauf im ganzen wie auch für das Herz darstellt (*31*), denn in den längeren Pausen kann sich der Ventrikel besser erholen.

Der inkomplette Block ist oft nur ein Übergangszustand zum *kompletten Block* (Abb. 103), bei dem Vorhöfe und Kammern unabhängig von einander in ihrem eigenen, die Vorhöfe in normalem Sinusrhythmus schlagen.

Im Ekg erkennt man die in regelmäßiger Folge auftretenden Vorhofsschläge in Form entweder normal aussehender *P*-Zacken, oft jedoch auch von durchaus abweichender Gestalt, z. B. negativ oder biphasisch, mehr oder weniger gespalten. Die abweichende Form spricht für den abnormen

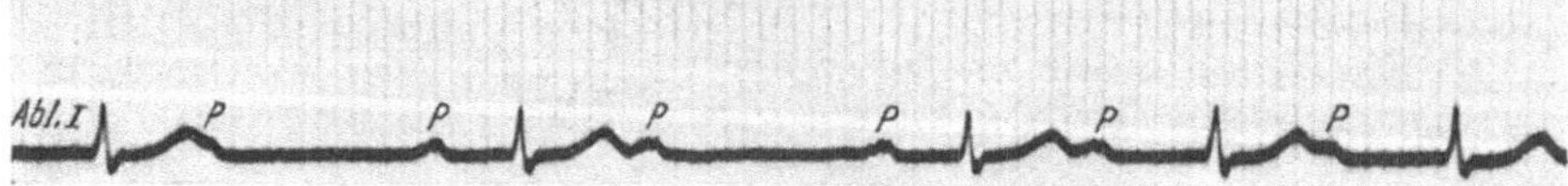

Abb. 103. Kompletter Block. Die *P*-Zacken folgen einander in ganz regelmäßigen Abständen von 0,65 Sek. (= Frequenz 92); die beiden ersten Ventrikelschläge erfolgen unabhängig vom Vorhof mit ungefähr der halben Frequenz. Die zwei letzten Ventrikelintervalle sind wesentlich kürzer, die Kammern schlagen offenbar in Abhängigkeit vom Vorhof, wenn auch mit von Schlag zu Schlag anwachsender Überleitungszeit. Der anfänglich totale Block geht in inkompletten Block (W e n c k e b a c h sche Perioden) über.

Entstehungsort der Erregung (Heterotopie). Die Kammerkomplexe im Ekg haben meist die normale Form; das läßt auf Entstehung der Erregung an einer Stelle des Ventrikels oberhalb der Teilung des Hisschen Bündels schließen (meist ist wohl das Bündel selbst Ursprungsstelle). Denn würde die Erregung abwärts der Teilungsstelle entstehen, so würde nicht mehr das normale Zweikammer-Ekg resultieren.

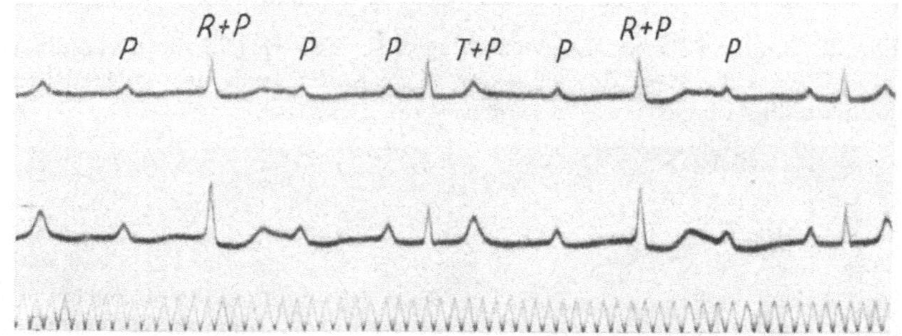

Abb. 104. Kompletter Block, Pseudoalternans durch Zusammentreffen von *P* und *R* bei jedem zweiten Schlag.

Nicht selten kommt es bei der langsamen Kammertätigkeit zum gelegentlichen Auftreten von ventrikulären E.S. Wie man annimmt, deshalb, weil bei den langen Pausen zwischen den einzelnen Systolen die Automatie tiefer gelegener Zentren in der Kammer erwacht.

Eine andere Komplikation des Herzblocks sind Anfälle von noch weiterer Verlangsamung der Kammertätigkeit auf 10 Schläge und noch weniger in der Minute. Infolge der hierbei entstehenden Hirnanämie kommt es zu Schwindelerscheinungen eventuell tiefer Bewußtlosigkeit mit epileptiformen Krämpfen. Gehäufte und langdauernde Anfälle schädigen die Ernährung des Myokards und können den Tod oder doch lebensgefährliche Herzinsuffizienzerscheinungen bedingen.

In anderen Fällen kommt es zu Anfällen von enormer Ventrikeltachykardie, die solche Grade annehmen kann, daß der Effekt der Kammertätigkeit auf die Zirkulation gleich Null wird, und dadurch ebenfalls der Puls in der Peripherie verschwindet (Abb. 91).

Klinische Bedeutung der atrioventrikulären Leitungsstörungen. Die klinische Bewertung einer atrioventrikulären (a-v-)Leitungsstörung ist nur unter Berücksichtigung der Anamnese und des sonstigen Untersuchungsbefundes möglich; meist werden wiederholte Aufnahmen im Abstand von Wochen und Monaten nötig sein. Die a-v-Leitung ist frequenzabhängig, Leitungszeiten an der oberen Grenze des Normalen bei bestehender Tachykardie sind pathologisch. Man findet das oft bei toxischer Myokardschädigung. Sehr starke Verlängerung der a-v-Zeit kommt bei hochtrainierten Sportlern vor. Kienle sah bei Belastung Rückgang zu normalen Werten (*201*). — Einfache Verlängerung der a-v-Überleitungszeit kann als einzig nachweisbare Veränderung in der Herz-

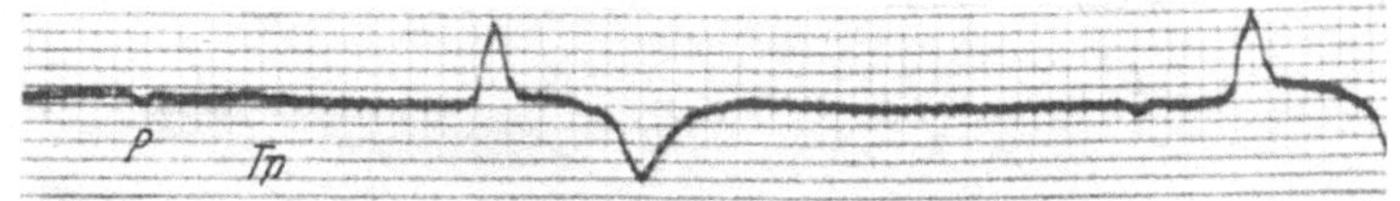

Abb. 105. Ekg im Adams-Stokes-Anfall bei komplettem Block; der Ventrikelkomplex dauert 0,7 Sek das *PR*-Intervall 2,25 Sek. Abl. II. Ordinatenabstand = 0,05 Sek.

funktion auftreten und nach Stunden oder wenigen Tagen wieder verschwunden sein, z. B. nach einer Narkose, sie ist dann harmlos; dasselbe gilt von der unter Umständen wochenlang anhaltenden Verzögerung der Überleitung nach Digitalisanwendung. Ist eine Infektionskrankheit vorausgegangen, zumal Diphtherie, so muß der Arzt auf Schonung des Herzens dringen, zumal bei Kindern, die leichte Herzbeschwerden nicht beachten. Bei Polyarthritis rheumatica kann die verlängerte a-v-Leitungszeit ein Frühsymptom der Endokarditis sein. Verändert sich nach überstandener Endokarditis eine a-v-Leitungsstörung, treten z. B. Wenckebachsche Perioden auf, so ist das ein sicherer Hinweis, daß der Prozeß im Herzen noch nicht zum Abschluß gekommen ist. Die seltenen Fälle von a-v-Leitungsstörung durch krankhaft erhöhten Vagustonus können durch Atropingaben zum Verschwinden gebracht werden.

Völlige Unterbrechung der Leitung stellt in manchen Fällen keine erhebliche Kreislaufstörung dar, dann nämlich, wenn durch einen lokalen Prozeß nur das Hissche Bündel unterbrochen und sonst am Herzen kein Schaden entstanden ist. Meist werden allerdings noch andere Störungen vorhanden sein, wie z. B. die verschiedenen Formen der intraventrikulären Störungen der Erregungsleitung, die die Prognose ungünstig beeinflussen.

g) Störung der Erregungsleitung in den Tawara-Schenkeln. Verspätungskurven (*394*).

Verzögerte Erregungsleitung in einem Tawara-Schenkel. Im Stamm des spezifischen Systems unterscheidet man schon von jeher *Verzögerung* und *Unterbrechung* der Erregungsleitung. Die Erkennung und Unterscheidung dieser beiden Störungen ist deswegen so einfach, weil man Vorhofs- und Ventrikeltätigkeit gesondert im Ekg wahrnimmt. Es ist anzunehmen, daß in den Hauptschenkeln des Reizleitungssystems die

gleichen Veränderungen vorkommen, nämlich verlangsamte Leitung
oder völlige Unterbrechung. Betrifft die eine oder andere Störung beide
Schenkel in gleicher Weise, so muß das Ekg offenbar dieselben Ver-

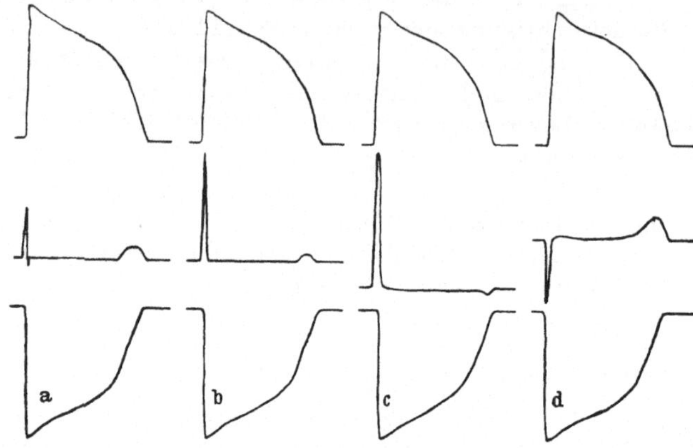

Abb. 106 a—d. Zwei monophasische Kurven von genau gleicher Form, aber umgekehrter Richtung werden
mit einer Verspätung des Beginns der unteren Kurve um 1 mm auf der Abszissenachse zur Deckung gebracht. Es resultiert die mittlere Kurve in a. Bei einer Verspätung von 2 mm resultiert die mittlere Kurve b
als geringe Linksverspätung. Verspätung um 3 mm führt zu Kurve c: stärkere Linksverspätun g. Verspätung der *oberen* Kurve um 2 mm führt zu Kurve d, als Typ einer Rechtsverspätung.

änderungen zeigen, als wenn der Stamm des spezifischen Systems geschädigt ist, also entweder verlängerte Überleitungszeit oder Unterbrechung der Erregungsleitung vom Vorhof zur Kammer.

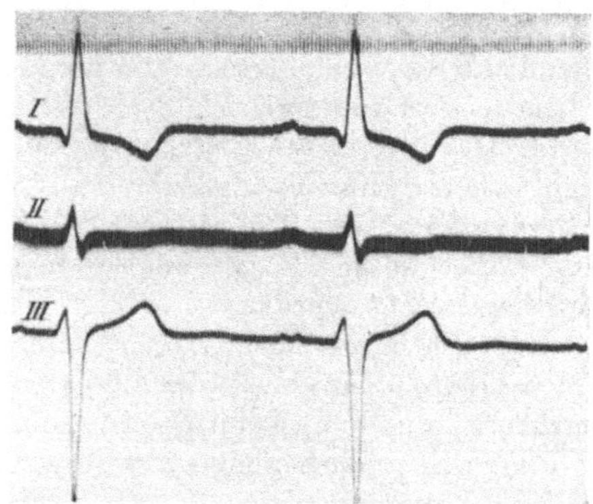

Abb. 107. Linksverspätung der Erregung bei Aorteninsuffizienz. Aufnahme mit zwei Gleichspannungsverstärkern in drei Ableitungen gleichzeitig.
Zeit = $^1/_{80}$ Sek.

Wenn aber nur *ein* Schenkel geschädigt ist, so müssen
ganz andere Veränderungen im
Ekg auftreten. Es muß dann
der zum geschädigten Schenkel gehörige Ventrikel die Erregungsleitung etwas verspätet
auf dem gewöhnlichen Wege
oder aber — bei Unterbrechung
eines Schenkels — stark verspätet auf einem ganz neuen Weg zugeleitet bekommen. Die Folgen
einer einseitigen Unterbrechung
sind längst experimenell und klinisch genau untersucht worden,
sie sollen weiter unten im Zusammenhang besprochen werden.

Aus den halbschematischen Figuren (Abb. 106) ist zu ersehen, wie durch
die normale zeitliche Aufeinanderfolge von monophasischer Basis- und Spitzenschwankung das Ekg entsteht. Verzögert sich der Beginn des linksseitigen Anteils
(Abb. 106 b u. c), so wird R höher, ST wird negativ. Verzögert sich dagegen
der Erregungsbeginn im Basisanteil so stark, daß entgegen der Norm der Spitzenanteil zuerst erscheint (Abb. 106 d), so wird R negativ.

Wenn der eine Tawara-Schenkel die Erregung langsamer leitet, so entstehen Veränderungen im Ventrikelinitialkomplex, die auf den ersten Anblick

den. auf S. 103 besprochenen Ekg-Typen bei Zwerchfellhoch- bzw. Zwerchfell-tiefstand, also *Links-* bzw. *Rechtspositionstyp* des Herzens ähneln, ja wahrscheinlich ohne scharfe Grenzen in diese übergehen. Wir sprechen von *Linksverspätung der Erregung*, wenn im linken Ventrikel später als normal die Erregung beginnt, und von *Rechtsverspätung der Erregung*, wenn der rechte Ventrikel verspätet mit seiner Tätigkeit beginnt.

In ausgebildeten Fällen findet man bei *Linksverspätung*:

R_I groß, 1,6 mV oder mehr. — R_{II} nicht vergrößert oder biphasisch. — R_{III} negativ, 1 mV, häufig auch wesentlich mehr.

Die Dauer des Ventrikelinitialkomplexes beträgt über 0,08 Sek., meist 0,1 Sek. oder mehr. Die $S—T$-Strecke in Abl. I, oft auch in Abl. II, ver-

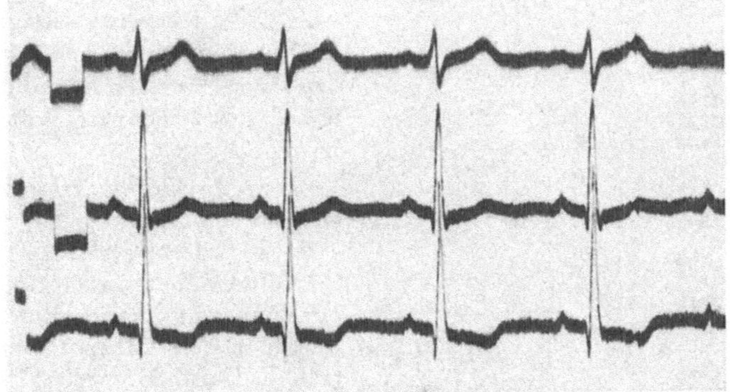

Abb. 108. Rechtsverspätung der Erregung. Aufnahme mit zwei kondensatorgekoppelten Verstärkern in drei Ableitungen gleichzeitig. Eichung: $^1/_2$ mV.

läuft häufig, aber nicht immer, längere Zeit unter der Nullinie. Der Winkel α kann stark negative Werte erreichen.

Bei *Rechtsverspätung* ist: R_I entweder positiv und kleiner als 1 mV oder auch negativ. — R_{II} nicht vergrößert oder biphasisch. — R_{III} positiv, groß, über 1 mV.

Die Dauer des Ventrikelinitialkomplexes beträgt 0,09 Sek. oder mehr. ST_{III}, zuweilen auch ST_{II}, können längere Zeit unter der Nullinie verlaufen. Der Winkel α kann weit über $+90^0$ groß werden.

Semithorakale Ableitung: Freundlich und Lepeschkin (*103*) haben zuerst darauf hingewiesen, daß bei verspätetem Erregungsbeginn eines Ventrikels ganz charakteristische Veränderungen im semithorakal abgeleiteten Ekg auftreten. Ihre Befunde wurden von Wong und Heinrich (*426*) durchaus bestätigt. Während normalerweise der Richtungswechsel der Kammeranfangsschwankung auf der vorderen Brustwand sich allmählich in einer breiten Zone abspielt, geschieht der Wechsel bei Verspätungskurven brüsk in einer sehr viel schmaleren Zone. Dabei verhalten sich Linksverspätung und Rechtsverspätung spiegelbildlich. Bei Linksverspätung bleibt die immer kleine *R*-Zacke entgegen der Norm auch auf der linken Brustseite bis zur linken Parasternallinie klein und vergrößert sich auf der schmalen Strecke bis zur vorderen Axillarlinie sehr stark.

Oft ist eine sichere Unterscheidung, ob ein Positionstyp oder verspäteter Erregungsbeginn einer Kammer vorliegt, nicht zu treffen. Bei einem Positionstyp soll das Röntgenbild mit dem Ekg-Befund im Einklang stehen (Querlage bei Linkspositionstyp, Steillage bei Rechtspositionstyp), ferner soll der Winkel α (s. S. 88) sich in einem Bereich von $+90^0$ bis etwa 0^0 bewegen, der Millivoltwert von R_I und R_{III} soll sich in normalen Grenzen bewegen, und vor allen Dingen soll die Dauer des Ventrikelinitialkomplexes zwischen 0,06—0,08 Sek. liegen.

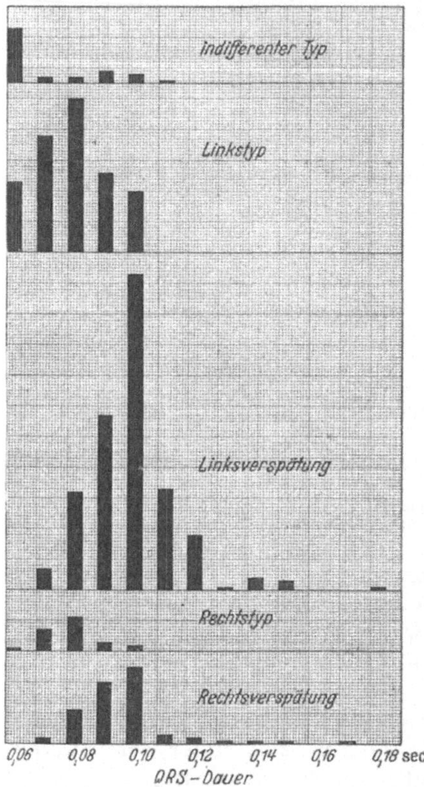

Abb. 108 a.

Werden nicht alle diese Bedingungen erfüllt, so besteht der Verdacht, daß es sich um eine beginnende Links- bzw. Rechtsverspätung handelt. Wir sprechen in solchen Fällen, die nicht ganz klar als Positions- oder als Verspätungstyp zu definieren sind, ohne nähere Bezeichnung von *Links-* bzw. *Rechtstyp.*

Eine *Leitungsunterbrechung* im spezifischen System bei Coronarsklerose oder irgendeiner anderen Schädlichkeit kann vorübergehend oder dauernd vorwiegend den rechten oder den linken Schenkel be treffen. Darüber herrscht Einigkeit; die klinisch-anatomischen Untersuchungen von Mahaim (*242*) bestätigen es. Wenn im Stamm des Hisschen Bündels viel häufiger Leitungs*verzögerung* vorkommt als Unterbrechung, warum dasselbe nicht auch in den anatomisch gleichgebauten und funktionell gerade so wirkenden Tawara-Schenkeln.

Den Beweis dafür, daß die erwähnten Veränderungen durch verspäteten Eintritt des Erregungsbeginnes in einer Kammer zustande kommen, sehen wir in folgendem:

1. Wir gehen aus von der allgemeinen Erfahrung, daß lebenstüchtiges, jugendliches Gewebe die Erregung rasch leitet, während die Leitungsgeschwindigkeit im Alter und nach jeglicher Schädigung zurückgeht (*318*).

2. Man findet die Zeichen der Verspätung des Erregungsbeginnes in einem Ventrikel häufig zusammen mit verlängerter Überleitungszeit, die gemeinhin als Zeichen von Schädigung des Stammes des spezifischen Systems gilt (infolge Digitaliswirkung und bei Infektionskrankheiten).

3. Die Dauer des Ventrikelinitialkomplexes liegt in der überwiegenden Mehrzahl der Fälle von Verspätungskurven über 0,08 Sek., meist bei 0,1 Sek. und darüber. In Abb. 108a sind die Befunde von insgesamt 548 Patienten mit meist dauernder Überbelastung eines Ventrikels infolge von Hypertension, Coronarsklerose, Klappenfehler und anderer Störungen, wie Kyphoskoliose usw. auf Millimeterpapier zusammengestellt (*276*). Jedem Millimeter der Originalfigur entspricht ein Fall. Die einzelnen Ekg-Typen sind nach der Dauer des Initial-

komplexes in Säulen angeordnet. Zwei Drittel aller Fälle von indifferentem Ventrikelkomplex haben einen Initialkomplex von 0,06 Sek., während noch nicht ein Siebentel der Fälle sicher pathologische Zahlen von 0,1 oder 0,11 Sek. aufweisen. In dem Maße, als das Bild der Linksverspätung deutlicher wird, nimmt auch die Verlängerung des Initialkomplexes zu. Bei den ausgesprochenen Verspätungskurven kommt ein Wert von 0,06 Sek. überhaupt nicht mehr vor; dagegen dominieren die Fälle mit pathologisch verlängerter QRS-Gruppe durchaus.

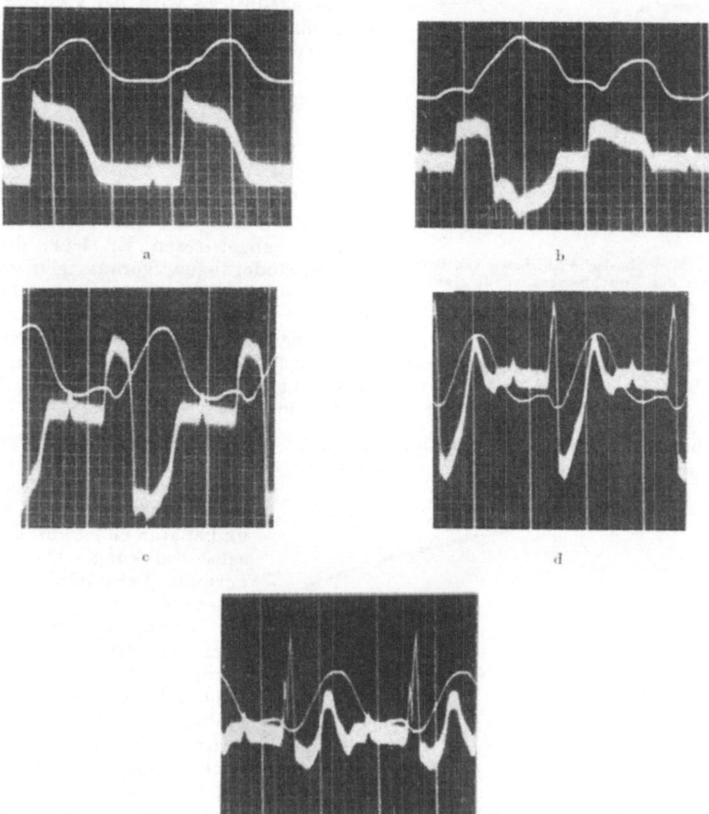

Abb. 109 a—e. Durchschneidungsversuch von Samojloff. a Die vom Vorhof übergeleitete Erregung geht auf die Kammerbasis über und macht dann an der Muskelbrücke halt: monophasisches Basis-Eg. b Die Muskelbrücke verlangsamt nur jeden zweiten Schlag sehr. c Fortschreitende Erholung der Muskelbrücke: kein Block mehr, nur noch stark verlangsamte Leitung. d u. e Die Überleitung wird fortschreitend besser, ein positives T tritt auf, ST rückt zunehmend höher.

4. Das Bild der Links- bzw. Rechtsverspätung geht ohne scharfe Grenze in das des Tawara-Schenkelblockes über. Experimentell zeigte das in überzeugender Weise Samojloff (*308*), ferner Deindl (*64*).

5. Beim einkammerigen Froschherzen entspricht die Basis dem rechten, die Spitze dem linken Ventrikel des Warmblüters. Es gelingt nun beim Frosch, alle Übergänge von völliger Leitungsunterbrechung zwischen Basis und Spitze über verschiedene Stadien der unvollkommenen bis zur verzögerten Erregungsleitung an demselben Präparat in kurzer Zeit darzustellen, wenn man zwischen Basis und Spitze die Kammer bis auf eine schmale Brücke einschneidet. Die

Brücke leitet dann zuerst gar nicht, es resultiert ein monophasisches Basis-Eg (Abb. 109a), dann folgt ein Stadium von unvollkommenem Block, nur jeder zweite Schlag wird übergeleitet (Abb. 109b) (sehr verlangsamt), so daß die monophasische Basisschwankung fast abgelaufen ist, wenn die entgegengesetzte monophasische Spitzenschwankung einsetzt, es entsteht dabei eine typische biphasische Schwankung, der nächste Schlag stellt wieder eine rein monophasische Schwankung dar (Abb. 109b). Mit fortschreitender Erholung der Muskelbrücke wird der Ventrikelkomplex kürzer, so daß er mehr und mehr einer typischen R-Zacke entspricht, dabei ist die S—T-Strecke negativ (d. h. sie verläuft unter der Nullinie), währenddie T-Zacke mit zunehmender Geschwindigkeit der Erregungsleitung höher wird (Abbildung 109d u. e).

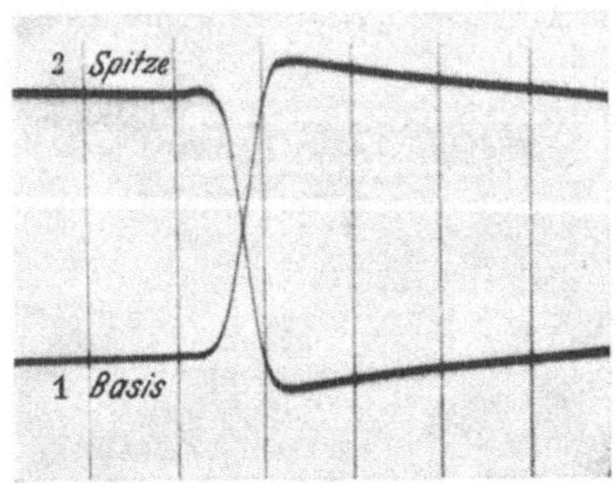

Abb. 110. Monophasische Ableitung von Basis und Spitze des Froschherzens. Ordinatenabstand 0,05 Sek. 1 mm der Originalkurve = 3,65 σ.

6. Wir können auf Grund unserer Kenntnisse von der Entstehung des biphasisch abgeleiteten Eg bzw. des Ekg die Veränderungen voraussagen, welche bei verspätetem Erregungsbeginn in einer Kammer eintreten müssen. Diese Veränderungen lassen sich konstruktiv darstellen, wenn man den rechts- und linksseitigen Anteil des Ekg durch monophasische Ableitung gesondert verzeichnet und den einen dieser beiden Anteile mit einer kleinen Verspätung zum anderen addiert.

Abb. 110 stellt die gleichzeitige Aufnahme der monophasischen Basis- und Spitzenschwankung dar (1 mm Abscisse der Originalkurve = 3,65 σ). Man erkennt deutlich, wie die Basisschwankung erheblich früher beginnt und später endet als die Spitzenschwankung. Das ist das normale Verhalten, auch der erheblich langsamere Anstieg im Beginn der Basis- gegenüber der Spitzennegativität ist normal. Die Ausmessung der Originalkurve bei 9facher Vergrößerung ergibt: die linksseitige Erregung beginnt 7,5 σ nach der rechtsseitigen und endet 4,5 σ vor der rechtsseitigen.

Bei einer Aufnahme etwa 5 Min. später (Abb. 111) ergab sich: die linksseitige Erregung *beginnt* 21 σ nach der rechtsseitigen und endet 4 σ *vor* der rechtsseitigen.

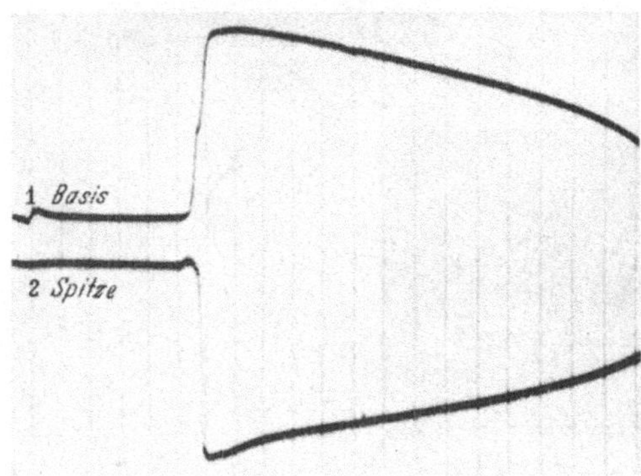

Abb. 111. Dasselbe Präparat. Aufnahme 5 Min. später. 1 mm Originalkurve = 6 σ.

Also schon nach dem kurzen Zeitraum von etwa 5 Min. ist eine Linksverspätung eingetreten. Die Größenbestimmung dieser Verspätung ist deshalb nicht ganz exakt, weil die Umbiegungsstelle aus der Ruhelage in der Ableitung von der Herzspitze nicht scharf ist. Sehr deutlich erkennbar ist eine Veränderung der monophasischen Spitzenschwankung. Der Abfall vom Maximum ist zunächst steiler, am Ende bleibt die Spitzennegativität länger auf einem höheren Wert als die der Basis. Hieraus würde eine negative T-Zacke resultieren. Diese Veränderungen der monophasischen Schwankung, die schon sehr rasch und besonders am Spitzen- (bzw. am linksseitigen) Anteil auftreten, stellen einen Regelbefund dar, wie wir uns an vielen Versuchen mit monophasischer Spitzen- und Basisableitung überzeugt haben.

7. Verspätet sich der Beginn der Spitzennegativität nur um einen sehr geringen Zeitbetrag, z. B. um 4 σ, so wird der monophasische Basisanteil um den gleichen Betrag länger ansteigen, d. h. die *R*-Zacke muß wesentlich höher werden. Eine zweite notwendige Folge von verspätetem Erregungsbeginn im Spitzengebiet ist die Senkung der *S—T*-Strecke. Das beruht, wie oben erwähnt, darauf, daß nach dem Ablauf der *S*-Zacke der monophasische Basisanteil (rechter Ventrikel) über den Spitzenanteil (linker Ventrikel) überwiegt und zwar um einen Betrag, der zunächst gering ist und bis zur Höhe von *T* ständig ansteigt. Das durch Addition dieser beiden Anteile entstehende Ekg muß also während *ST* und *T* dauernd über die Nullinie verlaufen. Kommt aber der linksseitige Anteil verspätet, so vermindert sich das Vorherrschen der rechtsseitigen Aktionsspannung. Daraus folgt Abflachung und mit Zunahme der Linksverspätung Senkung von *ST* unter die Nullinie. *Geringe Linksverspätung der Erregung bedingt also Erhöhung und verlängerten Anstieg von R sowie Abflachung und schließlich Senkung von ST unter die Nullinie, aber keine zeitliche Verlängerung der QRS-Gruppe.*

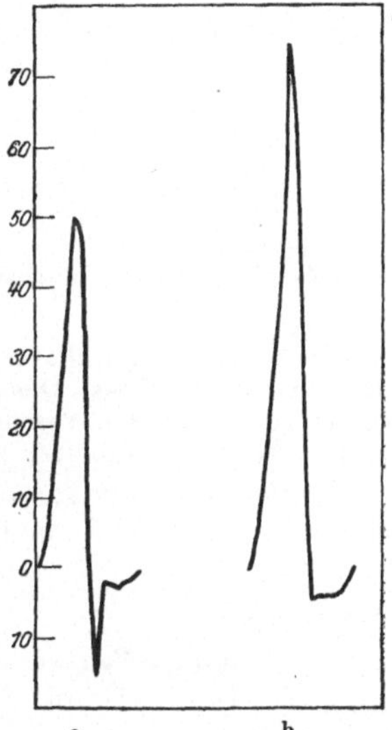

Abb. 112a u. b. Konstruktion einer geringen und einer stärkeren Linksverspätung.

Abb. 112 stellt zwei bereits früher veröffentlichte Kurven dar. Sie wurden in folgender Weise gewonnen. Bei 16 cm/sec Filmgeschwindigkeit wurde vom Froschherzen gleichzeitig die monophasische Basis- und Spitzenschwankung gezeichnet. 1 mm der Abszisse entspricht nahezu 6 σ. Es wird dann durchscheinendes Millimeterpapier so auf die Kurve geklebt, daß die Zeitordinaten der Kurve sich mit der Senkrechten des Millimeterpapiers decken. Von Millimeter zu Millimeter fortschreitend werden dann in der Basis- und Spitzenkurve die Ordinatenwerte bestimmt. Zeitlich zueinander gehörige Werte von Spitze und Basis werden addiert und, um deutlichere Ausschläge zu erhalten, mit dem Faktor 5 multipliziert in Millimeterpapier eingetragen. In Abb. 112a sind jeweils synchrone Punkte von Basis- und Spitzenanteil addiert, in Abb. 112b ist eine „Linksverspätung" von 6 σ angenommen, d. h. der Spitzenanteil wird um 1 mm auf der Zeitachse nach rechts verschoben, in seiner Form und Größe aber nicht verändert, und dann zum rechtsseitigen Anteil addiert. Das Ergebnis ist: *Der Initialkomplex ist deutlich erhöht, aber nicht verlängert, ST ist gesenkt. Dabei ist in jeder der beiden Kurven das Ende des Initialkomplexes da angenommen, wo die steile Auf- bzw. Abwärtsbewegung abgeschlossen ist und die Kurve mit einem scharfen Knick eine ganz allmähliche Veränderung ihrer Lage zur Nullinie annimmt.* Im übrigen kann man aus der gleichzeitigen Aufnahme von monophasischer Basis- und Spitzenschwankung ohne weiteres ablesen, welchen Zeitbetrag eine Linksverspätung maximal annehmen kann, ohne daß es zu Verlängerung des Ventrikelkomplexes kommt, nämlich um den Betrag, um den das Maximum des Basisanstieges später fällt als das der Spitzenschwankung.

8. Die Ekg-Form, die man konstruktiv durch verspäteten Beginn des Anteils einer Kammer darstellt, beobachtet man in der Klinik unter den verschiedensten Bedingungen, sowohl als höchst flüchtige Erscheinung, nur für einen einzigen (Abb. 113 u. 114) oder wenige Herzschläge, wie auch für Stunden, Tage oder Jahre. Als Dauererscheinung findet man die Ekg-Veränderungen in all den Fällen, in denen die histologische Untersuchung im linken Ventrikel zahlreiche disseminierte Nekrosen nach Büchner aufdeckt, bei den Symptomen (chronischer Rechtsverspätung der Erregung findet man die disseminierten Nekrosen mehr im rechten Ventrikel.

Man sieht die als Linksverspätung der Erregung gedeuteten elektrokardiographischen Zeichen sehr oft auch unter Einwirkung gelöster Stoffe von der Blutbahn aus, z. B. bei Digitaliseinverleibung. Man hat die Frage aufgeworfen, warum z. B. bei Digitalis das linke Herz mehr betroffen werden sollte als das rechte. Es liegen aber zahlreiche experimentelle Beweise dafür vor, daß rechter und linker Ventrikel bzw. beim einkammerigen Kaltblüterherzen Basis und Spitze nicht gleichwertig sind. Wenn d e Bo er (*31*) durch Erwärmung des Sinus dem Froschherzen eine höhere Frequenz aufzwang, so entstand Herzalternans, und zwar setzte bei jedem zweiten Schlag die Spitze aus. Genau den gleichen Effekt

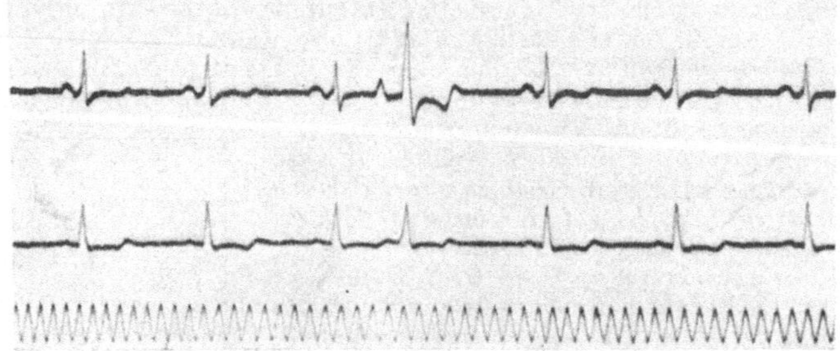

Abb. 113. Frühzeitige auriculäre E.S. mit verlängerter Überleitungszeit und Linksverspätung.

erzielte er durch Digitalisvergiftung. Yoshida (*428*) fand ebenfalls die Spitze empfindlicher als die Basis. Das gleiche sahen wir in sehr zahlreichen Tierexperimenten bei länger dauernden Versuchen; es erlahmte am Kaltblüter zuerst die Spitzenpartie, beim Warmblüter zuerst das linke Herz.

Wie Büchner (*52, 272*) betont, ist es den Pathologen ein ganz geläufiger Befund, daß es bei erschwerter Sauerstoffversorgung (Anämie, CO-Vergiftung) auch ohne

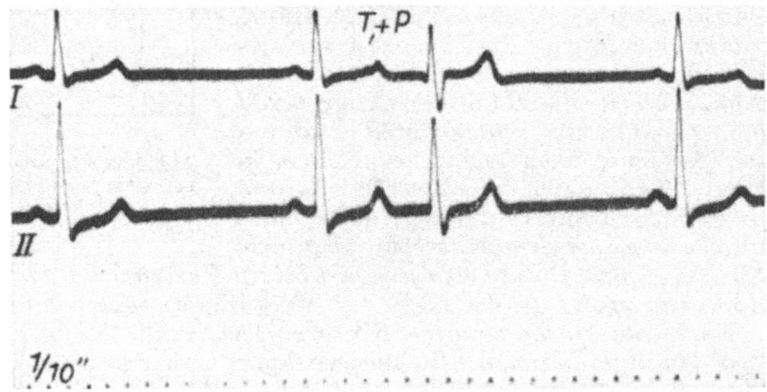

Abb. 114. Frühzeitige auriculäre E.S. mit stark verlängerter Überleitungszeit und Rechtsverspätung der Erregung.

vorausgegangene Herzschädigung immer der linke Ventrikel ist, der vorwiegend Verfettungserscheinungen aufweist (*241, 339*).

9. Man hat eingewendet, die von uns als Zeichen verlangsamter Erregungsleitung gedeuteten Veränderungen des Ekg könnten z. B. bei Digitaliseinwirkung diese Genese nicht haben, da bei verlangsamter Erregungsleitung die *QRS*-Gruppe, die das Maß für die Dauer der Erregungsleitung durch das Herz darstellt, verlängert sein müsse. Schellong und Stetzer (*324*) vermißten aber diese Verlängerung bei therapeutischen Digitalisgaben am Menschen. — Wir fanden zwar im Tierversuch bei tödlichen und nichttödlichen Digitalisgaben mit großer Regelmäßigkeit Verlängerung von *QRS*. Aber selbst, wenn eine meßbare Verlängerung der *QRS*-Gruppe fehlt, kann doch eine Linksverspätung der Erregung, wie soeben gezeigt, vorliegen.

Zusammenfassend läßt sich also sagen: *Analog der Leitungsverzögerung im Stamm des Hisschen Bündels muß auch eine solche in den Tawara-Schenkeln angenommen werden. Die bei Verzögerung der Erregungsleitung in einem Tawara-Schenkel auftretenden Veränderungen sind im Experiment klargelegt, sie sind verschieden je nach dem Grade der Verzögerung und entsprechen den in der Klinik beobachteten Ekg-Veränderungen, die wir Links- bzw. Rechtsverspätung der Erregung nennen.* Eine einseitige stärkere Schenkelschädigung ist auf Grund experimenteller und klinischer Erfahrung unzweifelhaft möglich, auch in Fällen eines das ganze Herz betreffenden Schadens.

Schütz (*345*) suchte nach einer anderen Deutung für Senkung von ST, weil er bei 2—3 Min. langer Unterbrechung der O_2-Zufuhr zum Herzen weder Erregungsverzögerung noch Veränderung der Erregungsform fand, selbst bei so hochgradiger Asphyxie des Herzmuskels, wie sie in klinischen Fällen kaum vorkommt. Er konnte nun eine ST-Senkung immer erzeugen, wenn er in den subendokardialen Schichten der Septummitte oder der Papillarmuskeln eine Verletzung (durch Schnitt oder Ansaugen) setzte. Das Extremitäten-Ekg zeigte dann vorübergehend genau die selben Veränderungen, wie wir sie beim Menschen, z. B. bei Coronarinsuffizienz sehen. Schütz deutete diesen Befund so:

Die rechte Armelektrode habe (wohl vornehmlich auf dem Blutweg) eine gut leitende Verbindung mit dem Papillarmuskel und der Septummitte. Eine Verletzung an diesen Stellen des Herzens würde wie eine Verletzung in Basisnähe wirken, müßte also im Extremitäten-Ekg dem Normal-Ekg beigemischt monophasisch zur Ableitung kommende Aktionsströme aufweisen, deren Ausschlagsrichtung abwärts der Nullinie gerichtet sind. Damit würde die auch sonst schwer zu deutende Tatsache verständlich, daß in einem großen Teil von ST-Senkung „der Schluß von T von oben kommt" (Schellong).

Dieser letztere Befund scheint mir jedoch mit der Erklärung von ST-Senkung durch einseitige Verzögerung der Erregungsleitung wohl vereinbar. Normalerweise klingt die Negativität in spitzennahen linksseitigen Herzteilen sehr viel früher ab, als an basisnahen rechtsseitigen Partien, wie man das an dem positiven T_I und T_{II} erkennt bzw. bei gleichzeitiger monophasischer Ableitung von Spitze einer- und Basis andererseits ohne weiteres sieht. Erst, wenn infolge sehr hochgradiger Linksverspätung die Erregung links später als rechts abklingt, oder wenn die Erregung links länger als normal bzw. rechts kürzer als normal anhält, erst dann muß T rein negativ werden. Bei geringer Linksverspätung, wie sie bei Coronarsklerose so oft vorkommt, wird T immer mit einem Anteil oberhalb der Nullinie enden. Aber dieser Anteil muß niedrig sein, was man ja bei dem „von oben kommenden T" regelmäßig beobachtet.

Schütz sah ST-Senkung in seinen Versuchen nur über einige Viertelstunden bestehen bleiben, dann trat, wie bei allen Verletzungen eine spontane Rückbildung ein. Am Menschen sehen wir aber ST-Senkung über Jahre, ja viele Jahre bestehen bleiben. Hier muß also zum mindesten noch etwas anderes hinzukommen, was die Bedingungen der monophasischen Ableitung dauernd aufrecht erhält. Es ist auch schwer verständlich, wie bei den Fällen von verkürzter Überleitung mit entstelltem Ventrikelkomplex mit buntem Wechsel von Normal- und entstellten Schlägen das eine Mal die Bedingungen der monophasischen Ableitung vorhanden sein sollen, das andere Mal nicht. Auch ST-Senkung nur für einen Schlag nach vorzeitigen E.S. und noch dazu wechselnder Grad der Senkung bei demselben Patienten in rascher Folge je nach dem Ausmaß der Vorzeitigkeit der E.S. läßt sich schwer mit der Deutung von Schütz in Einklang bringen, während bei Annahme von einseitig verspätetem Erregungsbeginn solche Ekg-Veränderungen gefordert werden müssen.

Lepeschkin (*230*) nimmt „Verkürzung und Abflachung der Erregungskurve der inneren Myokardschichten an, die bei Coronarinsuffizienz am meisten disseminierte Nekrosen aufweisen. Eine solche Veränderung der Erregungsform würde zur Folge haben, daß während der ganzen Systole das Kammerinnere weniger negativ ist als die äußeren Kammerschichten. Daraus würde im Herzen eine resultierende Potentialdifferenz, von der Spitze aus basiswärts gerichtet, entstehen. Physikalisch sind diese Annahmen durchaus einwandfrei, es fragt sich aber, ob die Verkürzung und Abflachung der Erregung in jedem Fall von Coronarinsuffizienz angenommen werden darf. Nach unseren experimentellen Erfahrungen gehört zu einer Veränderung der Erregungsform eine schwere Schädigung. Verlangsamung der Erregungsleitung läßt sich viel leichter erzielen und sie genügt, wenn sie einseitig auftritt, zur Entstehung von ST-Senkung.

Klinisches Vorkommen von Linksverspätung der Erregung. Alle die auf S. 140 ff. aufgezählten Faktoren, die Verzögerung der Erregungsleitung im Hisschen Bündel auslösen können, bedingen auch unter Umständen Linksverspätung der Erregung, die wir als verlangsamte Leitung im linken Tawara-Schenkel ansehen. Wegen der großen praktischen Bedeutung seien sie hier nochmals einzeln angeführt:

Bei sehr *frühzeitigen supraventrikulären E.S.* können alle Grade der Linksverspätung, beginnend von leichter Senkung des ST-Intervalls

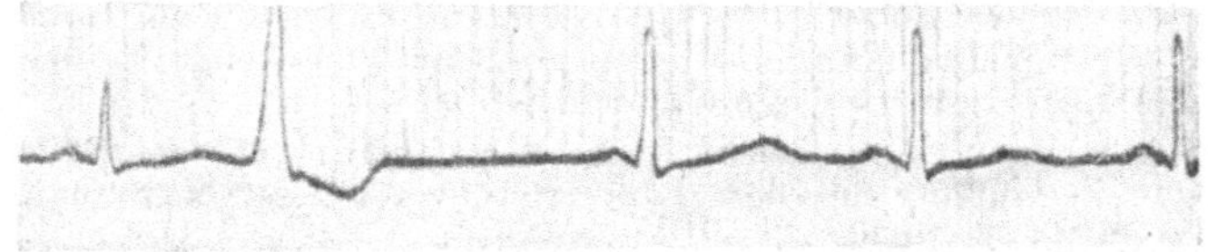

Abb. 115. Ventrikuläre E.S., nach der kompensatorischen Pause ist T für einen Schlag erhöht, dann wieder abgeflacht wie vorher

bis zu einem nahezu biphasischen Ekg, wie bei Schenkelblock, nur für einen einzigen Schlag auftreten (s. Abb. 113 und 114); andererseits kommt es aber bei dauernder ST-Senkung nach einer langen postextrasystolischen Pause zu einer Hebung von ST nur für die Dauer eines Herzschlages (Abb. 115). Gerade solche Fälle zeigen, wie mangelhafte bzw. reichliche Erholungszeit das ST-Intervall beeinflussen können. Sie sind eine Stütze der oben gegebenen Erklärung für einseitige Verspätung der Erregung.

Senkung von ST, meist auch kombiniert mit einer Senkung des PQ- bzw. PR-Intervalls, sieht man bei *höheren Graden von Tachykardie*. so z. B. bei Körperanstrengung. Jedoch ist hier, wie ich mich überzeugt habe, die Senkung keineswegs ein Regelbefund; selbst erhebliche Anstrengungen, wie z. B. ein 3000-m-Lauf, brauchen bei gut trainierten Leuten nicht zu dieser Veränderung zu führen, während sie bei anderen Leuten schon nach raschem Ersteigen von etwa 30 Treppenstufen deutlich auftreten. Bei Tachykardie aus irgendwelcher anderen Veranlassung sieht man die gleichen Veränderungen des PQ- und des ST-Intervalls sowie einen völligen Rückgang, wenn sich die normale Schlagfrequenz wieder herstellt.

Fast immer sieht man bei stark erhöhter Schlagfrequenz den Anstieg der S-Zacke nicht steil, sondern recht allmählich erfolgen, und es liegt nahe, anzunehmen, daß in solchen Fällen die ST-Zacke abnorm lange unter der Nullinie verläuft. Da, wie auch Scherf (*331*) hervorhebt, eine genügend lang andauernde intensive Tachykardie ein vorher intaktes Herz insuffizient werden läßt, so ist es wahrscheinlich, daß die Tachykardie (infolge ungenügender Erholungszeit oder auch ungenügender Durchblutung) eine Veränderung in der Erregungsleitung als Ausdruck einer Myokardschädigung bedingt. Mit der Rückkehr zur normalen Schlagfrequenz verschwindet auch meist die Verlangsamung im Anstieg von S.

Akut entstehen und rasch vorübergehen kann die Senkung von ST bei *Hypoglykämie (132, 227, 250, 310)*, nach genügender Traubenzuckerzufuhr schwindet sie rasch wieder. Bei *Anämie (6)*, ferner bei *CO-Vergiftung (51)* und vor allen Dingen bei *Sauerstoffmangelatmung (66, 67, 122)* kommt es zu Senkung von ST. Wiederherstellung normaler Hämoglobinverhältnisse bzw. ausreichende Sauerstoffversorgung führt zu raschem Verschwinden der Senkung. Bei *Tetanie* beobachtet man ebenfalls ST-Senkung, die durch Calciumzufuhr sehr rasch behoben wird (7). Eine Senkung von ST im Gefolge einer Körperanstrengung kann sehr flüchtig sein und sich in der Ruhe rasch zurückbilden. Ebenso kann eine im *Angina-pectoris*-Anfall auftretende oder stärker werdende Senkung nach Abklingen des Anfalls ganz oder teilweise schwinden (*93, 280*). Senkung von ST nach *Digitalis (136)*, nach Strophanthin (*289*) und im Gefolge von *Infektionskrankheiten (5, 10, 18, 96, 350, 399)* können wochenlang bestehen bleiben.

Diesen vorübergehenden Senkungen von ST stehen die außerordentlich häufigen Fälle von Dauerveränderungen gegenüber, die meist ganz schleichend entstehen, häufig gar nicht zu beseitigen sind, manchmal aber spontan oder auf irgendwelche therapeutischen Eingriffe hin zurückgehen. Diese chronischen Ekg-Veränderungen findet man fast ausnahmslos in den *Spätstadien von Klappenfehlern*, von *Hypertension*, von *Arrhythmia absoluta*, von chronischer *Behinderung im kleinen Kreislauf* und bei *Coronarsklerose*.

Hier wird es sich in der überwiegenden Mehrzahl der Fälle um *chronische Coronarinsuffizienz*, d. h. ungenügende Durchblutung des Herzens handeln. Anatomische Kontrollen von Büchner haben erhärtet, daß bei Senkung von ST in Abl. I und eventuell noch in Abl. II vorwiegend der linke Ventrikel unter schlechter Durchblutung leidet, während bei Senkung von $S\,T$ in Abl. III und eventuell noch in Abl. II der rechte besonders betroffen ist.

ST-Senkung im Klimakterium und Normalisierung des Ekg nach Follikelhormoninjektionen beobachtete Kampmann(*182*). Es wäre von Belang, bei sich bietender Gelegenheit in solchen Fällen die Coronararterien anatomisch zu untersuchen.

Das häufige Vorkommen von ST-Senkung bei Coronarsklerose könnte zu der Auffassung führen, bei unverändertem Ekg liegt keine Coronarsklerose vor. Höchstwahrscheinlich ist aber ein solcher Schluß nicht berechtigt, denn das Ekg verrät nicht direkt das Vorhandensein von Coronarsklerose, sondern nur Störungen in der Erregungsleitung, die bei genügender Ausbildung von Kollateralen sicher lange Zeit ausbleiben können.

Bei tödlicher Jodnatriumvergiftung mit schwerer interstitieller Myokarditis(*284*), ebenso auch bei Beriberi, die zu schwersten Myokardveränderungen führt (*1*), wurden Störungen im Ekg nicht gefunden. *Nach unseren derzeitigen Kenntnissen darf man auf Grund eines unveränderten Ekgs nicht ohne weiteres annehmen, daß das Myokard normal sei.*

Klinisches Vorkommen von Rechtsverspätung der Erregung. Während die Veränderungen des Ekg, die wir als Linksverspätung der Erregung bezeichnen und als Zeichen verlangsamter Erregungsleitung im linken Tawara-Schenkel deuten, sehr häufig beobachtet werden, sind die entsprechenden Veränderungen im rechten Herzen wesentlich seltener. Das hat offenbar zwei Gründe. Einmal ist der rechte Ventrikel widerstandsfähiger, z. B. treten die anatomisch nachweisbaren Folgen von Durchblutungsstörungen, disseminierte Nekrosen und Herzinfarkt im Gebiet des rechten Ventrikels viel seltener auf als im linken. Dann aber bringt es die Art der Erregungsausbreitung im Herzen mit sich, daß geringere Grade der Rechtsverspätung symptomlos bleiben, während sie links sofort Erscheinungen machen müssen. — Wie oben gezeigt (Abb. 66) beginnt die Erregung im rechten Ventrikel normalerweise deutlich vor der des linken, eine leichte Rechtsverspätung kann keine anderen Veränderungen im Ekg bedingen als einen etwas rascheren Anstieg von ST und einen kürzer dauernden und weniger hohen Anstieg von R. Diese Größen schwanken aber an sich schon in so erheblichem Grade, daß wir, zur Zeit wenigstens, in vielen Fällen nicht sagen können, ob ein einfacher Rechtspositionstyp oder eine Rechtsverspätung vorliegt. Erst bei höheren Graden der Rechtsverspätung, wenn der Winkel α übergroß wird und die anderen S. 139 angegebenen Charakteristika von Rechtsverspätung zu erkennen sind, wird die Diagnose sicher.

Wir beobachteten klinisch die Zeichen der Rechtsverspätung vor allem bei den angeborenen Fehlern des rechten Herzens und bei primärer Mitralstenose. Akute und chronische Störungen des kleinen Kreislaufs können ebenfalls zu Rechtsverspätung führen (*51, 53, 130, 199 277*).

Die klinische Bedeutung der ST-Senkung. *Die Senkung von ST in Abl. I und eventuell in Abl. II ist zunächst einmal Ausdruck dafür, daß der linke Ventrikel etwas später in Erregung gerät als normal, es handelt sich um eine Abweichung von der normalen Funktion.* Experiment und klinische Erfahrung zeigen, daß diese Abweichung sowohl sehr vorübergehend wie auch dauernd und irreparabel sein kann. *Es handelt sich also um ein Symptom, das nicht für sich allein gewertet werden kann.* Es muß festgestellt werden: ist die Ekg-Veränderung etwa nur vorübergehend im Gefolge von Tachykardie, Infektionskrankheit, Anämie, Digitalisdarreichung usw. entstanden, oder fehlen diese Momente und ist die Veränderung über Monate lang vorhanden und bestehen eventuell sonstwie nachweisbare Veränderungen an den Kreislauforganen. Man wird auf Grund dieser Überlegung sagen müssen: *Vorübergehende Senkungen können bedeutungslos sein, sind es aber z. B. bei spontan auftretender Angina pectoris auch dann nicht, wenn sie zugleich mit den anginösen Beschwerden wieder verschwinden. In allen chronischen Fällen (monatelanges Bestehen) sind sie unter allen Umständen als ein ernstes Symptom einer Myokardschädigung, allermeist bedingt durch Coronarinsuffizienz, anzusehen.* Es ist zwar nicht statthaft, damit gleichzeitig eine auf wenige Jahre begrenzte Lebensprognose zu stellen, wohl aber eine Herzmuskelschädigung anzunehmen, die aller Voraussicht nach nicht mehr völlig reparabel ist (*102, 394, 395*).

Die negative *T*-Zacke. Normalerweise ist in Abl. I und II die *T*-Zacke positiv (s. S. 99). Nicht selten findet man sie aber gleichzeitig mit einer Senkung der *S—T*-Strecke abgeflacht oder auch ausgesprochen negativ. Zuweilen verläuft auch die *S—T*-Strecke in der Nullinie, während *T* deutlich abgeflacht oder negativ ist. Es fragt sich nun, besteht ein innerer Zusammenhang zwischen *ST*-Senkung und negativem *T*? In der Tat kann Abflachung oder Negativität von *T* auf den gleichen Vorgang der einseitigen Leitungsstörung zurückzuführen sein, dann aber offenbar immer auf eine

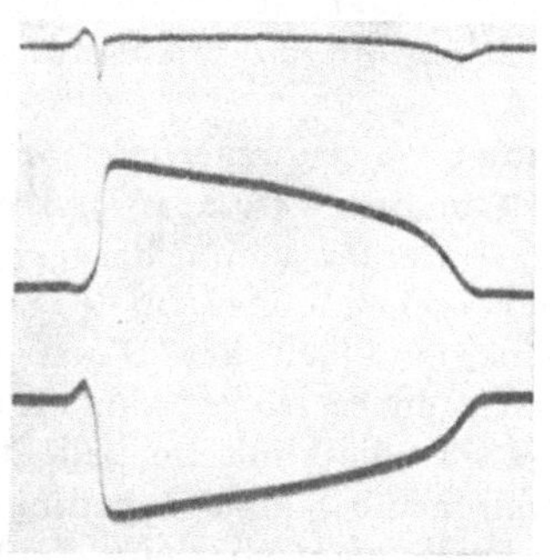

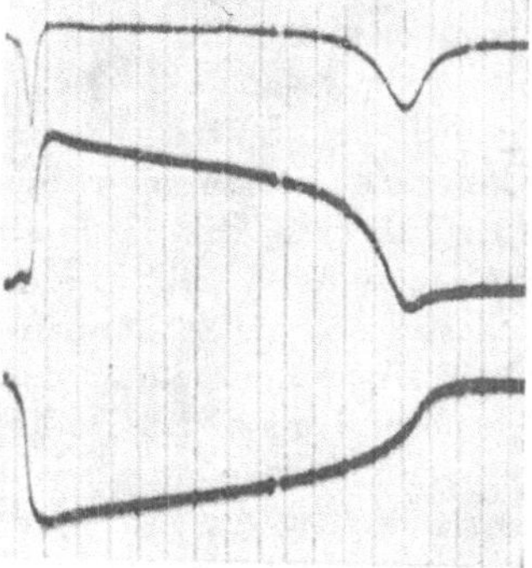

Abb. 116a. Schorf über Herzmitte. Obere Kurve: Abl. Basis-Spitze. Mittlere Kurve: Abl. Basis-Schorf. Untere Kurve: Abl. Spitze-Schorf. Die monophasische Spitzenkurve dauert etwas länger an als die Basiskurve.

Abb. 116b. Der gleiche Versuch etwa ¹/₂ Stunde später. Der monophasische Spitzenanteil dauert deutlich länger als der Basisanteil. *T* in der Summenkurve jetzt stärker negativ.

sehr erhebliche Verzögerung, die man nicht nur an der Vergrößerung von *R* und Senkung von *ST*, sondern auch an der Verlängerung des Ventrikelinitialkomplexes erkennt, d. h. ohne daß die *Form* der monophasischen Schwankung sich verändert hat, hinkt der linksseitige Anteil dem rechtsseitigen so lange nach, daß die rechtsseitige, aufwärts gerichtete monophasische Schwankung früher als die linksseitige abwärts gerichtete zu Ende ist, dann muß *T* negativ werden.

Häufiger aber wird eine Änderung der monophasischen Spitzenschwankung zugrunde liegen. Es liegen eine ganze Reihe experimenteller Beobachtungen über Veränderungen von Form und Dauer der monophasischen Schwankung vom Herzmuskel vor. Wir wissen aus Experimenten von Bohnenkamp, daß Vagusreizung die monophasische Schwankung verkürzt. Das gleiche kann die Digitalis bewirken (*322*). Befunde von E. Koch und Mitarbeitern (*208, 273*) sprechen dafür, daß Aufenthalt in großen Höhen zu denselben Veränderungen führt (hier kommt es auch zu starker Vagusreizung). Würden beide monophasischen Schwankungen in gleicher Weise verkürzt, so brauchte sich die Form des Ekg nicht zu ändern. Kommt es aber zu einer vorwiegenden Verkürzung der linksseitigen Schwankung, so müssen charakteristische Veränderungen des Ekg auftreten, wie sie bei Aufenthalt in stark verdünnter Luft beobachtet werden. Der Ventrikelinitialkomplex wird monophasisch deformiert, T geht weit oberhalb der Nullinie von R ab, außerdem wird T abnorm hoch, überragt sogar unter Umständen R. Das sind die gleichen Veränderungen, die de Boer bei Digitalisvergiftung fand.

Im Tierexperiment beobachtet man recht häufig *Verlängerung einer monophasischen Schwankung*. Ganz spontan tritt bei längerer Dauer des Versuches in der monophasischen Schwankung von Spitze bzw. linkem Ventrikel eine Verlängerung ein, je nach dem Grad der Verlängerung muß es zu Abflachung, Verschwinden oder Negativwerden von T kommen (Abb. 116 a u. b). *Die Annahme liegt nahe, daß Formveränderung der monophasischen Schwankung bei Schädigung der Arbeitsmuskulatur einer Kammer entsteht.* Im Tierexperiment kann man innerhalb weniger Minuten eine negative T-Zacke entstehen sehen durch Verlängerung der monophasischen Spitzenschwankung.

Klinisches Vorkommen und Bedeutung von verändertem T. Die gleichen Faktoren, die die Senkung von ST bedingen (s. S. 147), können auch Abflachung, Verschwinden oder Negativwerden von T hervorrufen. Veränderungen von T können ganz vorübergehend oder für Tage und Wochen, sie können auch dauernd auftreten. Nach der Dauer ihres Bestehens und nach den Bedingungen, unter denen sie entstanden sind, richtet sich genau so, wie bei Senkung von ST, die klinische Bedeutung.

Es ist wichtig zu wissen, daß allein durch die Herzlage bedingt ein schwach negatives T in Abl. III auftreten kann, nicht aber eine Senkung des ST-Intervalls.

Veränderungen von T in Abl. I und eventuell noch in Abl. II sind vom *linken Ventrikel* aus bedingt, stärkere Negativität von T_{III} und eventuell noch von T_{II} vom *rechten Ventrikel aus*.

Hypertrophie und Myokardschädigung. Früher bezeichnete man die von uns als Verspätungskurven bezeichneten Ekg-Veränderungen als „Überwiegungskurven“, weil man annahm, daß die einseitige Massenzunahme eines Ventrikels die eigenartigen Veränderungen des Ekg hervorriefen (*80, 153, 233*). Diese Erklärung ist als unhaltbar jetzt wohl ziemlich überall verlassen worden. Pardee schlug deshalb die Bezeichnung „Vorherrschen eines Ventrikels“ vor, aber auch diese Bezeichnung ist nicht sinngemäß, da bei Vorherrschen des linken Ventrikels der rechte die Gestalt des Ekg bestimmt und bei Rechtsvorherrschen der linke Ventrikel. In Deutschland nehmen eine Reihe von Autoren an, daß die Hypertrophie als solche, sei es die des linken oder die des rechten Ventrikels, die typischen Ekg-Abweichungen hervorriefe (*212, 383*). Aber auch diese Lehre ist unhaltbar. Denn die typischen Ekg-Veränderungen kommen zwar sehr häufig bei Herzhypertrophie vor, sind aber keineswegs zwangsmäßig damit gekuppelt. Nicht selten fehlen sie trotz evidenter Herzhypertrophie und andernteils kann die Ekg-Abweichung ohne Herzhypertrophie auftreten, ja, der Linkstyp kann bei ausgesprochener Rechtshypertrophie vorkommen, oder bei ursprünglichem Linkstyp und gleichzeitiger Linkshypertrophie kann sich ein Rechtstyp des Ekg entwickeln, ohne daß gleichzeitig eine Rechtshypertrophie entstände (*397, 140, 276*).

Bei evidenter Herzhypertrophie infolge von Aorteninsuffizienz oder Hypertension fehlt die sog. Hypertrophiekurve häufig. Ein winziger Herzmuskelstreifen liefert dieselbe Aktionsspannung wie das ganze Herz, und teilt man den Streifen nochmals in zwei Stücke, so liefert jedes Stück wieder dieselbe Spannung wie der ganze Streifen. Die Muskelmasse hat nichts mit der Höhe der abgegebenen Spannung zu tun. Auch vermehrte Arbeit drückt sich im Ekg nicht aus, wie das die Versuche von Krayer und Schütz (*214*) zeigen und wie man in der Klinik am Herzalternans immer wieder sehen kann. Fast niemals kann man diese Störung, bei der regelmäßig ein stärkerer mit einem schwächeren Herzschlag abwechselt, im Ekg erkennen.

Wenn wirklich, wie von Kern (*197*) behauptet, aber nicht bewiesen wurde, der hypertrophische Herzmuskel eine höhere Spannung entwickelte, d. h. also die monophasische Schwankung höheren Voltwert bekäme, so würde das Ekg, das ja die Differenz zweier entgegengesetzter monophasischer Schwankungen darstellt, keine größeren Ausschläge aufweisen. Nur wenn das Zeitintervall mit dem die beiden entgegengesetzten Schwankungen aufeinander folgen, größer wird, müssen die Ekg-Ausschläge an Größe zunehmen. Das sind aber die Bedingungen der Verspätungskurve. *Die Bezeichnung „Hypertrophiekurve" ist also abzulehnen. Die Auffassung, daß die entsprechenden Ekg-Veränderungen ohne pathologische Bedeutung seien, ist unhaltbar.*

Es bleibt zu erklären, warum kommt es bei Herzhypertrophie besonders häufig zu den genannten Ekg-Veränderungen, und wie erklären sich die häufigen Ausnahmen?

Herzhypertrophie kommt bekanntlich durch Dickenzunahme der einzelnen Muskelfasern zustande, nicht aber durch Neubildung von Fasern. Jede einzelne Myokardfaser wird von einem dichten Netz von Capillaren umsponnen, deren Zahl bei der Hypertrophie ebenfalls nicht zunimmt. Die Sauerstoffversorgung der einzelnen Faser geht in der Weise vor sich, daß von der Capillare aus der zugehörige Muskelfaserbezirk durch Diffusion mit Sauerstoff gesättigt wird. Wird die Faser dicker, so wird der Diffusionsweg länger, mithin auch der Zeitraum, der zur Sauerstoffsättigung nötig ist, länger. Von Harrison (*133*), der diesen Fragen besondere Studien gewidmet hat, wurde gezeigt, daß in der Tierreihe feste Beziehungen bestehen zwischen Myokardfaserdicke und Herzfrequenz. So hat die Ratte mit der dünnsten Myokardfaser (11,2 μ) die höchste Herzfrequenz, nämlich 340, während der Mensch mit einer Faserdicke von 16,2 μ eine Frequenz von 72 hat. Man darf, wie Harrison ausführt, annehmen, daß diese Frequenz für jede Tierart optimal ist, d. h. gerade ausreicht, um eine Sauerstoffsättigung der Myokardfasern zu gewährleisten. Wenn, wie es bei hochgradiger Hypertrophie vorkommt, die Fasern bis zu 34 μ stark werden, müßte zur ausreichenden O_2-Sättigung die Herzfrequenz bis auf 23 je Minute heruntergehen. Eine so hochgradige Bradykardie ist aber aus anderen Gründen unmöglich, *das stark hypertrophische Herz arbeitet daher immer mit ungenügender Sauerstoffversorgung, d. h. es ist dauernd dyspnoisch.* Im besonders betroffenen

Herzteil ist die Erregungsleitung verlangsamt; es kommt zu Links- bzw. Rechtsverspätungen.

Arbeit des Herzmuskels unter Sauerstoffnot ist nicht dasselbe wie ungenügende Herzmuskelleistung. Unter den sehr viel ungünstigeren Umständen des akuten Experimentes konnte Dietrich (*65, 66*) zeigen, daß erst bei einer Drosselung der Coronardurchblutung auf unter $^1/_3$ die Herzleistung zurückgeht. Wenn, wie infolge von Coronarsklerose, die Drosselung der Blutzufuhr ganz allmählich erfolgt, so daß Zeit zum Einspielen von Kompensationsvorgängen verbleibt, wird wahrscheinlich eine noch stärkere Drosselung ertragen. Bei geringer Dickenzunahme der Myokardfasern ist, wie sich nach einer von Krogh (*218*) angegebenen Formel errechnen läßt, die O_2-Versorgung noch nicht nennenswert erschwert, erst bei höheren Graden kommt es zu Sauerstoffnot. Damit stimmt auch überein, daß leichtere Grade von Herzhypertrophie bei der Obduktion nicht selten gefunden werden, ohne daß intra vitam jemals Herz-

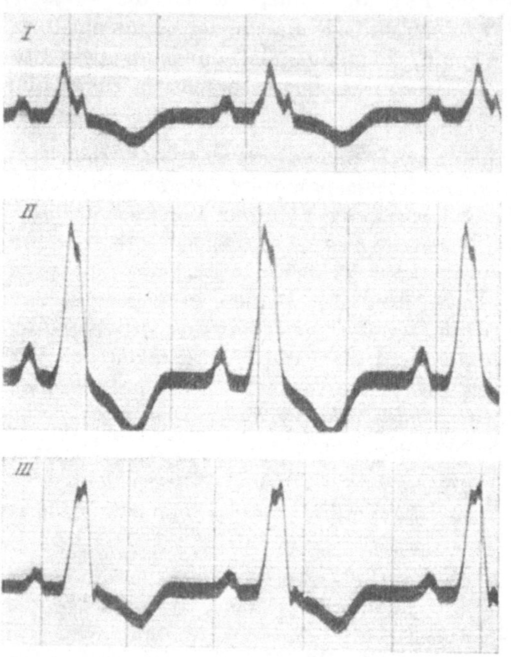

Abb. 117. Ekg bei durchschnittenem linkem Tawara-Schenkel. (Nach Lewis.)

beschwerden bestanden hätten, während ausgesprochene Herzhypertrophie selten gefunden wird, ohne daß längere Zeit Herzmuskelschwäche bestanden hätte (Harrison).

Unterbrechung der Erregungsleitung in einem Schenkel (Tawara-Schenkelblock). *Experimenteller Schenkelblock.* Wird beim Tier der eine Schenkel des Hisschen Bündels durchtrennt, so gelangt die Erregung zunächst nur durch den ungeschädigten Schenkel in die eine Kammer und das Ekg beginnt daher mit der Aktionsspannung dieser Kammer, der andere Ventrikel erhält die Erregung verspätet auf dem Umweg über das Septum zugeleitet. So resultiert ein Kammer-Ekg wie bei ventrikulären E.S., das sein Gepräge durch die zuerst erregte Kammer erhält. Es entsteht eine Verspätungskurve mit einem Kammerkomplex von erhöhtem Voltwert in mindestens zwei Extremitätenableitungen, keine horizontale Strecke zwischen Initialkomplex und Endschwankung sowie gegensinnigem Verlauf von *R* und *T*. Schließlich ist die Dauer sowohl vom Initial- wie auch vom ganzen Kammerkomplex erheblich verlängert (Abb. 117 u. 118).

Spontaner Schenkelblock. Die auf S. 146 erwähnten Schädlichkeiten können auch zu Leitungsunterbrechung eines Tawara-Schenkels führen. Man erhält dann ein Ekg, das mehr oder weniger dem bei experimenteller

Schenkeldurchtrennung resultierenden Ekg entspricht. Die häufigen Abweichungen von dem Bild des experimentellen Schenkelblocks beruhen auf der andersartigen Lage des menschlichen Herzens im Thorax und nach den ausgezeichneten anatomisch-histologischen Untersuchungen von Mahaim auch darauf, daß in klinischen Fällen offenbar in der Regel beide Schenkel geschädigt sind, oft auch noch der Hauptstamm und mehrere kleinere Äste.

Man unterscheidet einen häufigen *linksseitigen* und einen selteneren *rechtsseitigen* Schenkelblock. Beim *Links-Schenkelblock* ist der Initialkomplex in I aufwärts, in III abwärts gerichtet. Beim *Rechts-Schenkelblock* ist der Initialkomplex in I abwärts, in III aufwärts gerichtet. Der Kammerkomplex von Schenkelblockkurven bietet das Bild der ausgeprägten Verspätungskurve: erhöhter Voltwert und verlängerte Dauer des Initialkomplexes und des ganzen Kammerkomplexes, ferner biphasischer Verlauf des Kammerkomplexes.

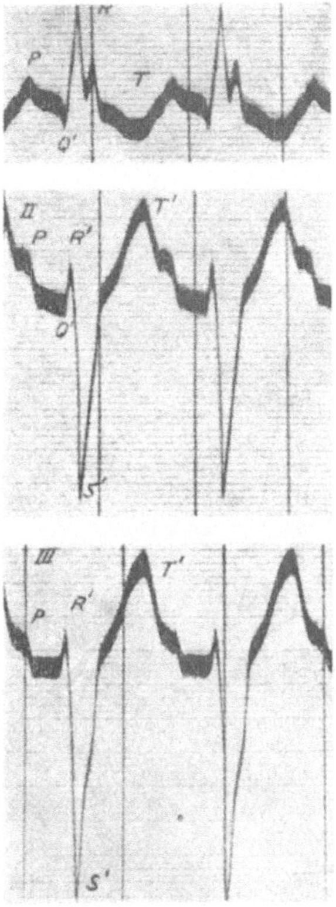

Auf Grund von Durchschneidungsversuchen am Hund hatte man ursprünglich als Rechtstyp das bezeichnet, was wir jetzt als Linksblock auffassen und umgekehrt.

Die neue, jetzt allgemein gültige Bezeichnungsweise stützt sich auf folgende Feststellungen (Literatur bei Lepeschkin (*293*):

1. Bei Reizversuchen am freigelegten Menschenherzen bekommt man vom rechten Ventrikel in Abl. I und III einen Kammerkomplex wie bei Links-Schenkelblock, bei Reizung des linken Ventrikels wie bei Rechts-Schenkelblock, weil der nicht gereizte Ventrikel verspätet mit der Kontraktion beginnt. Am freigelegten Affenherzen, das eine dem Menschenherzen sehr ähnliche Lage im Brustraum besitzt, sieht man dasselbe.

2. Bei Brustwandableitung bekommt man beim Links-Schenkelblock verspäteten Erregungsbeginn über der linken Kammer, beim Rechts-Schenkelblock über der rechten Kammer.

Abb. 118. Ekg bei durchschnittenem rechtem Tawara-Schenkel. (Nach Lewis.)

3. Durchschneidungsversuche am überlebenden Menschenherzen ergaben Bilder, wie man sie nach der oben gebrauchten Bezeichnung erwarten muß.

4. Carotispuls und Herztöne zeigen bei Schenkelblock die erwartete Verspätung einer Kammer.

Wir stellen in klinischen Fällen die Diagnose Schenkelblock, wenn das Ekg folgende Merkmale aufweist (Abb. 119, 120 u. 121):

1. Der Kammerkomplex ist in toto verlängert (über 0,35 Sek.).

2. Der Initialkomplex ist ebenfalls verlängert (über 0,1 Sek.).

3. Der Kammerkomplex hat in mindestens zwei Ableitungen das Aussehen einer typischen ventrikulären E.S., hat also biphasischen Charakter, d. h. die Anfangsschwankung geht ohne isoelektrische Zwischenstrecke in die entgegengesetzt gerichtete Schwankung über. Sie ist oft nahe der Spitze gespalten.

4. Bei erhaltenem Sinusrhythmus pflegt die Überleitungszeit verlängert zu sein.

Die Symptome sind oft nicht in voller Deutlichkeit ausgeprägt. Es gibt fließende Übergänge vom Links- bzw. Rechtstyp zur Links- bzw. Rechtsverspätung der Erregung zum ausgesprochenen Schenkelblock.

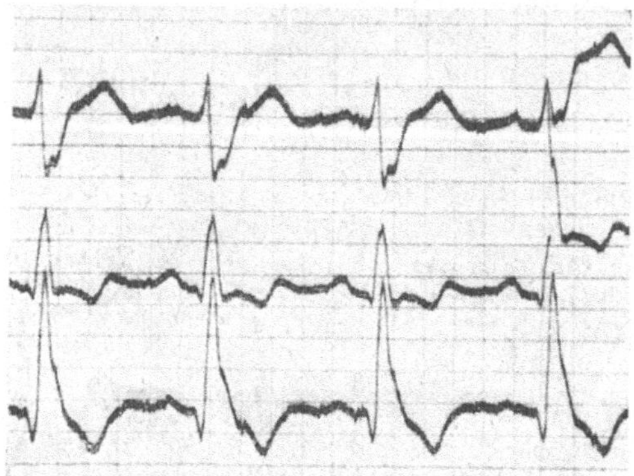

Abb. 119. Tawara-Schenkelblock.

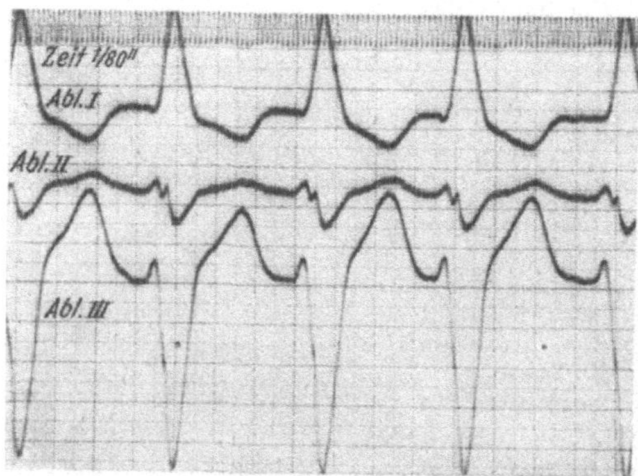

Abb. 120. Paroxysmale ventrikuläre Tachykardie mit Tawara-Schenkelblock.

Wilson-Block. Eine besondere Stellung nach Erscheinungsform, Genese und Prognose nimmt der sog. *Wilson-Block* ein. Folgendes sind seine Merkmale: In Abl. I und II folgt auf eine *R*-Zacke von verkürzter Dauer eine erheblich verbreiterte *S*-Zacke. In Abl. III ist der Initialkomplex entweder positiv (sog. Typ a) oder negativ (Typ b). Synchron mit der *S*-Zacke in I und II findet sich bei beiden Typen eine breite, aufwärts der Nullinie, gerichtete Zacke in Abl. III. *QRS* ist auf über 0,1 Sek. verbreitert. *T* ist in allen drei Ableitungen dem Initialkomplex gleichgerichtet und in I und II von normaler Größe.

Es ist erwiesen, daß der *Wilson-Block* durch Leitungsunterbrechung im rechten Tawara-Schenkel zustande kommt, er ist Ausdruck einer Rechtsverspätung.

Klinisches Vorkommen. Man findet *Wilson-Block* recht häufig, jedenfalls viel öfter als den typischen Rechts-Schenkelblock. Kienle (*201*) sah ihn besonders bei Patienten mit Silikose der Lungen, wir vor allem bei Mitralstenose. Man sieht ihn aber auch bei scheinbar Herzgesunden.

Die *Prognose* hängt, wie bei allen Leitungsstörungen, von der Genese des Blockes ab. Handelt es sich nur um eine infektiös-toxische Schädigung, so ist eine vollständige Wiederherstellung möglich, aber keineswegs in jedem Falle garantiert, liegt Coronarsklerose zugrunde, so kann man nicht auf Rückgang der Erscheinung rechnen, ja die Lebensaussichten werden kaum besser sein als bei den anderen Schenkelblockformen der gleichen Genese. In manchen Fällen findet man *Wilson-Block* bei jungen kräftigen Menschen ohne jeden sonstigen Herzbefund und ohne irgendwelche suspekte Angaben in der Anamnese. Es fehlt mir an eigener Erfahrung, ob man wirklich solche Fälle, wie ich zunächst annehmen möchte, als prognostisch günstig ansehen darf. v. Zarday (*431*) nimmt für *Wilson*- und für gewöhnlichen Schenkelblock die gleich ungünstige Prognose an, ohne sich jedoch auf Obduktionskontrollen stützen zu können.

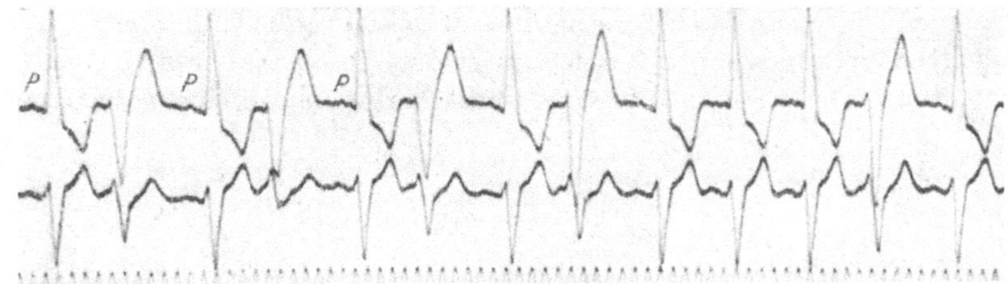

Abb. 121. Ventrikelkomplex alternierend von der einen und der anderen Kammer ausgehend. Es handelt sich wahrscheinlich um einen Herd, der einmal den einen Tawara-Schenkel blockiert und dann Ausgangspunkt einer E.S. ist. Blockherd in einem Schenkel und Erregungsursprung am selben Platz rufen entgegengesetzte Kammerkomplexe hervor.

Nach den Beobachtungen von Kienle verändert sich das Bild des *Wilson-Blockes*, wie man es gewöhnlich sieht, nämlich mit normaler S—T-Strecke und normalem *T* in I und II, bei Verschlechterung des

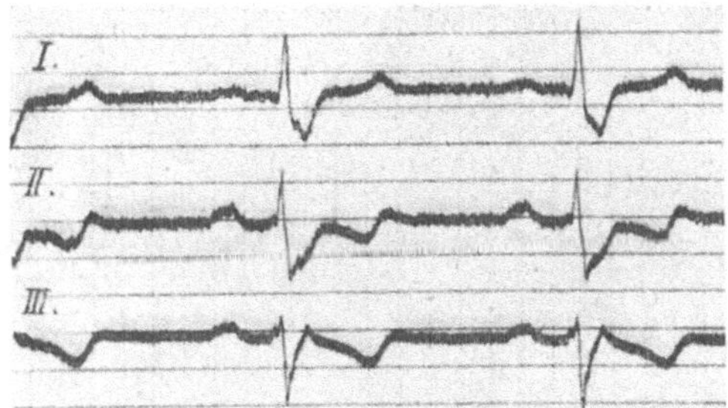

Abb. 122. Wilson-Block.

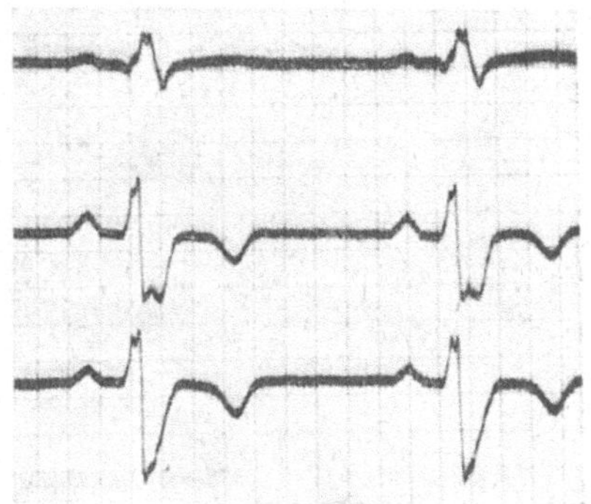

Abb. 123. Bayley-Block.

klinischen Bildes. In Abl. I und II tritt ST tiefer und T flacht sich ab. Ob es sich in jedem Fall von Verschlechterung des Herzzustandes so verhält, darüber liegen wohl noch nicht genügende Erfahrungen vor.

Bayley-Block. Eine besondere Abart des *Wilson-Blockes*, der Lepeschkin nach ihrem Entdecker den Namen *Bayley-Block* beilegte, ist durch hochgradige Entstellung des Ventrikelkomplexes gekennzeichnet: kleines *R* und ziemlich breites *S* in Abl. I, Abl. II und III ähneln einander sehr, sie bestehen aus sehr kleiner *R*-Zacke, nachfolgend eine breite und im aufsteigenden Ast oft gespaltene S-Zacke, Initialkomplex auf über 0,15 Sek. verbreitert.

Es handelt sich beim *Bayley-Block* wahrscheinlich um Unterbrechung des rechten und der oberen Äste des linken Tawara-Schenkels. Durch einen ausgedehnten Infarkt der Vorderwand des linken Ventrikels und des Septums kann dies Bild hervorgerufen werden (Büchner,

Weber und Haager, Fall 5 S. 33). In solchen Fällen ist die Prognose natürlich ganz schlecht. Dieselben Bilder könnten aber wohl auch bei Diphtherie entstehen, dann wäre eine völlige Rückbildung möglich.

Antesystole oder Vorerregung einzelner Kammerteile bei verkürzter Überleitungszeit (persistierendes Kentsches Bündel) (424). Das im folgenden beschriebene Syndrom ist noch nicht ganz geklärt. Nach den Untersuchungen von Öhnell (271) erscheint es unsicher, ob die früher in Deutschland allgemein angewandte Bezeichnung: Ekg bei persistierendem Kentschem Bündel berechtigt ist, dagegen ist die Auffassung von der Vorerregung

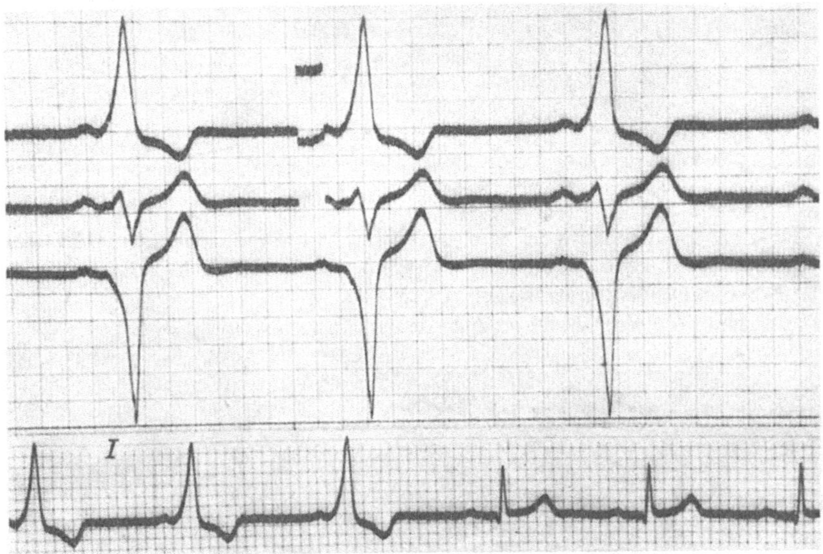

Abb. 124. Linkstyp bei Vorerregung.

(Antesystole) einzelner Kammerteile durch einige Obduktionsbefunde gut begründet.

Die seit 1930 bekannte besondere Ekg-Form zeigt folgende Eigentümlichkeiten:

1. Überleitungszeit auf 0,12 Sek. und weniger verkürzt.

2. QRS ist auf Kosten der Überleitungszeit verlängert. Der Anstieg des Initialkomplexes beginnt auffallend träge, durch einen deutlichen Knick vom steilen Anstieg von R getrennt.

3. Der Ventrikelkomplex bietet das Bild einer zuweilen mäßigen, meist aber hochgradigen Linksverspätung (Abb. 124), seltener das einer Rechtsverspätung (Abb. 125).

4. Neben diesen veränderten Schlägen treten auch unentstellte auf mit ganz normaler Überleitungszeit, und zwar sowohl spontan als auch künstlich hervorgelockt, z. B. durch Arbeit, Carotisdruck, Amylnitrit, Atropin oder Chinidin. Diese künstliche Hervorlockung gelingt nicht immer. Die spontan auftretenden Normalschläge sind meist sporadisch eingestreut, manchmal alternieren auch entstellte und Normalschläge.

Es ist denkbar, aber meines Wissens noch nicht beschrieben, daß die entstellten Schläge nur ganz selten einmal zwischen Normalschlägen eingestreut erscheinen. Möglicherweise gehört auch dauernd verkürzte Überleitungszeit ohne Veränderungen am Ventrikelkomplex hierher (56).

5. Form und Frequenz der Vorhofsschläge ändern sich beim Wechsel der Kammerkomplexe nicht.

6. In etwa $^3/_4$ der Fälle wurden Anfälle von paroxysmaler Tachykardie beobachtet oder anamnestisch angegeben. Während dieser Anfälle ist der Ventrikelkomplex nicht durch den langsamen Anstieg entstellt. Die Tachykardie kann durch Flattern oder Flimmern der Vorhöfe, a-v- bzw. ventrikulären Rhythmus bedingt sein.

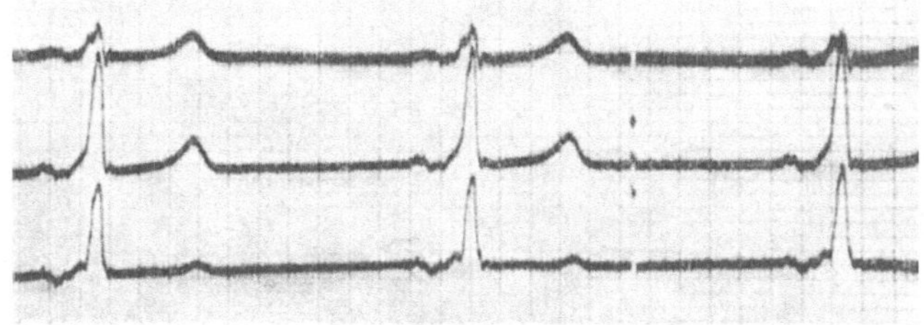

Abb. 125. Rechtstyp bei Vorerregung.

7. Die Untersuchung der Kreislauforgane ergibt oft ganz normale Verhältnisse. Die Leistungsfähigkeit pflegt außerhalb der Anfälle nicht beeinträchtigt zu sein.

8. Die bisher beobachteten Fälle waren zu einem hohen Prozentsatz jugendliche Personen, die keine den Kreislauf besonders gefährdenden Erkrankungen durchgemacht hatten.

9. Öhnell hat überzeugend nachgewiesen, daß das Syndrom erblich sein kann.

10. Das Syndrom ist nicht selten. Innerhalb weniger Jahre konnte ich über 50 Fälle sammeln, davon waren 20 nicht meine eigenen Patienten, sondern ich bekam nur die Kurven zur Deutung zugeschickt, „weil der übrige Befund so gar nicht zu den schweren Ekg-Veränderungen passen wollte“. Die hier genannte Zahl umfaßt nur ganz ausgeprägte Fälle. Nach Öhnells Untersuchungen müssen aber wahrscheinlich auch weniger ausgesprochene Veränderungen zu dem Syndrom gerechnet werden, und dann wird die Zahl der einschlägigen Fälle noch sehr viel größer sein (Abb. 126).

Erklärung des Syndroms. Trotz eifriger Bemühungen ist man noch nicht zu einer allseits befriedigenden Deutung des Syndroms gekommen. Aber es sind doch durch die Studien Öhnells wesentliche Fortschritte erzielt worden. Schon bald nach der Entdeckung des Syndroms war man auf die Idee gekommen (94, 173), daß eine direkte Muskelverbindung vom Vorhof zum Ventrikel unter Umgehung des Tawara-Knotens vorliegen müsse (Kentsches Bündel), auf der den angeschlossenen Kammerteilen vorzeitig die Erregung zugeleitet würde. Diese Kammerteile müssen klein sein oder sonst wie unter stark kurzschließender Wirkung der Umgebung stehen. Das würde den allmählichen Anstieg der Aktionsspannung zu Beginn der Erregung erklären (s. S. 85). Wenn dann nach kurzer Zeit der Hauptteil der Kammermuskulatur über das Hissche Bündel die Erregung zugeleitet bekommt, steigt der weitere Teil der *R*-Zacke, durch einen Knick scharf abgesetzt vom initialen langsamen Anstieg, steil an. Wenn die rechte Kammer vorzeitig mit der Erregung beginnt, muß grundsätzlich dasselbe Bild entstehen wie bei Linksverspätung, während die seltenere Linksvorerregung die Charakteristika der Rechtsverspätung aufweisen muß. Die Entstellung des Kammerkomplexes wird so auf befriedigende Weise erklärt.

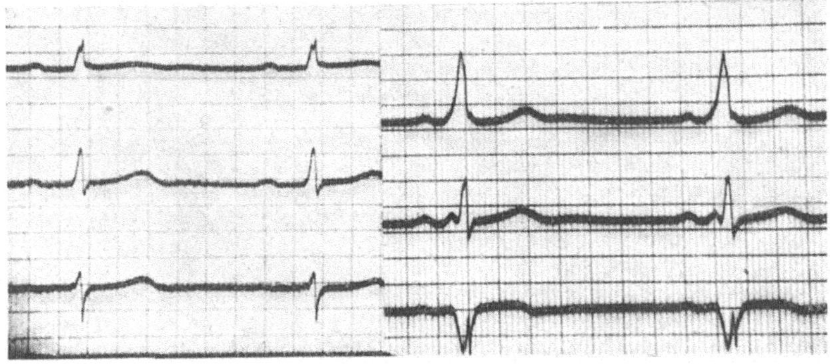

Abb. 126. Geringe Entstellung des Ventrikelkomplexes bei Vorerregung.

Mit der Annahme eines akzessorischen Muskelbündels zwischen Vorhof und Kammer wird weiter das Vorkommen bei sonst kreislaufgesunden Menschen die Erblichkeit, ferner der Wechsel von normalen und entstellten Schlägen bei regelmäßiger Vorhofstätigkeit verständlich. Die Neigung zu E.S. und zu paroxysmaler Tachykardie könnte mit de Boer (*33*) als Kreisen der Erregung erklärt werden.

Entgegen dem Einspruch von verschiedenen Autoren kann der ungleichzeitige Erregungsbeginn beider Kammern als erwiesen angesehen werden. Daß sich die rechte Kammer in toto kontrahieren sollte, wie Feldmann und Koch (*92*) irrigerweise unterstellen, ist wohl von niemand angenommen worden. Das Intervall zwischen Beginn des Initialkomplexes und des Carotisanstieges fanden Scherf und Schönbrunner (*332*) bei linkstypisch entstellten Schlägen zu 0,11 Sek., bei Normalschlägen desselben Falles aber nur zu 0,05 Sek. Das war die gleiche Zeit, um die der Initialkomplex bei den entstellten Schlägen verfrüht anfängt. Noch unmittelbarer demonstriert der Venenpuls das Vorauseilen der rechten Kammer bei den linkstypischen Schlägen der Vorerregung. Das Maximum der diastolischen Welle des Venenpulses zeigt das Ende der Entspannungszeit des rechten Ventrikels an. Das Intervall zwischen diesem Maximum und dem II. Ton ist bei den linkstypischen Schlägen viel kürzer als bei den normal übergeleiteten, wie Moia und Inchauspe (*254*) feststellten. Auch die Ergebnisse der Thoraxableitungen sprechen für vorzeitigen Beginn der Erregung in einer Kammer (v. Zarday (*430*) und Lepeschkin, Wong und Heinrich).

Die vielen Varianten des Syndroms: mehr oder weniger ausgeprägte Verspätungssymptome, Links- oder Rechtstyp, häufiger oder seltener Wechsel mit normal übergeleiteten Schlägen erklären sich zwanglos durch Lokalisation und Umfang der persistierenden akzessorischen Überleitungsfasern. Handelt es sich nur um ganz wenige Fasern, so werden eher einmal Blockierungen eintreten, als wenn ihre Zahl groß ist.

Wenn bestimmte Bedingungen gegeben sind, kann es, ja muß es wahrscheinlich zum Kreisen der Erregung im Herzen kommen: die Refraktärzeit, in der der Muskel auf keinen Reiz anspricht, darf nicht für alle Teile des Herzens gleichzeitig enden, sondern es müssen in jedem Zeitmoment nebeneinander alle Stadien von völliger Unerregbarkeit bis zu voller Erregbarkeit vorhanden sein, so daß die Kontraktion niemals das ganze Herz gleichzeitig ergreifen kann, aber auch niemals aufhören kann, weil immer, während einzelne Teile noch in Kontraktion sind, andere bis dahin refraktäre Fasern wieder kontraktionsfähig werden, so daß sie nun von den bereits im Kontraktionszustand befindlichen Fasern auch wieder erregt werden.

Bei den nicht seltenen Anfällen von Herzjagen könnte sich der folgende Mechanismus abspielen: bei Frequenzsteigerung kommt es zu Ermüdung der akzessorischen Fasern, sie antworten nicht auf jede Vorhofserregung. Dann resultiert zunächst einmal ein normal übergeleiteter Schlag. Werden nun, während die Ventrikelsystole noch im Gang ist, die akzessorischen Fasern wieder leitfähig, so kann Rückleitung der Erregung auf den Vorhof stattfinden, und ist inzwischen das Hissche Bündel wieder leitfähig geworden, so kommt von neuem ein Kammerschlag zustande, der durch die akzessorischen Fasern so frühzeitig zurückgeleitet werden kann, daß der Vorhof erst teilweise wieder erregbar ist. und nun sind die Bedingungen zum Kreisen der Erregung gegeben (*30*).

Neben dem von Öhnell geführten Nachweis, daß die Anomalie erblich sein kann, ist jetzt in zwei Fällen anatomisch eine direkte Muskelverbindung von Vorhof und Ventrikel und Ventrikel neben einem normalen Hisschen Bündel gefunden worden. Wood (*427*) und Mitarbeiter fanden drei sub*endo*kardial gelegene Muskelbündel, die vom rechten Vorhof zum Ventrikel zogen, während Öhnell auf der linken Seite eine muskuläre Vorhof-Kammerverbindung nachwies, die sub*epi*kardial verlief. Die Annahme liegt nahe, daß *die ererbte Veränderung einen Atavismus auf primitivere Verhältnisse darstellt, bei denen es noch nicht zu Verzögerung der Erregungsleitung nach Art des Tawara-Knotens gekommen ist.* Die Tatsache, daß in acht anderen Fällen, die obduziert wurden, eine akzessorische Muskelverbindung nicht gefunden wurde, spricht nicht gegen die Allgemeingültigkeit obiger Erklärung. Theoretisch müßte eine einzige Muskelfaser ausreichen, um die abnorme Überleitung herzustellen. Ein so feines Gebilde kann natürlich leicht übersehen werden.

In einigen Fällen fand man bei der Obduktion Myokardschäden, aber daraus kann man wohl kaum schließen, daß diese Herde die eigenartigen Ekg-Veränderungen ausgelöst hätten. Bei einer so häufigen

Veränderung kann man natürlich noch andere Herzveränderungen gleichzeitig in tabula antreffen, zumal solche, die wie Myokardschäden Todes-
ursache sein können.

Verschiedene Autoren nehmen eine durch Krankheit erworbene Veränderung als
Ursache des Syndroms an. Franke und Vetter (*101*) fanden bei 7 von ihren 8 Fällen
entweder eine chronische Tonsillitis oder Zahngranulome. Als deren Folge nehmen
sie eine Myokardschädigung an, die einen paranodalen Rhythmus und gleichzeitig
intraventrikuläre Störungen der Erregungsleitung auslösen soll. Gegen die Annahme eines zweiten Reizursprungszentrums spricht die Tatsache, daß der Sinusrhythmus ungestört weitergeht, wenn entstellte und unentstellte Schläge miteinander abwechseln. Tonsillitis und Zahngranulome sind überdies etwas so un-
geheuer Häufiges, daß ihr gleichzeitiges Vorkommen mit Vorerregung noch keinen
kausalen Zusammenhang erweist. Öhnell rechnet ebenfalls mit der Möglichkeit,
daß erworbene Ursachen Vorerregung hervorrufen können, weil in einigen Fällen
nach Strumaoperation oder nach Tonsillektomie die Entstellung des Ekg ver-
schwand. Ein solcher Beweis ist aber nicht zwingend, denn es ist durchaus möglich,
daß auch spontan Perioden von normalem Erregungsablauf längere Zeit anhalten.
Zackow und Schleicher (*429*) nehmen an, daß die verkürzte Überleitung zu
einer Verminderung der Ventrikelfüllung führt, die dann eine Coronarinsuffizienz
zur Folge haben würde. Demgemäß fassen sie auch die Veränderungen des
Ventrikel-Ekg als Zeichen einer bestehenden Coronarinsuffizienz auf. Coronarinsuffizienz ist aber nicht ein Zustand, der beim einen Herzschlag in schwerer Form
vorhanden und beim nächsten — normal übergeleiteten — Schlag vollkommen
verschwunden sein kann. In einem Fall führten die Autoren Schlagvolumen-
bestimmungen durch. Sie fanden so außerordentlich große Unterschiede des
Schlagvolumens bei verkürzter und bei normaler Überleitungszeit, daß noch
weitere derartige Untersuchungen abgewartet werden müssen, ehe man weitgehende
Schlüsse ziehen kann.

Diagnose und Differentialdiagnose. Zur Erkennung der Vorerregung
dienen die eingangs aufgezählten charakteristischen Veränderungen des
Ekg, von denen als wesentlichste hier nochmals genannt sein mögen:
verkürzte Überleitungszeit und entsprechende Verlängerung des Ventrikelinitialkomplexes, entstellter Ventrikelkomplex wie bei Verspätungskurven,
gelegentlich eingestreute nicht entstellte Ventrikelkomplexe mit normaler
Überleitungszeit. Auf ein weiteres, bisher noch nicht bekanntes Zeichen
hat Öhnell aufmerksam gemacht, er nennt es *Concertinaeffekt,* dabei
schwankt von Schlag zu Schlag das Zeitintervall zwischen dem Beginn
des langsamen und des steilen Anstiegs der *R*-Zacke, und zwar infolge
von Veränderung der Überleitungszeit im Hisschen Bündel. Durch
Muskelarbeit, Druck auf den Carotissinus oder durch intravenöse Sympatol-
gabe kann das Symptom ausgelöst werden, es ist für Vorerregung charakteristisch und kann auch weniger ausgesprochene Fälle aufdecken.

Zweifellos wird die Vorerregung in der Praxis nicht selten übersehen.
Der damit angerichtete Schaden ist wohl meist bedeutungslos. Von sehr
großer Bedeutung ist dagegen die so häufige Überwertung des Syndroms,
das zu Unrecht als schwere Herzmuskelschädigung aufgefaßt wird. Die
Beachtung der Kombination: entstellter Ventrikelkomplex plus verkürzte
Überleitungszeit wird fast immer eine klare Unterscheidung gegenüber
pathologischen Verspätungskurven ermöglichen. Noch sicherer wird die
Diagnose: Vorerregung, wenn neben den entstellten auch unentstellte
Ventrikelschläge vorkommen, oder wenn sich die Dauer des initialen
langsamen Anstiegs von *R* von Schlag zu Schlag ändert (Concertinaeffekt).

Klinische Bedeutung. An sich hat das Snydrom keine pathologische Bedeutung, es schränkt die Arbeitsfähigkeit nicht ein. Nur die paroxysmale Tachykardie muß man allerdings zu bekämpfen suchen, sie vermindert die Berufsfähigkeit, kann unter Umständen sogar gefährlich werden. Selbstverständlich kann ein Mensch mit Vorerregung auch irgendein Herzleiden bekommen, etwaige subjektive Beschwerden dürfen daher nicht deshalb unbeachtet bleiben, weil das Syndrom besteht.

Unvollständiger doppelseitiger Schenkelblock (früher Arborisationsblock). Schon seit langem kennt man eine ganz typische Veränderung des Ekg, die sich durch folgende Eigentümlichkeiten auszeichnet:

1. Der Ventrikelkomplex ist in zwei, manchmal auch in drei Extremitätenableitungen biphasisch. Die Endschwankung ist zur Anfangs-

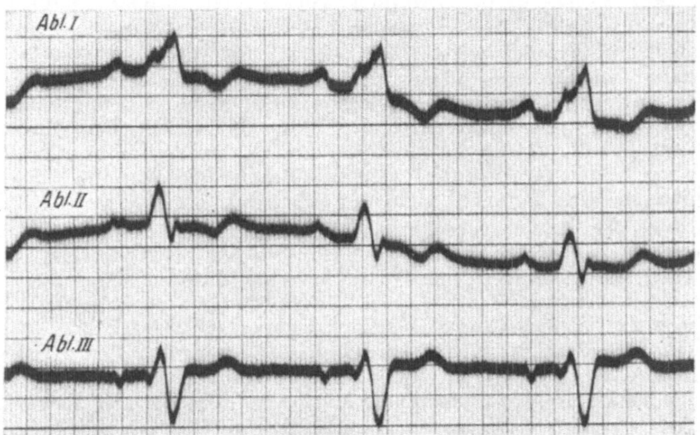

Abb. 127. Unvollständiger doppelseitiger Schenkelblock (Verzweigungsblock).

schwankung entgegengesetzt gerichtet. Eine dazwischen liegende isoelektrische Linie fehlt.

2. Der Ventrikelinitialkomplex ist verlängert (über 0,1 Sek.).

3. Der Ventrikelinitialkomplex ist in allen drei Ableitungen klein (zuweilen unter 0,5 mV).

4. Der Ventrikelinitialkomplex ist stark deformiert, geknotet, gespalten, zuweilen in zwei nahezu gleich große Teile zerfallend (Abb. 127).

Bei multiplen sklerotischen Veränderungen im Subendokardium, also bei Schädigung zahlreicher feinster Äste des spezifischen Systems, fand man in zahlreichen, nicht in allen Fällen (*70, 245, 275*), das oben beschriebene Ekg, das man als *Arborisationsblock* bezeichnete. Mahaim stellte jedoch auf Grund elektrokardiographischer Beobachtung mit nachfolgender genauer anatomischer Kontrolle fest (*242, 243*), daß nicht die Zerstörung der feinsten Äste des spezifischen Systems die Entstehung dieses Ekg herbeiführt, vielmehr sind beide Schenkel auf weite Strecken zerstört, während gerade die Endausbreitungen erhalten bleiben, außerdem aber bleibt ein Ast, der hoch oben vom linken Schenkel abgeht, intakt. Würde auch er unwegsam werden, so müßte es zum kompletten Block kommen. Die Erregung muß bei einer so ausgedehnten Zerstörung im spezifischen System auf größere Strecken durch die langsamer leitende Arbeitsmuskulatur weitergehen. Also nicht, wie man ursprünglich annahm, Zerstörung der feinsten Verzweigungen, sondern die beinahe völlige Unwegsamkeit der beiden Schenkel auf größere Strecken ist die anatomische Grundlage der in Rede stehenden Ekg-Veränderungen, die man deshalb besser nicht Arborisationsblock, sondern *unvollständigen doppelseitigen Schenkelblock* nennt.

Experimentelle und anatomische Befunde bei unvollständigem doppelseitigem Schenkelblock. Während das Bild des Tawara-Schenkelblocks im Experiment leicht darzustellen ist, gelingt das mit dem früher sog. Arborisationsblock nicht so einfach. Von Scherf wurde im Tierexperiment der rechte Tawara-Schenkel durchschnitten, so daß die Kammern den Sinusreiz nur über den linken Schenkel zugeleitet bekamen (326). Dann wurde künstlich in einem etwas vom Sinusrhythmus verschiedenen Rhythmus der rechte Ventrikel gereizt. Dabei interferierten also künstlich ausgelöste rechtsseitige E.S. mit den vom Sinus ausgehenden, über den linken Tawara-Schenkel zugeleiteten spontanen Schlägen. War das Intervall zwischen dem Erregungsbeginn der künstlichen rechtsseitigen und der spontanen linksseitigen Schläge nur sehr kurz, so resultierten Ekg von dem oben geschilderten Aussehen des unvollständigen doppelseitigen Schenkelblocks.

Rothberger (296) zeigte, „daß im Tierversuch eine bedeutende Verbreiterung der Anfangsschwankung erzeugt werden kann, wenn man die Erregung zwingt, auch nur ein kurzes Stück weit in der gewöhnlichen Muskulatur zu laufen. Wir werden daher anzunehmen haben, daß die Hauptveränderung des Astblocks sich dann einstellt, wenn die Leitungsstörungen so ausgedehnt sind, daß die normale Erregung gezwungen wird, die Bahn des spezifischen Muskelsystems zu verlassen. Große Herde im Septum, welche die Verbindung zwischen den Systemen der beiden Seiten unterbrechen und außerdem auch die Schenkel mehr oder weniger in Mitleidenschaft ziehen, werden dazu geeignet sein.“

Erklärung der Ekg-Form beim unvollständigen doppelseitigen Schenkelblock. Die experimentellen Befunde von Scherf sowie von Rothberger, ferner die anatomischen Feststellungen von Mahaim geben eine befriedigende Erklärung für die starke Entstellung des Ekg beim unvollständigen doppelseitigen Schenkelblock. Die starke Verlängerung des Initialkomplexes erklärt sich durch den Wegfall der raschen Erregungsleitung im spezifischen System und deren Ersatz durch die langsamere Leitung in der gewöhnlichen Arbeitsmuskulatur. Die in allen Ableitungen geringen Aktionsspannungen sind nur dadurch erklärbar, daß die Erregung in der rechten und linken Kammer mit verkürztem zeitlichem Abstand beginnt (wie in dem Versuch von Scherf). Die starke Verlangsamung der Erregungsleitung muß zu biphasischem Charakter des Ekg und zum Verschwinden der isoelektrischen Linie des Ekg führen.

Vorkommen und klinische Bedeutung des Tawara-Schenkelblocks und des unvollständigen doppelseitigen Schenkelblocks. Der Tawara-Schenkelblock und der unvollständige doppelseitige Schenkelblock sind nicht selten. Meist liegt Coronarsklerose und besonders überstandener Herzinfarkt zugrunde, aber auch Diphtherie (382), ferner Lues wird als ursächlicher Faktor angeschuldigt. Mit seltenen Ausnahmen handelt es sich um progrediente Zustände mit durchaus infauster Prognose.

h) Venenpuls bei Überleitungsstörungen.

Bei der verlängerten Überleitungszeit findet man im Venenpuls einen vergrößerten Abstand der präsystolischen von der systolischen Welle. Zuweilen geht der Abfall bis zum Niveau des systolischen Minimums herab, während er normalerweise nur unbedeutend ist und fast stets über dem Ausgangsniveau der Welle liegt.

Bei der auf S. 135 besprochenen *Allorhythmie* zeigt der Venenpuls (s. Abb. 101) die charakteristischen Veränderungen der präsystolischen Welle, die von Schlag zu Schlag weiter von der systolischen abrückt, wobei ihr Abfall tiefer und tiefer heruntergeht. In der Abbildung zeigt der erste Schlag eine nur wenig verlängerte Überleitungszeit, daher annähernd normales Verhalten der präsystolischen Welle. Beim zweiten Schlag ist die Überleitungszeit auf über das Doppelte verlängert, daher tiefer Abfall der präsystolischen Welle; der dritte Schlag wird nicht mehr auf den Ventrikel übergeleitet, es bleibt bei einer isolierten Vorhofssystole; demgemäß folgen der präsystolischen Venenwelle keine systolischen nach. Der nächstfolgende Schlag wird wieder, wie der erste, in annähernd normaler Zeit zum Ventrikel übergeleitet, daher wieder normale präsystolische Welle.

Partieller Herzblock. Abb. 102 zeigt außer dem Ekg in zwei Ableitungen noch Venenpuls und Herztöne bei partiellem Herzblock. Der

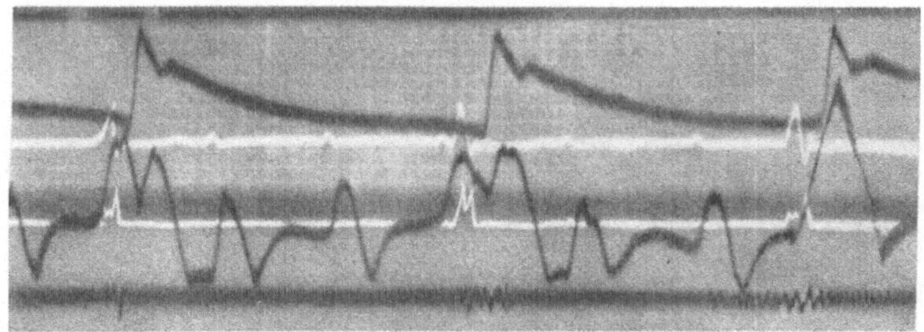

Abb. 128. Ekg, Herztöne, Venen- und Radialpuls bei komplettem Herzblock.

erste Schlag wird, wie das Ekg zeigt, übergeleitet, wenn auch stark verzögert. Demzufolge geht der Abfall der präsystolischen Welle weit unter das Ausgangsniveau herab, der zweite Vorhofsschlag wird nicht zum Ventrikel übergeleitet. Es bleibt bei einer isolierten präsystolischen Welle. Der nächste Vorhofsreiz wird wieder übergeleitet, der Venenpuls zeigt dasselbe Bild wie beim ersten Schlag. Dann folgt wieder ein isolierter Vorhofsschlag, und so geht es weiter, immer nur jeder zweite Vorhofsreiz wird vom Ventrikel beantwortet.

Kompletter Herzblock. Abb. 128 zeigt neben dem Ekg in Abl. I und II noch Radial- und Venenpuls und die Herztöne. Die Vorhöfe schlagen, wie das Ekg zeigt, völlig regelmäßig mit normaler Frequenz, die Kammern dagegen, wie Kammer-Ekg und Radialpuls ergeben, völlig unabhängig von den Vorhöfen und in sehr langsamem regelmäßigem Rhythmus. Der Venenpuls zeigt in regelmäßiger Folge präsystolische Wellen, die jedoch zum Teil mit Ventrikelwellen kollidieren und dadurch in ihrem Aussehen modifiziert werden. Veim ersten und zweiten Ventrikelschlag erhebt sich die systolische Welle vom absteigenden Ast der präsystolischen aus. Bei der dritten Ventrikelkontraktion kommt es durch Addition der präsystolischen zur systolischen Welle zu typischer Vorhofspfropfung. Eigenartigerweise fehlt im vorliegenden Fall ganz die diastolische Venenwelle.

3. Vorhofflimmern und Vorhofflattern.

Das häufigste und am meisten hervorstechende Symptom bei Vorhofflimmern ist die völlige Unregelmäßigkeit des Pulses, die absolute Arrhythmie der Kammern.

Geschichte und Nomenklatur. Am Beispiel der Arrhythmia absoluta läßt sich sehr schön zeigen, wie mit fortschreitender Untersuchungstechnik ein Krankheitsbild mehr und mehr geklärt und abgegrenzt wird. Als *Delirium cordis* kannten die Ärzte schon lange einen Zustand völliger Herzunregelmäßigkeit, namentlich in den späteren Stadien von Mitralfehlern. Durch die Venenpulsschreibung (Mackenzie, H. E. Hering) lernten wir dann, daß die völlige Unregelmäßigkeit durchaus nicht nur bei dekompensierten Herzfehlern, sondern auch bei leistungsfähigen Herzen mit intakten Klappen vorkommt. Durch die Elektrokardiographie (Rothberger und Winterberg, Lewis) wurde schließlich der Mechanismus der absoluten Irregularität klargelegt.

Vielfach wird die Arrhythmia absoluta noch Pulsus irregularis perpetuus genannt. Nachdem man jedoch weiß, daß die Affektion in nicht

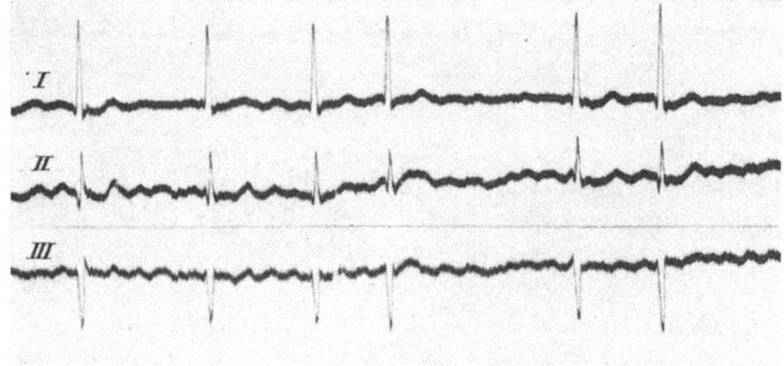

Abb. 129.   Arrhythmia absoluta.   Vorhofflimmern.

wenigen Fällen durch Chinidin beseitigt werden kann, oft auch nur vorübergehend in kurzen Anfällen auftritt, muß die Bezeichnung — perpetuus — fallen. Auch die Benennung Flimmerarrhythmie ist nicht ganz exakt, da die gleiche Ventrikelarrhythmie auch bei Vorhofflattern auftritt.

Die Form des Ekg bei der Arrhythmia absoluta. Die Hauptcharakteristika des Ekg bei Arrhythmia absoluta sind: 1. völlig unregelmäßige Aufeinanderfolge der Kammerkomplexe; 2. die regelmäßige Folge: Vorhof-Ventrikelschlag besteht nicht; 3. in mindestens zwei Ableitungen; vor allem in Abl. II und III kommt eine ruhige Nullinie zwischen zwei Kammerschlägen niemals zustande, weil zahlreiche kleine Oszillationen von einer Frequenz von 350—600 und mehr je Minute sich unmittelbar aneinanderreihen (wir sprechen dann von Vorhofflimmern). Diese Oszillationen entsprechen einem Wert von 0,1—0,2 mV, sie können streckenweise ziemlich regelmäßig in Form und Größe einander folgen, so daß man die Frequenz leicht auszählen kann. Dann folgen aber wieder Strecken, in denen die Oszillationen kleiner, völlig unregelmäßig und ungleichmäßig auftreten, so daß man die Frequenz nicht feststellen kann (Abb. 129).

In anderen Fällen ist die Frequenz der zwischen den Ventrikelschlägen liegenden Oszillationen niedriger — zwischen 240 und 350 je Minute —, gleichzeitig sind die einzelnen Oszillationen größer — 0,3 bis 0,5 mV, selten mehr — und ihre Gestalt ist Schlag für Schlag ganz gleichmäßig mit meist steilem Anstieg und (bei 4 cm/sec Filmgeschwindigkeit) scharfer Umkehr zu allmählicherem Abfall. Von solchen Oszillationen reiht sich eine an die andere, ohne ruhige Zwischenstrecke. In Abbl. II und III sind sie besser zu sehen als in Abl. I, hier können sie unter Umständen ganz fehlen. Wir sprechen in solchen Fällen von *Vorhofflattern* (Abb. 130). Die Ventrikelkomplexe zeigen nicht, wie sonst eine von Schlag zu Schlag genau gleiches Aussehen, sondern durch Superposition mit den kleinen Oszillationen können dauernd wechselnde Entstellungen entstehen, die namentlich im *ST*-Stück und in *T* eine Rolle spielen. — Es kann als Regel gelten, daß der Ventrikelkomplex beim Entstehen oder Vergehen von Flimmern oder Flattern der Vorhöfe in seinen Grundzügen nicht verändert wird (abgesehen von den Entstellungen durch Superposition der kleinen Oszillationen).

Bei längerem Bestehen von Flimmern stellen sich aber schließlich stets Veränderungen des Kammerkomplexes ein, wie Senkung von *ST* und *T*. Ist durch das Grundleiden der linke Ventrikel mehr beansprucht, so zeigen sich diese Veränderungen in

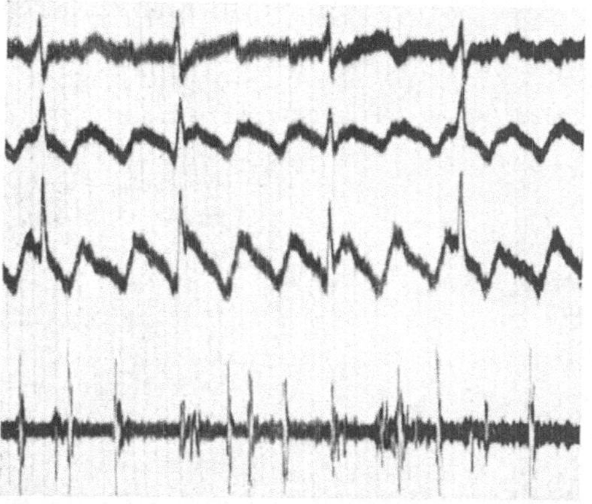

Abb. 130. Vorhofflattern mit Arrhythmia absoluta der Kammern. Ordinatenabstand = 0,05 Sek.

Abl. I und II; ist der rechte Ventrikel besonders beansprucht, so tritt die Senkung von *ST* und *T* besonders in Abl. III und II auf.

Sehr häufig sind einzelne oder auch gehäufte ventrikuläre E.S. zwischen die übrigen vom Vorhof übergeleiteten Kammerschläge eingestreut. Die ventrikulären E.S. können sich bei Vorhofflimmern so häufen, daß es zu Anfällen von ventrikulär-paroxysmaler Tachykardie kommt, die tagelang dauern können. Dabei schlägt das Herz vollkommen regelmäßig. Das gleichzeitige Vorhandensein von Vorhofflimmern läßt sich dabei nicht durch die gewöhnliche Ableitung von den Extremitäten feststellen, weil sämtliche Vorhofzacken in den unmittelbar aneinandergereihten Ventrikelzacken aufgeben. Durch die schon erwähnte Ableitung von zwei Stellen der vorderen Brustwand kann man aber auch in solchen Fällen das Vorhofflimmern einwandfrei feststellen.

Beim Vorhofflattern schlagen die Kammern oft vollkommen regelmäßig, derart, daß immer nach zwei oder drei usw. Vorhofschlägen ein Ventrikelschlag kommt, d. h. es besteht dann ein 2:1- oder 3:1- usw. Block (Abb. 131). Wird nur relativ selten, aber regelmäßig, ein Vorhofschlag zur Kammer übergeleitet, so kann eine Kammeraktion von normaler Frequenz resultieren. Erst das Ekg oder die Venenpulsaufnahme deckt dann diesen Zustand auf.

Die **pathologisch-anatomischen Grundlagen** des Leidens kennen wir noch nicht. Man hat etwa in der Hälfte der Fälle Veränderungen im Sinusknoten gefunden, die gleichen Veränderungen haben aber in anderen Fällen niemals Herzunregelmäßigkeit veranlaßt. *Keinesfalls bildet das Vorhandensein von Arrhythmia absoluta den Beweis für das Bestehen einer Myokarditis.*

Die **Diagnose** des Leidens kann mit Sicherheit nur durch die Venenpulsaufnahme oder noch besser durch die Elektrokardiographie gestellt werden. Durch Auskultieren und Pulsfühlen kann man immer nur mit Wahrscheinlichkeit eine Arrhythmia absoluta erkennen, wenn man nämlich eine Unregelmäßigkeit des Herzschlages findet, bei der keinerlei wiederkehrende Gruppenbildungen nachweisbar sind. Besonders charakteristisch ist ein bunter Wechsel von salvenartig aufeinanderfolgenden, gleichsam sich überstürzenden Ventrikelschlägen, die oft nur frustrane Kontraktionen darstellen, mit einzelnen eingestreuten sehr kräftigen Ventrikelsystolen, die nach einer längeren Kammerpause einfallen. Ohne graphische Aufnahme ist es jedoch nicht möglich, eine sichere Unterscheidung zwischen Arrhythmia absoluta und Pulsunregelmäßigkeit durch stark gehäufte E.S. oder durch höhere Grade von Sinusarrhythmie zu treffen (*91*).

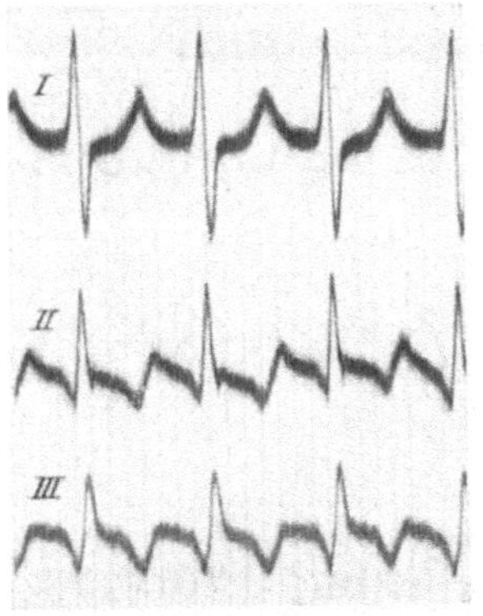

Abb. 131. Vorhofflattern, regelmäßige Kammeraktion. 2:1-Block. In Abl. I ist das Flattern nicht zu erkennen.

Beim Menschen beobachtet man nicht ganz selten vorübergehende Zustände von Arrhythmia absoluta. Gelingt es, Beginn und Ende eines solchen Anfalls elektrokardiographisch festzuhalten, so kann man feststellen (*357*), daß in den Normalrhythmus zunächst vereinzelte E.S. eingestreut sind. Diese häufen sich mehr und mehr, es entsteht dadurch eine auriculäre Tachykardie — Frequenz etwa 240 —, die rasch in Vorhofflattern — Frequenz bis etwa 350 — und auch im Vorhofflimmern — Freqenz bis 600 und mehr — übergehen kann. Bei der Rückbildung des Anfalls ist die Reihenfolge umgekehrt vom Flimmern zum Flattern zur auriculären Tachykardie zu auriculären E.S., die in den normalen Sinusrhythmus eingestreut sind.

Schreibt man bei Vorhofflattern eine längere Kurve, so findet man nicht selten Perioden, in denen die *P*-Zacken nicht mehr so regelmäßig einander folgen und auch wechselnde Form annehmen. Solche Stellen zeigen den Übergang von Flattern zu Flimmern an. Beim ausgesprochenen Flimmern steigt in klinischen Fällen die Frequenz bis zu 600, im Experiment bis zu 3000 und mehr in der Minute. Eine eigentliche koordinierte Systole des Vorhofs findet nicht mehr statt, sondern es kontrahieren sich anscheinend immer ganz kleine Muskelbezirke für sich. Ein Effekt auf den Inhalt resultiert dabei nicht, so daß trotz höchster Steigerung der Kontraktionszahl der Vorhof praktisch gelähmt ist. Demzufolge fehlt die Vorhofwelle im Venenpuls, ein etwa bestehendes präsystolisches Geräusch verschwindet im Moment, wo Flimmern eintritt.

**Das Verhalten der Kammern beim Vorhofflimmern und seinen Vor-
stufen.** Bei gelegentlichen Vorhof-E.S. folgen die Kammern immer, wenn
nicht zufällig der Extrareiz die Kammern in ihrer Refraktärzeit erreicht
(Näheres siehe bei auriculären E.S. S. 113). Bei der Vorhoftachysystolie
(Abb. 132) folgen die Ventrikel in manchen Fällen jedem Vorhofreiz
bis zu einer Frequenz von etwa 240 (das sind dann sehr hohe Grade von
paroxysmaler Tachykardie). Meist ist jedoch das Hissche Bündel nicht
imstande, so frequente Reize überzuleiten, sondern nur auf jeden zweiten,
dritten, vierten usw. Vorhofschlag antwortet die Kammer. Es kommt
also zu partiellem Herzblock (s. S. 135). Hierbei steht die Kammerschlagzahl in einem bestimmten Verhältnis zur Vorhoffrequenz. In

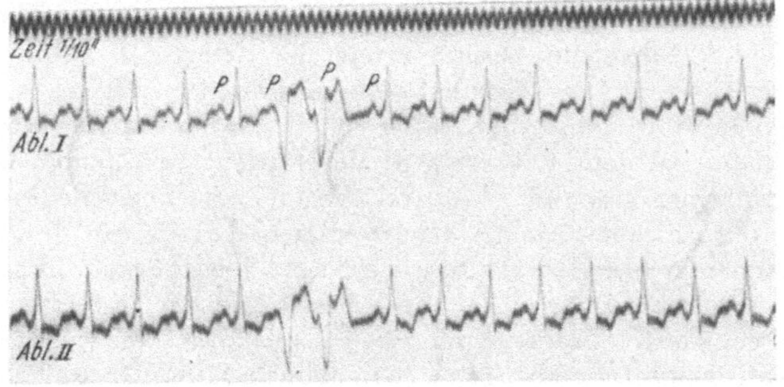

Abb. 132. Vorhoftachysystolie. Zwei ventrikuläre E.S. Sinusrhythmus ungestört.

anderen Fällen antwortet jedoch die Kammer nur in unregelmäßigem
Rhythmus auf die regelmäßigen frequenten Vorhofreize. Dann besteht
eine Arrhythmia absoluta der Kammern bei Vorhoftachysystolie.

Beim Vorhofflattern folgen die Ventrikel niemals allen Vorhofschlägen,
es besteht entweder partieller Block oder in ganz unregelmäßiger Weise
wechseln übergeleitete und nicht übergeleitete Reize miteinander ab,
d. h. es besteht Arrhythmia absoluta. Wie von W. Trendelenburg (377)
nachgewiesen wurde, sind die Erregbarkeitsverhältnisse für gerade über-
schwellige Reize unübersehbar schwankend.

Je nach der Kammerschlagzahl unterscheidet man drei Formen der
Arrhythmia absoluta. Die erste, die *rasche* Form, mit einer Frequenz von
100—150 Schlägen, ist am häufigsten. Die zweite ist die *langsame* Form
mit einer Frequenz von 80 bis herab zu 60 und noch weniger Schlägen.
Diese langsame Frequenz kann Folge von starker Digitaliswirkung
sein. Sie kommt aber auch spontan und dauernd vor, zuweilen bei
relativ leistungsfähigem Herzen. Es erscheint daher nicht einleuchtend,
wenn man die langsame Kammerschlagzahl als Folge herabgesetzter
Kontraktilität erklärt hat (117). Schließlich und drittens findet man zuweilen eine ganz langsame Kammerfrequenz von 40 und weniger regelmäßigen Schlägen. Es handelt sich dabei um eine Kombination von kompletter Dissoziation und Vorhofflimmern. Die Überleitung zur Kammer
ist unterbrochen, sei es vorübergehend durch Digitalis, sei es dauernd

durch organische Veränderungen. In solchen Fällen ist oft der Kammerkomplex des Ekg abnorm gestaltet.

Vorkommen und klinische Bedeutung von Vorhofflimmern und -flattern. Beim Menschen tritt Vorhofflimmern spontan fast in allen vorgeschrittenen Fällen von Mitralfehlern auf, aber auch in späteren Stadien anderer Vitien, bei Hypertension, oft bei Hyperthyreoidismus; in manchen Fällen scheint eine akute Überanstrengung bei vorher gesunden Herzen Vorhofflimmern hervorgerufen zu haben, auch starke seelische Erregungen können Flimmern auslösen. Kurze Anfälle von Vorhofflimmern beobachtet man gelegentlich sowohl bei den genannten Bedingungen wie auch bei akuten Infektionskrankheiten, auch nach Kropfoperationen.

Sehr häufig kommt es bei anfallsweise auftretendem Vorhofflimmern zu schlagartig eintretender Ohnmacht, die meist nur wenige Minuten anhält. Offenbar führt die Verminderung der arteriellen Blutversorgung zu solchen Graden von Hirnanämie, daß das Bewußtsein schwindet. Der Flimmeranfall kann sehr rasch einer ganz normalen Herzaktion Platz machen. In dem Fall erwacht der Patient sehr bald wieder, abgesehen von einer gewissen Müdigkeit erinnert nachher nichts mehr an die schwere Kreislaufstörung. Solche kurzen Anfälle mit Bewußtseinsverlust können sich in Intervallen von Tagen bis Jahren völligen Wohlbefindens wiederholen. In der Zwischenzeit kann unter Umständen auch die genaueste Untersuchung der Kreislauforgane nichts Krankhaftes aufdecken. In manchen Fällen jedoch fällt hier und da einmal eine auriculäre E.S. ein. Deren Nachweis klärt mit einiger Wahrscheinlichkeit die Art des Leidens, nämlich anfallsweise auftretendes Vorhofflimmern, auf. Denn wie oben geschildert, besteht zwischen auriculären E.S. und Vorhofflimmern ein innerer Zusammenhang. Ganz sicher wird die Diagnose, wenn es gelingt, im Anfall ein Ekg aufzunehmen. Nicht ganz selten sind die Fälle, in denen Vorhofflimmern bei sonst nicht nachweislich gestörten Kreislauforganen jahrelang nur in einzelnen Anfällen auftritt. Im Intervall ist alles normal. Im Laufe der Zeit werden die anfangs nur kurzen Anfälle länger, sie treten auch häufiger auf. Schließlich etabliert sich Dauerflimmern. Die subjektiven Beschwerden werden dann oft zunächst geringer, und nicht wenige Menschen leben mit ihrem Vorhofflimmern viele Jahre lang relativ beschwerdefrei und leistungsfähig. Aber die fortlaufende objektive Kontrolle zeigt doch, daß das Flimmern auch bei zunächst ganz intaktem Herzen keineswegs ein gleichgültiger Zustand ist. Der Venenpuls geht die auf S. 170 ff. geschilderten Veränderungen ein. Die Röntgendurchleuchtung deckt die nach und nach zunehmende Erweiterung des Herzens, namentlich der Vorhöfe auf und im Ekg entwickelt sich ganz allmählich — und dann meist irreparabel — die Senkung von ST, meistens in Abl. I und II. Der schließliche Ausgang ist die fortschreitende Herzinsuffizienz wie bei irgendeinem Klappenfehler.

Wenn das Flimmern bei schon bestehendem Klappenfehler, z. B. Mitralstenose oder bei Hypertension oder bei Coronarsklerose oder schließlich bei Basedow auftritt, so folgt regelmäßig eine wesentliche Verschlechterung des Kreislaufs. In der Regel wird die Leistungsfähigkeit deutlich heruntergehen, die Prognose quoad vitam ist von diesem Moment ab entschieden schlechter geworden. Durch eine zweckmäßige Chinidintherapie läßt sich in vielen Fällen das Vorhofflimmern beseitigen; Vorhofflattern ist gewöhnlich viel resistenter gegen Chinidin. Zuweilen gelingt es, in solchen Fällen durch hohe Digitalisgaben das Flattern in Flimmern zu überführen und dieses dann durch Chinidin zu beseitigen. Jeder intensiveren Chinidinbehandlung soll eine ausreichende Digitalisierung vorausgehen. Die Chinidinbehandlung hat um so mehr Aussicht auf Erfolg, in je früherem Stadium sie angewandt wird. Die Gefahr einer Embolie muß man bei der Chinidintherapie in Kauf nehmen, bei stark erweitertem linkem Vorhof wird man daher besser auf Regularisierung verzichten.

Herzton- und Kardiogrammkurve bei Arrhythmia absoluta. Während normalerweise die Herztonkurve bei unverändert liegendem Receptor von Schlag zu Schlag dasselbe Tonbild zeigt, ist das bei der Arrhythmia absoluta oft anders: sowohl Form wie Amplitude der Schwingungen wechseln in der gleichen Kurve erheblich. Die letzteren sind meist abhängig von der vorausgehenden Diastole; je länger dieselbe, um so stärker die Herzfüllung, um so kräftiger der Herzschlag, um so größer also die Amplitude des I. Herztones; der II. Ton weist diese Intensitätsschwankungen nur angedeutet auf. Man sieht jedoch zuweilen auch Schwankungen in der Stärke des I. Tones, die nicht von der vorausgehenden Diastole abhängen. Hier haben also andere Faktoren als die Kammerfüllung auf die Art der Kontraktion eingewirkt.

Radialpuls. Der Radialpuls bei der Arrhythmia absoluta zeigt folgende Charakteristika: Er ist meistens vollkommen unregelmäßig. Irgendein System, nach dem die Pulse einander folgen, ist nicht zu erkennen. Der Puls ist des weiteren völlig inäqual. In der Regel wenigstens besteht eine deutliche, aber nicht absolute Abhängigkeit der Pulsgröße von der vorausgehenden Diastole; je länger diese, um so größer die Druckwelle. Nach einer längeren Kammerpause oder nach frustranen Kontraktionen pflegen die Pulse groß zu sein, bei den salvenartig aufeinanderfolgenden Kammerschlägen sind sie klein. Es kommen jedoch auch Ausnahmen von dieser Regel vor, wenn sie auch nicht häufig sind, soweit ich im Gegensatz zu Lewis sehe. Ein weiterer Faktor ist die Größe der vorausgehenden Pulswelle. Hier hat man folgende Zusammenhänge angenommen [Korteweg (81)]: Ein größerer Puls, d. h. also großes Schlagvolumen, bedingt hohen Blutdruck, daher schlechte Entleerung des geschwächten Ventrikels bei der nächsten Systole. Das Schlagvolumen fällt also kleiner aus, daher nunmehr kleiner Puls. Geht der Aortendruck infolge mehrerer kleiner Systolen herunter, so vermag der Ventrikel sich vollkommener zu entleeren, was zu einem Ansteigen der Pulsgröße führt, allerdings unter der Voraussetzung, daß die Ventrikelfüllung infolge starker Verkürzung der Diastole nicht gelitten hat. Auf diese Weise entstände also eine Tendenz zum Alternieren des Pulses, das manchmal in der Tat auf kurze Strecken recht deutlich ausgeprägt ist.

Die Kortewegsche Regel lautet: Bei Arrhythmia absoluta ist der Radialpuls groß, wenn die vorausgehende Pulswelle klein und die vorausgehende Pulspause lang ist und umgekehrt. Abweichungen von dieser Regel sollen Zeichen schlechter Kontraktilität des Kammermyokards sein, wie Kaufmann und Rothberger (191) experimentell sowie Grotel (127) in der Klinik fanden.

Bei gleichzeitiger Verzeichnung von Herztönen überzeugt man sich, daß die längeren Pulspausen nur zum Teil ebenso langen Kammerpausen entsprechen; oft bedingt ein Kammerschlag keinen Puls in der Peripherie (frustrane Kontraktionen). Die Anzahl der frustranen Kontraktionen in der Minute bezeichnet man als *Pulsdefizit*. Je größer dieses, um so ungünstiger im allgemeinen die klinische Bedeutung der Arrhythmie.

Bei der langsamen Form der Arrhythmia absoluta können kürzere oder auch längere Perioden von sog. Pseudoarrhythmie vorkommen, bei der man erst durch genaues Ausmessen die Irregularität feststellt, oder auch von vorübergehender Eurhythmie, die überhaupt keine Unregelmäßigkeit zeigt.

Wenn der Vorhof mit einer Frequenz von nicht über 240 flattert, können alle Reize übergeleitet werden. Dann schlagen eben die Kammern rhythmisch

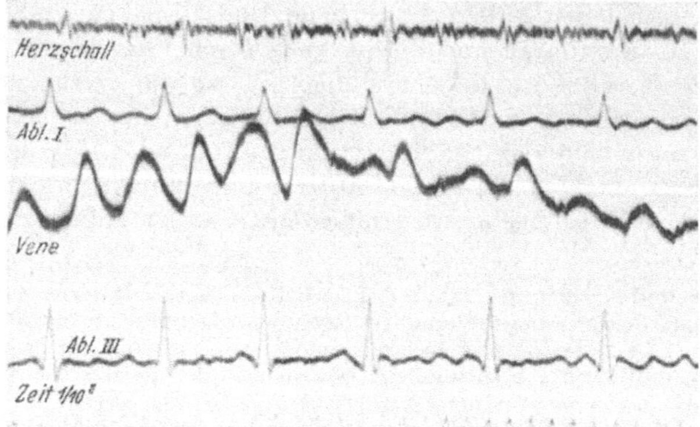

Abb. 133. Typ I des Venenpulses bei Arrhythmia absoluta.

in dem rasenden Tempo von 240 in der Minute, und wir haben ebenso viele Radialpulse in regelmäßiger Folge. Bei Flattern der Vorhöfe mit einer Frequenz von über 240 folgen die Ventrikel nicht jedem Vorhofimpuls, es kommt dann meist zu einem regelmäßigen Ausfall von Ventrikelschlägen derart, daß

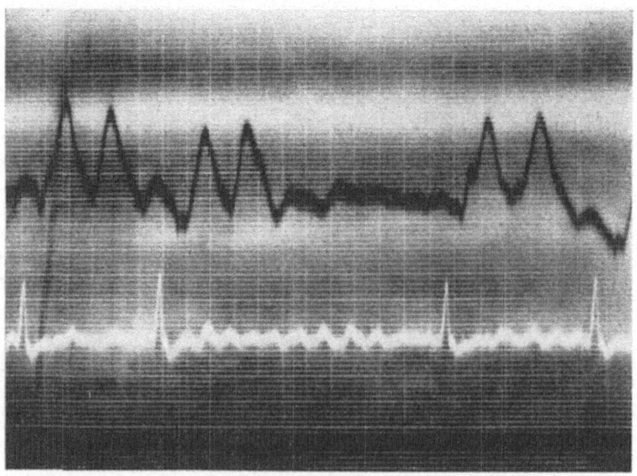

Abb. 134. Typ II des Venenpulses bei Arrhythmia absoluta.

nur auf jeden zweiten oder vierten Vorhofschlag ein Radialpuls kommt. In anderen Fällen antwortet der Ventrikel ganz unregelmäßig auf die raschen und regelmäßigen Vorhofschläge. Dann zeigt der Radialpuls das Bild der Arrhythmia absoluta.

Wenn sich völlige Dissoziation mit Flimmern der Vorhöfe kombiniert, ist der Radialpuls regelmäßig und auf 40 Schläge verlangsamt.

Für klinisch-diagnostische Zwecke wird man den Radialpuls bei Arrhythmia absoluta weniger benutzen als Venenpuls und Ekg.

Venenpuls. Im Venenpuls sieht man bei Flimmern der Vorhöfe nichts von der präsystolischen Welle. Im übrigen kommen die verschiedensten Bilder vor.

Überblickt man jedoch eine größere Anzahl von Fällen, so lassen sich ungezwungen einige Typen aufstellen.

Typus I (Abb. 133). Die geringste Veränderung, die man aber nicht oft sieht, besteht darin, daß eben nur die präsystolische Welle fehlt, sonst ist der Charakter des normalen Venenpulses vollständig erhalten geblieben, das heißt die systolische

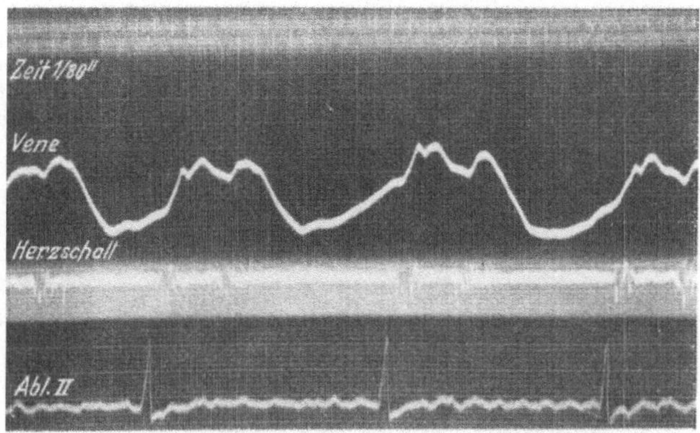

Abb. 135. Typ III des Venenpulses bei Arrhythmia absoluta.

Welle steigt gleichzeitig mit der Carotis an, der systolische Kollaps endet kurz nach dem Beginn des II. Herztones, und der diastolische Kollaps ist weniger tief als der systolische. Offenbar hat der Wegfall der Vorhoftätigkeit die Strömungsverhältnisse nicht weiter verändert. Die fehlende Vorhofsystole wird

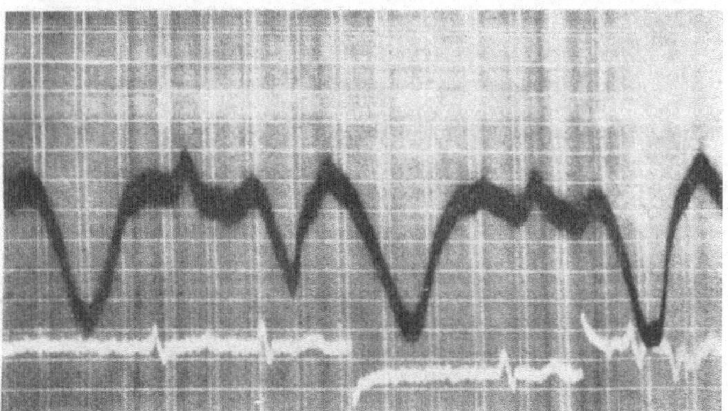

Abb. 136. Typ III des Venenpulses bei Arrhythmia absoluta. Rasche Kammertätigkeit.

durch die Kammer vollkommen kompensiert, so daß keine Stauungserscheinungen auftreten, wie aus dem rechtzeitigen Ende des systolischen Kollaps und dem nicht vertieften diastolischen Kollaps hervorgeht.

Typus II (Abb. 134). Beim Typus II sind systolische und diastolische Welle von ungefähr gleicher Größe, der systolische Kollaps endet wie normal mit dem Beginn des II. Tones, der diastolische Kollaps geht geradeso oder nur wenig tiefer als der systolische Kollaps herab. Auch dieser Typ ist selten. Die beginnende Stauung zeigt sich hier in der Vertiefung des diastolischen Kollapses.

Typus III. Dadurch, daß der systolische Kollaps mehr und mehr rudimentär wird, kommen alle möglichen Übergänge zum III. Typus zustande, der, voll ausgebildet, ein systolisches Plateau mit einer geringen Einsenkung in der Mitte als Rest des systolischen Kollapses zeigt (Abb. 135). Diese Form beobachtet man

bei weitem am häufigsten bei Vorhofflimmern. Bei sehr beschleunigter Kammertätigkeit kommt es vor, daß ein systolischer Anstieg auf den vorausgegangenen
Puls folgt, ehe der diastolische Kollaps begonnen hatte; dadurch verschmelzen
anderthalb Pulse zu einem einzigen Plateau. Dieser III. Typ stellt ohne Zweifel
eine erhebliche Stauung dar. Die Plateaubildung kommt auf die Weise zustande,
daß die systolische Drucksenkung durch das in den großen Venen — hauptsächlich
wohl in der Leber — angestaute Blut vorzeitig wieder ausgeglichen wird. Bei noch
stärkerer Stauung kommt es während der Systole überhaupt nicht mehr zu einer
Entleerung der Jugularvenen, weil das in solchen Fällen herabgesetzte Schlagvolumen gegenüber dem Überangebot von venösem Blut an den Pforten des
Thorax gar keine Rolle spielt, so daß es während der Systole überhaupt nicht mehr
zu einer beschleunigten Entleerung der Jugularvenen kommt. Der Vorhof und

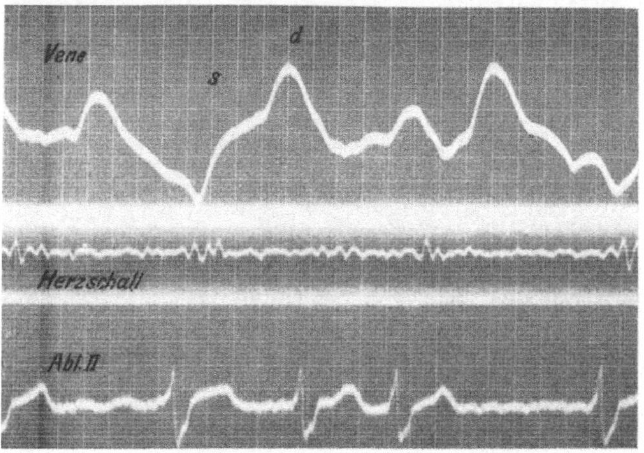

Abb. 137. Typ IV des Venenpulses bei Arrhythmia absoluta.

die herznahen Venen entleeren sich in solchen Fällen erst diastolisch, und da sie
stark mit Blut überfüllt sind und daher unter erhöhtem Druck stehen, findet
man regelmäßig einen rapiden diastolischen Abfall. Es ist möglich, daß in solchen
Fällen eine verstärkte elastische Diastole in Frage kommt (Abb. 136).

Typus IV (Abb. 137). Zuweilen ist bei der raschen Form der Arrhythmia
absoluta die systolische Welle nur ganz klein und im Verhältnis zu ihr die diastolische Welle recht erheblich. Es ist das der IV. Typ. Die systolische Welle
kann als kleine, manchmal doppelte Zacke vor der sie mächtig überragenden
diastolischen Welle auftreten, sie kann aber auch mit dieser zu einer einzigen
Welle verschmelzen. Wie erwähnt, findet man diesen IV. Typ nur bei der raschen
Form der Arrhythmia absoluta. Bei Flimmern der Vorhöfe und rascher Kammerfrequenz muß natürlich die diastolische Füllung der Kammern besonders Not leiden;
daher auch in solchen Fällen stets ein sehr kleiner Arterienpuls.

Typus V (Abb. 138). Bei der langsamen Form der Arrhythmia absoluta
findet man einen weiteren, den V. Typ des Venenpulses, der darin besteht, daß
weder die systolische noch die diastolische Welle deutlich ausgeprägt sind; dagegen findet sich ein tiefer, rapider, diastolischer Kollaps, auf den sofort wieder
ein Anstieg folgt, der weniger rapid ist und zu dem Ausgangsniveau zurückführt.
Diese Form des Venenpulses ist offenbar Ausdruck einer hochgradigen Stauung. Nur
im Beginn der Diastole kommt es zu einer vorübergehenden Beschleunigung des
venösen Abflusses; in der übrigen Zeit bleiben die Venen ständig stark ausgedehnt.
Die geringe Ausbildung der systolischen Welle beruht jedenfalls, wie beim Typus IV,
auf der Kleinheit des arteriellen Pulses.

Eine schematische Darstellung der fünf verschiedenen Typen des Venenpulses bei der Arrhythmia absoluta und ihr zeitliches Verhalten zu den Herztönen ist in Abb. 139 wiedergegeben. Zum Vergleich ist noch unmittelbar unter

den Herztönen der normale Venenpuls eingezeichnet. Man erkennt, wie die fünf Typen eine fortschreitende Deformierung des normalen Venenpulses darstellen,

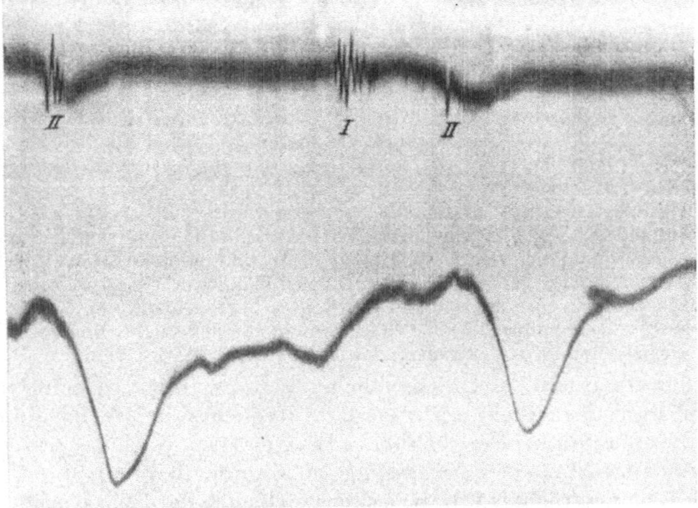

Abb. 138. Typ V des Venenpulses bei Arrhythmia absoluta.

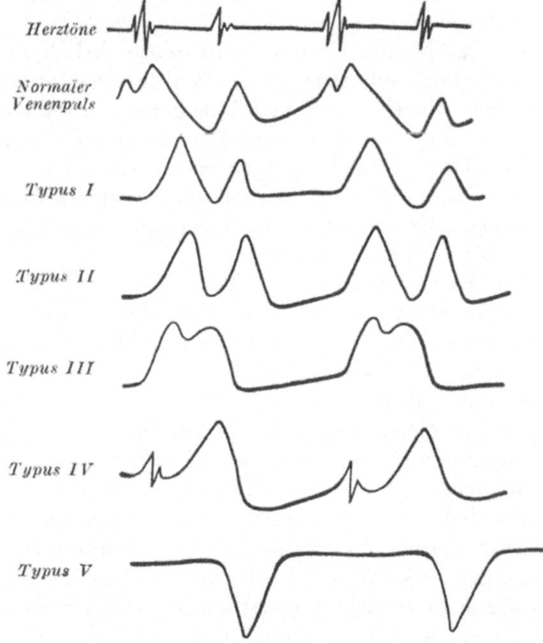

Abb. 139. Schematische Darstellung der Entwicklung von 5 Typen des Venenpulses bei Arrhythmia absoluta.

in denen außer dem Wegfall der präsystolischen Welle zunächst der systolische Kollaps, dann auch die systolische Welle mehr und mehr zurücktritt zugunsten der diastolischen Welle, bis bei den stärksten Graden der Stauung auch diese verschwindet und nur noch der diastolische Kollaps übrig bleibt[1]. Die Venenpulskurve bei der Arrhythmia absoluta zeigt die große Bedeutung der Vorhöfe für die Zirkulation; Ausschaltung der Vorhoftätigkeit führt in der überwiegenden Mehrzahl der Fälle zu erheblicher Stauung im großen Kreislauf.

Arrhythmia absoluta und Tricuspidalinsuffizienz. Die alte Methode der Venenpulsverzeichnung mit mechanischen Hebeln hatte anfangs zu der irrigen Auffassung geführt, daß meist die Arrhythmia absoluta mit Tricuspidalinsuffizienz zusammen vorkomme (*144*). Wenn auch dieser Irrtum dann bald berichtigt wurde (*146, 376*), so blieb doch die Schwierigkeit bestehen, wie man den typischen Tricuspidalinsuffizienzvenenpuls von dem der Arrhythmia absoluta unterscheiden sollte. Durch gleichzeitige Registrierung von Herztönen und Venenpuls ist das mit Leichtigkeit möglich. Bei Tricuspidalinsuffizienz steigt nämlich die systolische Venenwelle noch während der Verschlußzeit, d. h. noch während der I. Herzton erklingt, an. Dagegen erscheint bei schlußfähiger Tricuspidalklappe die systolische Venenwelle erst synchron mit der Carotis, d. h. also nach Ablauf der Verschlußzeit und derjenigen Zeitspanne, die die Arterienpulswelle gebraucht, um vom Herzen bis zur Registrierstelle zu gelangen, das sind etwa 0,09—0,1 Sek.

Kammerflimmern und Sekundenherztod. Während Flimmern der Vorhöfe beim Menschen etwas ganz Alltägliches ist, stellt Kammerflimmern immerhin kein gewöhnliches Ereignis dar. Nach der heute wohl allgemein angenommenen Auffassung ist Kammerflimmern die Ursache des Sekundenherztodes (*147*). So erklärt sich auch der bisher noch selten geglückte Nachweis des Kammerflimmerns beim Menschen; es ist eben in der Regel der Tod längst eingetreten, ehe eine elektrokardiographische Aufnahme gemacht werden kann. Einige Male glückte jedoch der Nachweis des Kammerflimmerns in klinischen Fällen (*162, 295, 365*). Im Tierexperiment dagegen ist Kammerflimmern oft unabsichtlich und absichtlich herbeigeführt und genau studiert worden. Es unterscheidet sich wesentlich vom Vorhofflimmern durch seine viel langsamere Frequenz. Im Ekg treten mehr oder weniger unregelmäßige Ausschläge auf, deren Amplitude bei den üblichen Ableitungsbedingungen meist erheblich größer als die Zacken bei Vorhofflimmern sind und deren Frequenz beim Menschen zwischen 175 und etwa 300 schwankt; beim warmblütigen Tier beobachtete man Frequenzen bis zu 800 in der Minute.

Während des Kammerflimmerns können die Vorhöfe regelmäßig weiterschlagen, man sieht jedoch keine *P*-Zacken im Ekg, sie werden vollkommen überdeckt durch die ständigen großen, von der Kammer bedingten Ausschläge.

Kammerflimmern entsteht spontan höchstwahrscheinlich sehr oft kurz vor oder nach dem klinischen Tode, man darf es dann wohl als eine Absterbeerscheinung des Herzens ansehen. Klinisch treffen wir bekanntlich den Sekundenherztod besonders oft bei Coronarsklerose. Wir stellen uns vor, daß plötzlich ein Coronararterienast unwegsam geworden ist, wodurch ein circumscripter Bezirk des Myokards unter schlechtere Ernährungsbedingungen gesetzt wird. Unter solchen Bedingungen entsteht aber, wie wir aus dem Experiment wissen, leicht Kammerflimmern.

---

[1] Th. Lewis bildet auf S. 281 der 2. Auflage seines Lehrbuches „The mechanism etc." ein entsprechendes Schema ab, mit dessen Einzelheiten ich mich nicht einverstanden erklären kann. Der normale systolische Kollaps endet nicht mitten, sondern am Ende der Systole. Die diastolische Welle beginnt nicht, wie Lewis angibt, am Ende der Systole, sondern etwas später (meist $^1/_{10}$ Sek.).

Bei schwerer Aorteninsuffizienz beobachten wir ebenfalls zuweilen plötzliches Aufhören der Herztätigkeit, jedenfalls durch Kammerflimmern bedingt. Die plötzlichen Todesfälle bei schon bestehendem Vorhofflimmern sind wohl auch durch nachträglich eingetretenes Kammerflimmern zu erklären (298). In die gleiche Rubrik gehören auch die plötzlichen Todesfälle nach intravenöser Strophanthin- oder Euphyllininjektion, ebenso die Fälle von Synkope bei der Chloroformnarkose. Nach allgemeiner Annahme ist auch der augenblickliche Tod nach Blitzschlag oder Berührung mit der Starkstromleitung auf Kammerflimmern zurückzuführen.

In ganz seltenen Fällen kann es im Anschluß an gehäufte ventrikuläre oder atrioventrikuläre E.S. zu ganz kurzem, nicht tödlichem Kammer-

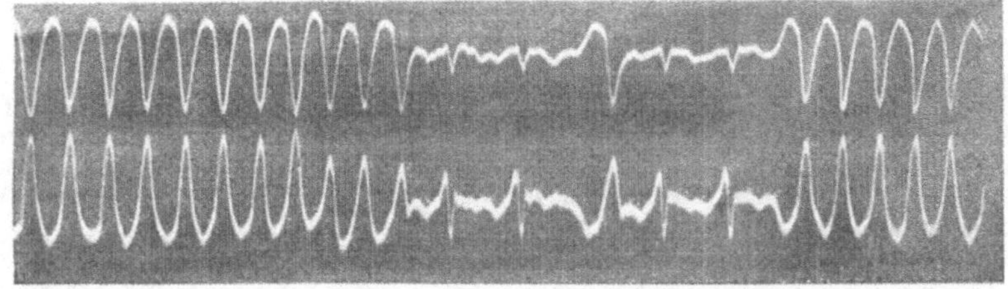

Abb. 140. Ekg bei Kammerflattern.

flimmern kommen (160). Ich selbst verfüge über einen Fall, bei dem abwechselnd in den Normalrhythmus eingestreute E.S. und kurze Anfälle von Kammerflattern einander folgten. Während dieser Anfälle war der Radialpuls nicht zu fühlen und der Patient verlor fast das Bewußtsein (Abb. 140).

Erklärung des Flimmerns durch multiple heterotope Reizbildung. Man hat sich auf Grund der klinischen Beobachtung und der experimentellen Forschung folgendes Bild vom Mechanismus der Arrhythmia absoluta gemacht: unter irgendwelchen Bedingungen nimmt die Reizbildungsfähigkeit im Myokard des Vorhofs zu. Das führt zum Auftreten vereinzelter auriculärer E.S. Häufen sich diese mehr und mehr, so wird schließlich der Sinusknoten als führender Reizbildungsort ausgeschaltet, alle Herzschläge entstehen heterotop irgendwo außerhalb des Sinusknotens im Vorhof. Ist hierbei die Vorhoftätigkeit regelmäßig, so nimmt man einen einzigen heterotopen Reizbildungsherd an, ist sie unregelmäßig, so konkurrieren mehrere Zentren miteinander. Bei Frequenzen bis zu 240 in der Minute, also bei *Vorhoftachysystolie*, kontrahiert sich die gesamte Vorhofmuskulatur auf jeden Reiz. Jeder *P*-Zacke im Ekg entspricht eine Vorhofswelle im Venenpuls. Bei Zunahme der Reizbildung im Vorhof auf Frequenzen zwischen 240—350 — Flattern — wird noch ein einziges Reizbildungszentrum angenommen, jedenfalls folgen sich gewöhnlich die *P*-Zacken ganz regelmäßig in gleicher Gestalt. Die gesamte Vorhofsmuskulatur zieht sich noch koordiniert auf jeden Reiz zusammen, wenn auch wenig ausgiebig, demzufolge findet man jeder *P*-Zacke entsprechend eine kleine Vorhofwelle im Venenpuls.

Beim Flimmern dagegen mit Frequenzen von 350—600, sollen zahlreiche, Stellen gleichzeitig und unabhängig voneinander wirksame Reize aussenden. Demzufolge würde jede koordinierte Tätigkeit der Muskulatur aufhören und damit auch jeder Effekt auf den Vorhofinhalt; trotz enorm gesteigerter Tätigkeit besteht praktisch eine Lähmung der Vorhöfe. Die präsystolische Welle schwindet aus dem Venenpuls.

Daß tatsächlich am Herzen zu gleicher Zeit von mehreren Stellen wirksame Reize ausgesendet werden können, dafür liegen eine ganze Reihe von Belegen vor; es können z. B. E.S. mit normalen Sinuserregungen interferieren, derartige Beispiele sind von verschiedenen Forschern, namentlich von der Wiener Schule, beigebracht worden. Dann aber hat man im Tierexperiment direkt gesehen und durch gleichzeitige kleinflächige Ableitung mit zwei Galvanometern auch einwandfrei nachgewiesen, daß am absterbenden Kaninchenherzen „im Verlauf einer etwa 15 Min. dauernden Vorhoftachysystolie Anfälle von noch höhergradiger heterotoper Tachysystolie festgestellt werden konnten, die sich gelegentlich nur auf einen Teil des rechten Vorhofs beschränken (partielle Vorhoftachysystolie), während gleichzeitig andere Teile des Vorhofs in langsamerem Rhythmus weiterschlugen" (*203*). Dabei bestand keinerlei zeitliche Beziehung der partiellen Systole und der Systole des ganzen Vorhofs.

Für die Lehre von der polytopen Reizentstehung ist früher Kisch (*202*) eingetreten. Er konnte durch kleinflächige Ableitung vom freigelegten Herzen gleichzeitig zu zwei Galvanometern zeigen, daß irgendwelche gesetzmäßige Beziehungen zwischen Form, Größe, Richtung und Frequenz der Ausschläge beider Galvanometer meist nicht nachweisbar sind. Hierin erblickte Kisch den Nachweis für die inkoordinierte Tätigkeit der einzelnen Herzteile. Die Theorie von Rothberger und Winterberg, wonach die Tätigkeit beim Flimmern als monotop entstehend und koordiniert angenommen wurde, muß nach den Versuchen von Kisch als widerlegt angesehen werden. Auffällig ist jedoch, und das paßt nicht gut zu der Lehre von der polytopen Reizentstehung, daß ein flimmernder Herzteil mit einem Schlage in Ruhe übergehen kann (postundulatorische Pause, nach der die normale Schlagfolge einzusetzen pflegt). Es ist nicht ohne weiteres verständlich, daß zahlreiche Reizzentren sämtlich auf einen Schlag ihre Tätigkeit einstellen.

Eine genauere Präzisierung der soeben erörterten Theorie ist die Lehre (*131*), nach der Herzflimmern entsteht durch gleichzeitiges Auftreten zahlreicher, inkoordinierter E.S. der einzelnen Muskelbündel, wobei die automatischen hochfrequenten Reize hierfür in der a-v-Verbindungsmuskulatur polytop gebildet werden.

Nach dieser Auffassung stellt das Flimmern den aufs höchste gesteigerten Zustand der Automatie dar. Aber die Steigerung der Automatie würde allein noch nicht das Flimmern ermöglichen, gleichzeitig muß auch die refraktäre Phase stark abgekürzt sein, sonst könnte bei noch so frequenter Reizbildung doch keine so extrem rasche Vorhoftätigkeit resultieren, weil die Mehrzahl der Reize ein unerregbares Myokard antreffen, also wirkungslos bleiben würde.

Die Theorie von der kreisenden Erregung. Seit längerer Zeit wird noch eine ganz andere Erklärung des Flimmerns gegeben, die zwar auch ihre Schwierigkeiten hat, aber in manchen Punkten der Lehre von der Polytopie der Reizentstehung überlegen ist. Die Theorie, die kurz die Lehre von der *kreisenden Erregung* genannt werden kann, geht auf ein Experiment am Ringmuskel der Medusen zurück (*246*). Wenn man diesen Muskel an einer circumscripten Stelle reizt, so entsteht rechts und links der Reizstelle eine Kontraktionswelle, die rechts- bzw. linksläufig im Muskel weiter wandert. Auf der gegenüber liegenden Seite des Muskelrings treffen die Kontraktionswellen zusammen, erlöschen, und damit ist der Vorgang abgeschlossen. Wenn man aber den Muskel an einer circumscripten Stelle durch Anlegen einer Klemme leicht quetscht und unmittelbar daneben reizt, so pflanzt sich die Kontraktion nur in einer Richtung, von der komprimierten Stelle weg, fort. Die komprimierte Stelle bildet eine unübersteigbare Barriere, hier besteht eine Leitungsstörung. Wird jedoch die Kompression aufgehoben, ehe sie die Erregung auf ihrem einseitigen Weg um den Muskel erreicht hat, so hört die Leitungsunterbrechung auf und die Kontraktion überschreitet nun die vorher gelähmte Stelle, gelangt dann an zuvor kontrahiert gewesenes Gewebe, dessen Refraktärperiode bereits abgelaufen ist, und dieses Gewebe wird von der ankommenden Kontraktionswelle von neuem in Erregung versetzt. So wandert die Kontraktionswelle immer von neuem um den Muskel herum und kann auf einen einzigen Reiz hin stundenlang um den Muskel kreisen. Der gleiche Versuch gelingt mit einem ausgeschnittenen Muskelring des Schildkrötenherzens, wo die Kontraktion nach Lösung der anfänglichen Kompression viele Male kreisen kann. Diese Experimente wurden zur Erklärung des Flimmerns herangezogen (*110*). Kreisende Kontraktionen bei gleichzeitiger Anwesenheit von passageren Blocks, die bald hier, bald da auftreten, machen die wesentlichen Erscheinungen beim Flimmern aus. Analog wie in dem Experiment am Muskelring soll die Kontraktion von ihrem Ursprungsort von Muskelfaser zu Muskelfaser strahlenförmig nach allen Seiten weitergehen. Innerhalb der Muskelmasse treten Zonen von vorübergehender Leitungsstörung bald hier, bald da auf, an solchen Stellen geht die Erregung nicht weiter, sie wird aus ihrer radiären in eine mehr kreisförmige gedrängt. Wenn nach dem Abklingen der lokalen Leitungsstörung das zuvor blockierte Gebiet von einer anderen Seite her vom Reiz erreicht wird, so tritt nunmehr auch in ihm Kontraktion ein, die sich auf den Teil der Nachbarschaft fortpflanzt, der bereits Kontraktion und Refraktärstadium hinter sich hat. Da sich die Kontraktionswelle mit gewisser Geschwindigkeit von Bezirk zu Bezirk fortpflanzt, so ist die Möglichkeit, ins Flimmern zu geraten, auch von der Mächtigkeit der ganzen Muskelmasse abhängig. Eine geringe Muskelmasse wird von der Kontraktionswelle noch vor Ablauf des Refraktärstadiums in den zuerst ergriffenen Gebieten durcheilt, infolgedessen erlischt die Erregung, ehe wieder neue Muskelgebiete erregbar geworden sind. In Übereinstimmung mit dieser Auffassung zeigten sich, daß kleine Muskelstückchen, die von einem flimmernden Herzteil abgeschnitten wurden, sofort stillstanden, größere flimmerten noch eine Zeit weiter, und zwar um so länger, je größer sie waren. Daraus würde sich ergeben, daß ein Herz um so leichter flimmert, je größer es ist.

Diese Lehre wurde in hervorragender Weise in England ausgebaut (231). Während des Flatterns soll die Erregung ständig entlang eines schmalen Muskelringes kreisen. Von diesem Ring sollen zentrifugale Erregungen in die Vorhofmuskulatur eindringen. Beim Flimmern dagegen soll die Erregung an einem kleineren, aber buchtigen Ring kreisen; von diesem buchtigen Ring sollen auf ebenfalls verschlungenen Wegen zentrifugale Erregungen ausgehen. Eine wesentliche Vorbedingung ist auch nach dieser Lehre Abkürzung der Refraktärzeit und Verlangsamung der Erregungsleitung.

Der Beweis für die Theorie vom Kreisen der Erregung soll in folgendem liegen: die Fortpflanzungsgeschwindigkeit der Erregungswelle in der Vorhofsmuskulatur ist bekannt. Wenn man an der Einmündung der unteren Hohlvene künstlich reizt, so erreicht die Erregungswelle zwei gleich weit vom Reizpunkt zu beiden Seiten der oberen Hohlvene gelegene Punkte gleichzeitig; beim Flattern jedoch, wo die Erregung um die Hohlvenenmündung kreisen soll, gelangt sie erst zu dem einen, dann zu dem anderen Punkt. Das Hauptbeweisargument liegt jedoch in den zeitlichen Beziehungen der Erregungswelle; wenn die Fortpflanzungsgeschwindigkeit im Muskel 500 mm in der Sekunde beträgt, dann würde eine Strecke von 1 cm in $^1/_{50}$ Sek. durchlaufen werden. So kann man also voraus berechnen, in welcher Zeit die Erregung von einem zum anderen Ort weiter wandert. Tatsächlich fand Lewis an zwei Punkten, die in abgemessener Entfernung auf der angenommenen Kreisbahn um die Hohlvenenmündungen lagen, die Erregung mit einem solchen Zeitintervall ankommen, als es der bekannten Fortleitungsgeschwindigkeit von einem zum anderen Ort entspricht.

Man hat gegen die Theorie von Lewis eingewendet, daß es schwer verständlich sei, warum sich die Erregung immer nur in einem Muskelring bewegen soll, wenn sie auch in andere Gebiete zu dringen vermag. Ganz unerklärt bleibt auch, daß nur das Kreisen der Erregung in dieser Ringbahn im Ekg zum Ausdruck kommen soll, nicht aber die zentrifugalen Erregungen.

Abweichend von der eben geschilderten ist die Theorie von de Boer (32). Dieser Forscher nimmt auf Grund von Versuchen am Kaltblüterherzen an, daß beim Flattern und Flimmern eine Erregung im Herzen ständig kreist, aber in ganz eigenartiger Weise. Wenn de Boer ein Froschherz einige Zeit nach dem Entbluten durch einen Einzelinduktionsschlag unmittelbar nach Ablauf des Refraktärstadiums reizte, so entstand Flimmern, während bei etwas später nach abgelaufener Systole erfolgter Reizung eine gewöhnliche E.S. auftrat. Daraus schloß de Boer, daß Bedingung für die Entstehung von Flimmern sei: 1. verschlechterter Zustand des Myokards (durch die Entblutung), 2. Ankunft einer Erregung zu einer Zeit, wo noch ein Teil der Muskelfasern im Kontraktionszustand sei. Der Autor stellt sich vor, daß durch die der Erregung unmittelbar vorausgehende Systole der

Herzmuskel sich noch in einem Zustand schlechter Erholung befinde, infolgedessen werde die Erregung nicht in alle an den Reizort angrenzenden Muskelfasern geleitet, nur ein Teil gerate in Kontraktion, andere seien noch refraktär. Wenn deren Refraktärstadium abgelaufen sei, würden sie von dem noch in Kontraktion befindlichen Nachbarfasern in Kontraktion versetzt; durch diese käme dann wieder ein neuer Muskelbezirk in Erregung, so laufe *ruckweise* die Kontraktion durch den Herzmuskel hin. Jeder von der Erregung neu ergriffene Muskelbezirk bedinge eine Zacke im Ekg. Die Erregung könne in dieser Weise ständig im Herzen kreisen, solange gleichzeitig refraktäre und kontraktionsfähige Muskelfasern vorhanden wären.

De Boer zeigte, daß zum Entstehen von Kammerflimmern ein direkter Reiz gar nicht erforderlich ist. Wenn nur die übrigen Bedingungen erfüllt sind, wenn nämlich der Zustand der Kammermuskulatur hinreichend schlecht ist und die vom Vorhof übergeleitete Erregung gerade gegen Ende der Kammerrefraktärzeit eintrifft. Wurden Vorhof-E.S. zu einem solchen Moment ausgelöst, daß der zum Ventrikel übergeleitete Extrareiz gerade nach Ablauf der Systole in der Kammer anlangte, so entstand Kammerflimmern, vorausgesetzt, daß der Zustand der Kammern hinreichend schlecht war.

Selbst normale Sinusimpulse vermochten Kammerflimmern auszulösen. falls sie zu entsprechender Zeit einen entsprechend geschädigten Ventrikel erreichten.

Die Tatsache, daß Flimmern häufig an den Vorhöfen, aber relativ selten an den Kammern auftritt, erklärt de Boer damit, daß eine Vorbedingung für die Entstehung von Flimmern die Ankunft der Erregung an einer *circumscripten* Stelle des betreffenden Herzteiles sei. Beim Vorhof ist dies Postulat immer erfüllt, da die Erregung vom Sinusknoten unmittelbar auf das Vorhofmyokard übergeht, wo sie sich radiär ausbreitet. Bei den Kammern jedoch ist durch Ausbildung des spezifischen Systems dafür gesorgt, daß die Erregung sehr zahlreichen Stellen im Myokard gleichzeitig zugeleitet wird. Dadurch kommen alle Muskelbezirke gleichzeitig zur Kontraktion, bleiben also auch annähernd gleich lang refraktär. Die Kontraktion kommt also überall zum Erlöschen, ehe irgendwo ein Muskelbezirk wieder erregbar geworden ist.

Wenn trotz dieser ausgezeichneten Schutzvorrichtung die Kammern zum Flimmern kommen, so ist das nach de Boers Ansicht nur möglich, wenn die Erregung durch einen Ast des spezifischen Systems einer circumscripten Stelle des Myokards zugeleitet wird, von wo aus die Kontraktion dann ruckweise weiterschreiten soll.

Man kann de Boer, wie übrigens allen Verfechtern der Theorie von Kreisen der Erregung, entgegenhalten, daß ein strenger Beweis für diese Lehre noch nicht erbracht ist. Wir wissen, daß man am Muskelring des Kaltblüterherzens langdauerndes Kreisen der Kontraktion künstlich erzeugen kann. Ob aber tatsächlich beim Flattern und Flimmern die gleichen Verhältnisse obwalten, das scheint mir noch nicht erwiesen. De Boer nimmt an, der Beweis für ein ruckweises Fortschreiten der Kontraktion sei erbracht durch einen Knick in der Suspensionskurve. Offenbar kann dieses Kurvenbild auch auf ganz andere Weise erklärt werden. Wenn die Kammer an der Spitze suspendiert ist, so wird der Schreibhebel zunächst eine ansteigende Kurve verzeichnen, wenn auch zu Beginn der Kammersystole nur basisnahe Teile in Kontraktion geraten; steigt nun der Kammerdruck, während die Spitze noch in diastolisch erschlafftem Zustand verharrt, so kommt es zu dem bekannten Bild der hernienartigen Vorstülpung des Spitzenteils, weil hierhin als einem Ort geringeren Widerstandes, der Kammerinhalt ausweicht. Die Vorstülpung der Spitzengegend bewirkt eine umgekehrte Bewegung des Schreibhebels als die Basiskontraktion. So kann ein Knick in der Kurve entstehen bei einer zwar abnormen, aber keineswegs etappenweise erfolgenden Kammerkontraktion.

Die Mehrzackigkeit und abnorme Gestalt des Ekg beweist ebenfalls nicht. wie de Boer irrigerweise annimmt, den etappenweisen Verlauf der Erregung, sie zeigt nur eine abnorme Erregungsleitung, die aber sehr wohl auch stetig (nicht ruckweise) sein kann.

4. Störung der Kontraktilität. Herzalternans (*204*).

Unter *Herzalternans* versteht man einen Zustand, bei dem das Herz in regelmäßigem Rhythmus abwechselnd einmal stärker und einmal schwächer schlägt. Dies Alternieren des Herzschlages kann Stunden bis viele Tage, ja Monate fortdauern.

Vorkommen. Wir treffen beim Menschen Herzalternans an:

1. bei erhöhtem Blutdruck; 2. bei stark gesteigerter Schlagfrequenz (z. B. paroxysmaler Tachykardie); 3. bei Coronar- und Aortensklerose.

Nicht selten kann man bei Hypertension oder Aortensklerose Alternieren auslösen, wenn man die Herzfrequenz steigert; dann wird also aus einem latenten ein manifester Alternans. In anderen Fällen schließt sich alternierende Herztätigkeit an eine E.S. an.

Klinische Diagnose des Herzalternans. Der Verdacht auf Herzalternans wird erweckt, wenn in längeren Perioden immer ein stärkerer mit einem schwächeren Puls abwechselt. Kann man sich dann durch die Auskultation davon überzeugen, daß die Herzschläge ganz regelmäßig erfolgen, so ist die Diagnose Herzalternans fast sicher. Ganz unzweifelhaft wird sie erst, wenn durch das Ekg in zwei Ableitungen nachzuweisen ist, daß die Kammerkomplexe in regelmäßigem Intervall aufeinanderfolgen und alle dasselbe oder doch nahezu dasselbe Aussehen haben.

Auf die Pulspalpation hin allein kann die Diagnose Herzalternans nicht gestellt werden, es muß auch durch die Auskultation am Herzen völlige Regelmäßigkeit der Aktion festgestellt werden, es muß vor allem das Ekg ein von Schlag zu Schlag gleiches Bild aufweisen. Ist diese Bedingung nicht erfüllt, ist jeder zweite Schlag eine E.S., so handelt es sich um einen *Pulsus pseudoalternans*, durch E.S. bedingt. Der Alternans kann in solchen Fällen dadurch vorgetäuscht werden, daß infolge von verlängerter Anspannungszeit (Extrapulsverspätung) der zur E.S. gehörige Puls in der Peripherie so verspätet anlangt, daß die Verfrühung des Extraschlages ausgeglichen wird und in gleichmäßigem Rhythmus ein großer mit einem kleinen Puls abwechselt.

In der Regel verrät sich der Alternans bei der Auskultation nicht. Zuweilen jedoch alterniert die Lautheit der Herztöne, oder es treten nur bei jedem zweiten Schlag Herzgeräusche auf bzw. zeigen eine Verstärkung.

Geringes Alternieren entgeht oft dem tastenden Finger (weniger leicht, wenn man stärker zudrückt). Ein empfindlicher Nachweis ist die graphische Registrierung. *Bei weitem die exakteste und zugleich einfachste Methode, bei der auch die allerleichtesten Grade von Alternans dem Nachweis nicht entgehen, ist die auskultatorische Blutdruckmessung nach* Korotkow, *bei der man mit größter Prägnanz den regelmäßig abwechselnd lauteren und leiseren Arterienton hört* (*238, 392*).

Herztonkurve. Wie die Auskultation, so verrät auch die Herztonkurve sehr oft den Aternans nicht. In manchen Fällen jedoch alterniert deutlich die Amplitude der Herztonschwingungen. Dabei ist es möglich, daß dem großen Puls ein schwächerer I. Herzton entspricht. Wenn der II. Herzton Veränderungen zeigt, so ist er leiser beim kleineren Puls. Bei hochgradigem Alternans, wo nur der starke Schlag einen Puls bedingt, zeigt der II. Herzton geringe Amplitude, ja kann ganz fehlen.

Kardiogramm. Die Spitzenstoßkurve beim Alternans verhält sich bald gleichsinnig, bald gegensinnig zum peripheren Puls, d. h. bald entspricht dem großen Puls
auch das größere Kardiogramm, bald ist es umgekehrt; ja es wurde beobachtet,
daß plötzlich ein Umschlag erfolgte, so daß zunächst die großen und kleinen Ausschläge im Puls im Kardiogramm zwei kleine Ausschläge nacheinander aufwiesen
und die folgenden Bilder vom Spitzenstoß nun gegensinniges Verhalten zum Puls
zeigten. Nicht nur die Größe, auch die Form des Kardiogramms kann alternieren,
derart, daß dem schwächeren Schlag ein zeitlich kürzerer systolischer Anteil zukommt. Selbstverständlich zeigt das Kardiogramm den Beginn des systolischen
Teils von Schlag zu Schlag in regelmäßiger Folge.

Venenpuls. Im Venenpuls können beim Herzalternans alle drei Wellen alternieren. Es kann aber auch z. B. die Vorhofwelle allein wechselnde Größe zeigen,

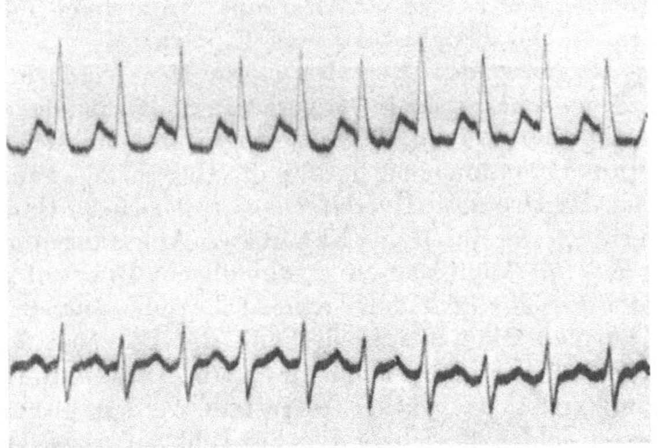

Abb. 141. Ekg bei Herzalternans, paroxysmale Tachykardie.durch supraventrikulare E.S.

während die übrigen Wellen von Schlag zu Schlag gleich sind. Jedenfalls wird
man dem Venenpuls nicht entscheidende Bedeutung bei der Diagnose Alternans
beimessen.

Elektrokardiogramm. In der Regel scheint das Ekg auch in ausgesprochenen
klinischen Fällen kein Alternieren zu zeigen. Im Tierexperiment drückt sich das
Alternieren oft auch im Ekg aus, besonders in der Höhe von R. In klinischen Fällen
wird man also auf Grund des Ekg allein einen Alternans nicht ausschließen können,
aber man wird es immer heranziehen, um bei alternierendem Puls einen durch
E.S. bedingten Pseudoalternans auszuschließen. Beim Herzalternans folgen die
Kammerkomplexe in regelmäßigen Intervallen. Die einzelnen Zacken können
zwar in der Größe variieren, zeigen aber in klinischen Fällen sonst von Schlag
zu Schlag gleiches Aussehen (Abb. 141).

Klinische Bedeutung des Herzalternans. Der Herzalternans wird
ziemlich allgemein als Zeichen hochgradiger Schwäche des Myokards
angesehen; jedoch mit der Einschränkung, daß, je höher gleichzeitig die
Herzfrequenz, um so weniger ernst seine Bedeutung ist. Umgekehrt kann
nicht gezweifelt werden, daß Alternans bei normaler oder herabgesetzter
Herzfrequenz ein übles Symptom ist. Man hat die Frage aufgeworfen,
warum nicht alle Leute mit stark geschädigtem Myokard Alternans
zeigen. Tatsächlich wird das Symptom ja nur bei einer verschwindenden
Minderheit aller Herzkranken gefunden. Man hat daraus den Schluß
gezogen, daß eine besondere, auf noch unbekannte Faktoren zurückzuführende „Alternansdisposition“ vorhanden sein müsse, die beim Hinzu-
treten von hohem Druck, Frequenzsteigerung usw. zum manifesten

Alternans führe. Möglich, daß diese Annahme richtig ist. Zu bedenken bleibt jedoch, daß die Mehrzahl der Herzkranken sub finem vitae eine Arrhythmia absoluta bekommt, wodurch der Nachweis von manifestem Alternans meist unmöglich wird. Bei genauem Zusehen findet man jedoch auch bei Arrhythmia absoluta hin und wieder Perioden von deutlichem Alternieren des Pulses und auch des Ekg (*81, 234*). Meist bleibt das Alternieren verborgen, selbst wenn Alternansdisposition bestehen sollte, weil die verschieden lange Dauer der Diastole viel erheblicheren Einfluß auf die Pulsgröße hat. Zahlreiche Fälle von Alternans entgehen auch dem Nachweis, weil oft weder die graphischen Methoden noch die auskultatorische Messung des Blutdrucks angewandt wird.

Erklärung des Herzalternans. Auf Grund des vorliegenden Tatsachenmaterials und unter kritischer Berücksichtigung der verschiedenen über den Herzalternans ausgesprochenen Theorien scheint mir folgende Auffassung vom Wesen des Herzalternans richtig.

Bei bestehender Alternansdisposition, die einen Zustand verringerter Leistungsfähigkeit des Myokards darstellt und bei der wir herabgesetzte Leitfähigkeit und Kontraktilität sowie verlängerte Refraktärzeit annehmen müssen, genügt eine kleine Störung des Herzrhythmus, um Alternans auszulösen. Beim Menschen sind es besonders Coronarsklerose sowie Überbeanspruchung durch Hypertension und höhere Grade von Tachykardie, die Alternansdisposition schaffen. Je stärker die Schädigung des Myokards, je ausgesprochener also die Alternansdisposition, um so leichter wird der Alternans manifest. Vom Alternans zum Halbrhythmus gibt es fließende Übergänge (*362, 377*). Beim manifesten Alternans kontrahiert sich auch bei den großen Schlägen nicht die gesamte Herzmuskulatur, bei den kleinen Schlägen fällt ein größerer Teil der Muskulatur aus, und zwar ein um so größerer, je ausgesprochener der Alternans ist. Die asystolisch bleibenden Muskelfasern können in größeren Bezirken, z. B. an der Herzspitze, zusammenliegen, sie können aber auch diffus über das gesamte Myokard zerstreut sein.

5. Das Ekg bei Coronarsklerose und bei Herzinfarkt
(*39, 44—51, 58, 83, 157, 158, 178, 248, 260, 281, 330, 386*).

Bei keiner anderen Herzstörung hat die Elektrokardiographie solche Fortschritte im Erkennen und Beurteilen des Krankheitszustandes gebracht wie bei Coronarsklerose und Herzinfarkt. Es ist hier eine obligate und durch nichts zu ersetzende Untersuchungsmethode.

Der Herzmuskel bekommt seine Blutversorgung durch die rechte und linke Coronararterie. Die rechte ernährt den rechten Ventrikel sowie hintere Basisanteile des linken Ventrikels. Die linke Coronararterie teilt sich bald nach ihrem Ursprung in den Ramus descendens anterior, der die Vorderwand des linken Ventrikels, große Teile des Septums, die Herzspitze und noch Teile der Hinterwand des linken Ventrikels versorgt, während der Ramus circumflexus den Rest der Hinterwand des linken Ventrikels ernährt. Es bestehen zahlreiche Anastomosen, die bei *allmählicher* Ausschaltung größerer Äste deren Funktion ersetzen können.

Die Blutversorgung des Herzens hält genau Schritt mit der Herzarbeit, sie geht auf ein Minimum in den Zeiten tiefsten Schlafes — den ersten Nachtstunden — herunter, sie steigt an, und zwar sofort, bei psychischer Erregung, Körperarbeit, Verdauung und Kälteeinwirkung. Die wechselnde Blutversorgung wird durch das

Gegenspiel des konstriktorisch wirkenden Vagus und seines Antagonisten Sympathicus geregelt.

Früher oder später treten im Kranzadersystem Abnutzungserscheinungen auf in Form von sklerotischen Veränderungen, die zu verminderter Weitbarkeit, Lumenverengerung und schließlich auch zu atherosklerotischen Geschwüren in den Gefäßen führen. Erbliche Veranlagung, Infektionen und Intoxikationen (Nicotin) und dauernde Hetze und Rastlosigkeit der Lebensführung stellen auslösende und beschleunigende Momente dar.

Sklerotisch veränderte Arterien gestatten nicht mehr die normale rasche Anpassungsfähigkeit an die wechselnden Ansprüche des Herzens, damit sind die Bedingungen der *Coronarinsuffizienz* gegeben, deren wesentliche Wirkung eine ungenügende Sauerstoffversorgung des Myokards ist, die akut oder chronisch auftritt (*65, 288*).

Die akute Coronarinsuffizienz macht meist anginöse Beschwerden, die sich zu heftigen Schmerzen, verbunden mit Todesangst, steigern können. Die chronische Coronarinsuffizienz wird sehr oft überhaupt nicht empfunden, sie kann Atemnot bedingen und bei akuter Steigerung auch Schmerzen. *Coronarinsuffizienz ist nicht gleichbedeutend mit Herzinsuffizienz* (*215*).

Bei der akuten Coronarinsuffizienz kommt es oft zum Untergang zahlreicher kleinster Muskelgebiete (*disseminierte Nekrosen* nach Büchner), die immer in den meist beanspruchten Herzpartien lokalisiert sind. An Stelle der Nekrose tritt Narbengewebe. Durch immer wiederholte Anfälle von akuter Coronarinsuffizienz können schwere Zerstörungen im Myokard entstehen. Eine häufige katastrophenartig hereinbrechende Folge der Coronarsklerose ist der *Herzinfarkt:* ein größerer Ast des Coronarsystems, am häufigsten der Ramus descendens anterior der linken Kranzarterie, thrombosiert; damit wird der ganz zugehörige Muskelbezirk von der Blutzufuhr abgeschnitten und geht in kürzester Zeit zugrunde, soweit nicht Anastomosen sofort eintreten können. Viel seltener kommt es zu embolischer Gefäßverstopfung.

Ungenügende Sauerstoffversorgung des Herzmuskels kann auf sehr verschiedene Weise zustande kommen:

1. Durch Lumenverengerung im Gebiet der Coronararterien, und zwar:

a) Coronarsklerose; b) Coronarstenose (bei Lues der Aorta); c) Coronarspasmen, und zwar reflektorisch: bei Schreck, Kälte und bei Lungenembolie (*285*), ferner toxisch: Nicotin, Digitalis, Pitressin.

2. Durch Verlangsamung des venösen Abstroms: Mitralstenose.

3. Durch Verdickung der einzelnen Herzmuskelfaser; starke Herzhypertrophie, gleichgültig welchen Ursprungs.

4. Verminderung der arteriellen Blutmenge: Verblutung, Kollaps.

5. Verminderung des wirksamen Hämoglobins: Anämie, Kohlenoxydvergiftung (*54, 154, 177, 374*).

6. Einatmen eines sauerstoffarmen Gasgemisches: Höhenflug, Kreislauf-Funktionsprüfung.

Mit Vergrößerung der Herzarbeit nimmt bestehende O_2-Not zu oder wird überhaupt erst manifest. *Sauerstoffnot führt zu Myokardschädigung, die aber auch auf andere Weise zustande kommen kann, wie auf S. 131 und 146 näher ausgeführt. Die Ekg-Veränderung zeigt zunächst nur die Myokardschädigung an, nicht ohne weiteres die ungenügende Sauerstoffversorgung und die Coronarsklerose.* In jedem einzelnen Fall von Ekg-Veränderung nach der hier beschriebenen Art muß daher die Frage beantwortet werden: Welches schädigende Moment wirkt auf den Herzmuskel ein? Handelt es sich z. B. um harmlose Digitaliswirkung, um eine Stoffwechselstörung, eine Intoxikation, um eine chronische infektiöse Myokarditis, um ungünstige O_2-Versorgungsbedingungen bei Tachykardie bzw. bei vorgeschrittener Herzhypertrophie, oder fehlen alle diese Momente und weisen auch andere Feststellungen auf eine Coronarsklerose hin? Aus dieser keineswegs erschöpfenden Aufzählung ergibt sich schon, daß eine einmalige Ekg-Aufnahme allein die schwerwiegende Diagnose: Coronarsklerose fast niemals ohne weiteres zu stellen gestattet. Es muß die Anamnese und der übrige Untersuchungsbefund vorliegen und sehr oft eine über Wochen und Monate fortgesetzte Beobachtung mit wiederholten Ekg-Aufnahmen.

Für Coronarsklerose sprechen: 1. Chronischer Verlauf, wobei die Veränderungen weder am gleichen Tage noch in größeren Abständen keineswegs immer gleich ausgesprochen zu sein brauchen, oft aber Tendenz zum Fortschreiten zeigen.

2. Lebensalter: vor dem 35. Jahre ist Coronarsklerose selten, mit fortschreitendem Lebensalter wird sie immer häufiger.

3. Fehlen anderer Momente, die zur Myokardschädigung führen können.

4. Eine für Coronarsklerose sprechende Anamnese. Dies ist die wichtigste Stütze der Diagnose.

Außer den bekannten anginösen und stenokardischen Beschwerden sind wichtig Angaben über Schwäche im linken Arm, „schon eine leichte Aktentasche wird zu schwer", ferner hartnäckige „rheumatische Beschwerden" in der linken Schulter. Häufige schwere Träume sind nicht selten Folge von nächtlicher Sauerstoffnot des Herzens.

Sklerose in anderen Gefäßgebieten muß die Aufmerksamkeit auch auf die Coronararterien lenken, z. B. Aortensklerose, sklerotische Veränderungen im inneren Ohr, die zu subjektiven Ohrgeräuschen führen und die das Hörvermögen im Bereich der hohen Frequenzen (Konsonanten!) einschränken. Störungen des Zuckerstoffwechsels werden gar nicht selten gleichzeitig mit Coronarsklerose manifest.

Bei Menschen, die weniger auf sich achten, kann die Anamnese vollständig versagen. Dann kann die *Belastungsprobe*, am besten mit Sauerstoff-Mangelatmung, weiter helfen, besonders aber die wiederholte Ekg-Aufnahme. Dabei sollten auch sehr unbedeutende Veränderungen von ST und T nicht übersehen werden, die auch dann nicht harmlos sind, wenn ihr Ausmaß wechselt (z. B. die Tagesschwankungen nach Schellong). Coronarsklerose führt von dem Moment ab, wo die Sauerstoffversorgung des Myokards leidet, zu mannigfachen Ekg-Veränderungen. Man kann drei große Gruppen unterscheiden:

1. Die Symptome der Coronarinsuffizienz, das sind Veränderungen von ST und T. 2. Infarktsymptome. 3. Verschiedene Reizentstehungs- und Leitungsstörungen durch Ausschaltung von Teilen des spezifischen Systems.

Symptome der Coronarinsuffizienz. Schädigung durch Sauerstoffmangel beantwortet der Herzmuskel mit verlangsamter Erregungsleitung und bei höheren Graden des O_2-Mangels mit verminderter Dauer des Erregungsprozesses. Würden sich diese Funktionsstörungen in allen

Herzpartien in gleichem Maße ausbilden, so würden die resultierenden Ekg-Veränderungen nur wenig in die Augen fallen, die Form würde die gleiche bleiben, nur die Dauer der einzelnen Zacken würde um einige σ

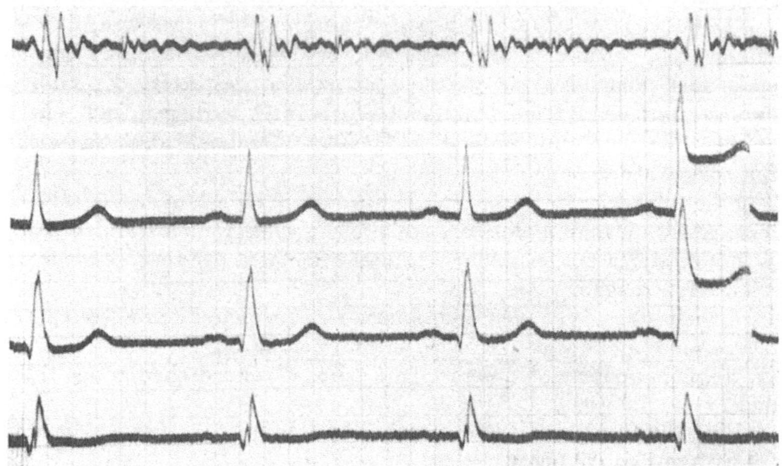

Abb. 142. Geringe Ekg-Veränderungen bei Coronarsklerose. „Beim Laufen furchtbarer Druck am Herzen mit Ausstrahlung zum linken Arm" Exitus subitus 6 Jahre später.

zunehmen. In der Regel aber betrifft die Schädigung die einzelnen Herzabschnitte nicht gleichmäßig (*19, 43, 51, 52*). Die Sklerose entwickelt

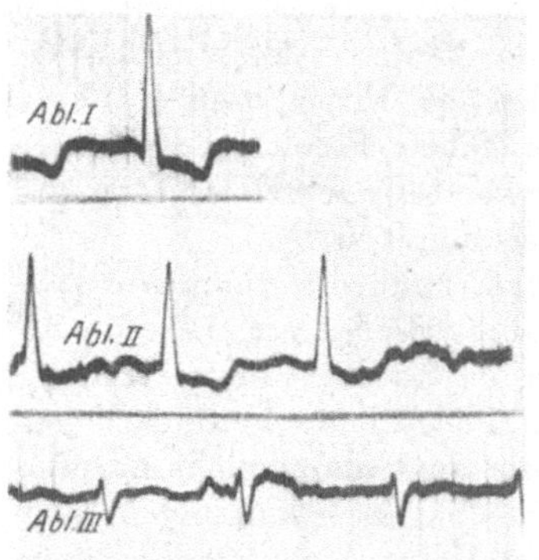

Abb. 143. Coronarinsuffizienz bei autoptisch bestätigter schwerer Coronarsklerose (Büchner).

sich bald mehr in der linken, bald mehr in der rechten Coronararterie, und falls schon ein anderes Leiden mit Beteiligung des Kreislaufs besteht, wird der mehr belastete Ventrikel durch eintretenden O_2-Mangel schwerer betroffen. Bei jeder einseitig stärkeren Schädigung muß sich aber das Ekg merklich in seiner Form ändern. Es treten dann die S. 137 ff. beschriebenen Bilder der *Verspätungskurven* auf.

Senkung von ST und T sind Symptome geringer einseitiger Erregungsverspätung. Wir finden Senkung von *ST* und *T* in zwei Ableitungen: bei Angina pectoris oder beim gesunden Individuum während Körperarbeit unter O_2-Mangelatmung, ferner im orthostatischen und im Histaminkollaps, weiter bei Verengerung der Coronararterien unter Pitressineinfluß. Bei genügender Dauer und Intensität dieser verschiedenen Zustände finden sich immer disseminierte Nekrosen im Myokard, das sind die anatomischen Folgen von ungenügender Sauerstoffversorgung. Aus all diesen Beobachtungen ziehen wir den Schluß: *ST*- und *T*-Senkung sind die elektrokardiographischen Äußerungen einer ungenügenden O_2-

Versorgung des Herzmuskels. (Andere Einflüsse, die ST-Senkung bedingen, s. S. 131 und 147.)

In seltenen Fällen wird orthostatischer Kollaps durch ungenügende Zunahme des Sympathicustonus beim Aufstehen bedingt; in diesen Fällen ist die Steigerung der Herzfrequenz nur unbedeutend und es kommt sofort zu besonders starker Blutdrucksenkung beim Aufstehen, rascher Eintritt von Ohnmacht ist die Folge. In einigen solcher Fälle wurden Ekg-Veränderungen vermißt. Nordenfelt fand, daß auch bei der gewöhnlichen orthostatischen Anämie die ST-Senkung im Aufsteh-Ekg ausblieb, wenn er den Sympathicus durch eine Ergotamineinspritzung lähmte. Ewert (86) und Nordenfelt (266) zogen nun aus diesen Beobachtungen den

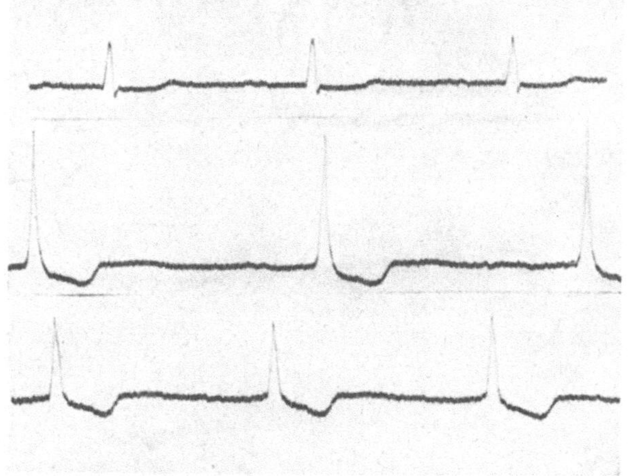

Abb. 144. Rechtscoronarinsuffizienz. Autoptisch: stark stenosierende Sklerose beider Kranzarterien und vorwiegende Hypertrophie des rechten Ventrikels (Büchner). Klinisch: Asthma cardiale und bronchiale, Lungenemphysem.

Schluß, daß die ST-Senkung nicht eine Folge der Anoxie direkt, sondern der Sympathicusreizung sei. Hierbei bleibt aber unerklärt, wie die multiplen Nekrosen im Herzmuskel entstehen sollten.

ST-Senkung ist oft das einzige objektive Zeichen einer Coronarsklerose. Man muß daher das Symptom kennen, damit es nicht kritiklos angewendet wird, aber auch um wichtige Anzeichen nicht zu ignorieren aus Besorgnis, für kritiklos zu gelten. Wie schon auf S. 81 betont, soll ST in seinem ganzen Verlauf oberhalb der Nullinie liegen, mit anfangs allmählichem, aber ständig steilerem Anstieg bis zur Höhe der T-Zacke, die etwa ein Drittel der Höhe vom zugehörigen R ausmachen soll. Bei Coronarsklerose treten in diesem Verlauf chronische Änderungen derart ein, daß zunächst der Anstieg verlangsamt ist bzw. ST längere Zeit in der Nullinie verbleibt. Dabei brauchen diese Änderungen keineswegs dauernd in gleicher Stärke ausgeprägt zu sein. Die von Schellong (152) festgestellten Tagesschwankungen dürfen nicht ohne weiteres als gleichgültig angesehen werden. *Man erkennt ja eine Coronarinsuffizienz in ihren Anfangsstadien oft nur im Belastungs-Ekg.* Je nach der Belastung des Herzens muß sein Blutbedarf wechseln. Coronarinsuffizienz braucht deshalb nicht immer in gleichem Grade zu bestehen, ja sie kann sicher zuweilen fehlen, und damit fällt auch der Grund für eine Ekg-Veränderung weg (Abb. 142).

Schreitet der Zustand weiter fort, so tritt ST unter die Nullinie und bekommt einen muldenförmigen Verlauf. Weiterhin wird T mehr und mehr flach und schließlich negativ. Damit verschwindet auch das muldenförmige Durchhängen von ST, das nun eine nach oben konvexe Krümmung erhält.

Bei vorwiegender *Sklerose der linken Coronararterie zeigen sich die Veränderungen von ST und T in Abl. I und eventuell noch in II, bei vorwiegender Sklerose der rechten Coronararterie in Abl. III und eventuell noch in II.*

Infarktsymptome. Beim *frischen Herzinfarkt* zeigt das Ekg ganz charakteristische Veränderungen, die verständlich werden, wenn man sich vorstellt, welche Funktionsstörungen das Absterben größerer zusammenhängender Myokardbezirke herbeiführen muß: es werden dieselben Bedingungen geschaffen, als wenn man im Tierexperiment einen Teil des Herzens von der Erregungszuleitung ausschließt (s. S. 76). Man würde bei Verbindung des Registrierinstrumentes mit ungeschädigtem Myokard einerseits und abgestorbenem Gewebe andererseits eine monophasische Kurve erhalten. Da man aber am Menschen nur die indirekte Ableitung

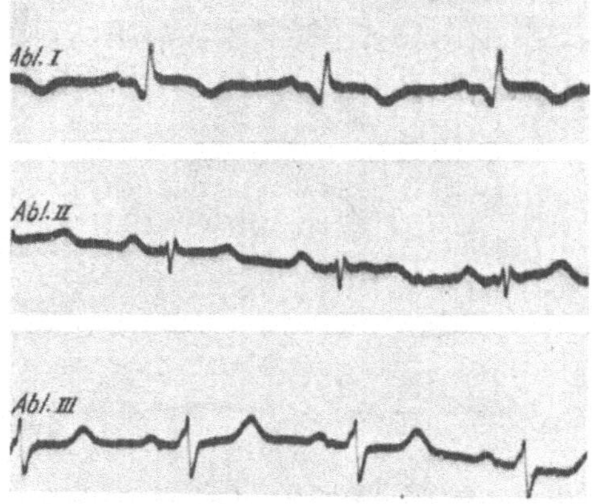

Abb. 145. Ekg bei Vorderwandinfarkt, autoptisch bestätigt (Büchner).

vornehmen kann, so ist jede der beiden Elektroden im Sinne der Gabelelektrode nach Schütz sowohl mit normalem wie auch mit abgestorbenem Gewebe in Verbindung, man bekommt daher eine *monophasisch deformierte Kurve,* die sowohl die Bestandteile des gewöhnlichen biphasischen Ekg wie auch die einer monophasischen Kurve enthält.

Die monophasische Entstellung des Ekg ist von Fall zu Fall sehr verschieden, sie kann während des ganzen Krankheitsverlaufes nur eben angedeutet sein, dann erhebt sich *ST* nur wenig in konvexem Bogen über die Nullinie und *T* hebt sich noch deutlich ab. Es kann aber auch der ganze Ventrikelkomplex fast wie eine rein monophasische Schwankung imponieren, die kurz nach dem Gipfel der *R*-Zacke beginnt. In solchen Fällen kann man eine *T*-Zacke überhaupt nicht abgrenzen. Mit Ausnahme von *Q* liegt der gesamte Ventrikelkomplex oberhalb der Nullinie. Dies Bild bleibt jedoch nur Stunden bis wenige Tage, dann nähert sich *ST* mehr und mehr der Nullinie, die gleichzeitig von *T* mehr und mehr unterschritten wird. *ST* behält aber bei dieser allmählichen Umbildung seine nach oben gerichtete Konvexität bei. *T* wird stärker und stärker negativ und hat dabei oft eine besonders spitze Form. Schließlich liegt *ST* in seinem ganzen Verlauf unter der Nullinie und geht mit nach oben konvexem Verlauf in eine spitze, tief negative *T*-Zacke über, s. Abb. 143. So bleibt dann das Ekg meist dauernd ohne sich zu verändern, falls nicht ein neuer Infarkt eintritt. In anderen Fällen bilden sich jedoch im Verlauf vieler Monate alle Veränderungen so weit zurück, daß man kaum noch etwas Krankhaftes am Ekg nachweisen kann. Während des Rückbildungsprozesses kann man unter Umständen durch Belastung des Herzens die Infarktsymptome wieder sehr stark hervorlocken.

Bei Vorderwandinfarkt findet sich der erhöhte Abgang von ST in Ableitung I, evtl. noch in Ableitung II, bei Hinterwandinfarkt dagegen in Ableitung III, evtl. noch in II (Abb. 145 und 146).

Thorakale Ableitungen sind für die Erkennung von Herzinfarkten von sehr großem, oft entscheidendem Wert, und zwar semithorakale Ableitungen bei Vorderwandinfarkt und vollthorakale Ableitung [nach Nehb (*264*)]

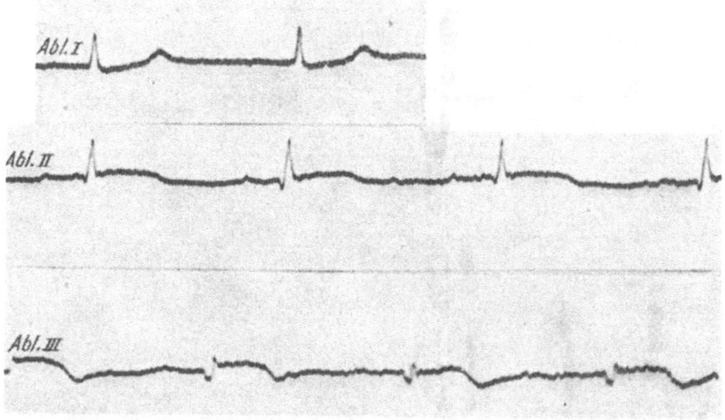

Abb. 146. Ekg bei Hinterwandinfarkt, autoptisch bestätigt (Büchner).

bei Hinterwandinfarkt. Fahndet man nach Vorderwandinfarkt, so soll man sich nicht nur mit einer Präkordialableitung begnügen, sondern mindestens deren zwei [Mortensen (*260*)] oder noch besser drei [Wong und Heinrich (*426*)] anwenden und zwar im IV. Intercostalraum: Sternummitte, linke Medioclavicularlinie, und linke vordere Alixarlinie, entsprechend den Punkten CF_2, CF_4 und CF_5 der Amerikaner. Bei Vorderwandinfarkt pflegt an diesen Punkten entgegen der Norm R entweder ganz zu fehlen oder kleiner als 0,2 mV zu sein, oder aber der Initialkomplex ist aufgesplittert bzw. W-förmig gestaltet. Nur in seltenen Fällen zeigen die Thoraxableitungen normales Verhalten, während das Extremitäten-Ekg den Vorderwandinfarkt verrät.

Die experimentellen Untersuchungen von Wilson und Mitarbeitern (*260*) erklären die Eigentümlichkeiten des thorakalen Ekg bei Vorderwandinfarkt. Fehlt R völlig, so liegen dieselben Verhältnisse vor, als wenn man mitten von einer infarzierten Stelle ableitet. In einem solchen Fall wird bei Beginn der Ventrikelerregung sofort der schon zu dieser Zeit elektronegative Zustand der Kammerhöhle durch die an der Erregung nicht beteiligte infarzierte Partie auf die Ableitelektrode übertragen. Kommt man aber mit der Elektrode in die Nähe der Randpartie des Infarktes oder reicht der Infarkt nicht bis an das Epikard heran, so daß noch tätiges Myokard mitabgeleitet wird, so entsteht ein aufgesplitterter oder W-förmiger Initialkomplex, weil neben der Negativität der Herzhöhle, die durch das infarzierte Gewebe hindurch auf die Thoraxelektrode geleitet wird, noch ein Rest der *R*-Zacke von der Thoraxelektrode abgeleitet wird.

Mittelinfarkt. Neben dem Vorder- und dem Hinterwandinfarkt werden noch andere Infarkte abgegrenzt, so vor allem der *Mittelinfarkt, (88, 89, 175, 260)* der in den mittleren Partien der Vorderwand des linken Ventrikels

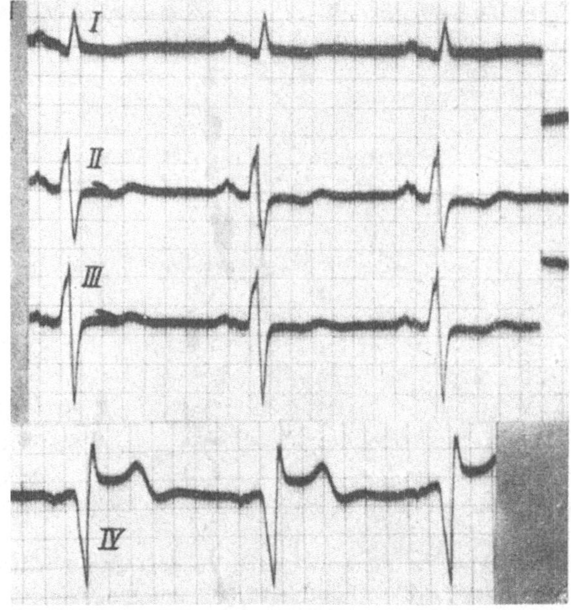

Abb. 147. Alter Vorderwandinfarkt, nicht aus den Extremitätenableitungen, wohl aber aus semithorakaler Ableitung: absolute Herzdämpfung — linker Fuß zu erkennen.

liegt und weder bis zur Herzspitze noch bis an die Basis heranreicht. Er soll eine bessere, aber keineswegs absolut gute Prognose haben und manchmal recht hartnäckige anginöse Beschwerden machen. Die Zahl der autoptischen Kontrollen ist noch gering, es bestehen auch noch widersprechende Angaben betreffs der Lokalisation des Infarktes und der auslösenden Gefäßverstopfung. Weitere klinische Beobachtungen und nachfolgende Obduktionskontrollen sind notwendig.

Als *typische Ekg-Zeichen des Mittelinfarktes* werden bei semithorakaler Ableitung beschrieben: rein abwärts der Nullinie gerichteter Initialkomplex (keine *R*-Zacke) in Höhe des IV. Intercostalraumes linker Sternalrand und wohl ausgeprägte *R*-Zacke in Gegend der Herzspitze, ferner nach oben konvexer Verlauf von *ST* über der Herzvorderfläche. Im Extremitäten-Ekg wurde gefunden: kein großes Q_I, kein Niederspannungs-Ekg, im Frühstadium meist keine besondere Hebung, eher Senkung von ST_I.

Allzu weitgehende Schlüsse über Sitz von Infarkt und Thrombose darf man bei unseren jetzigen Kenntnissen nicht ziehen. Vorder- und Hinterwandinfarkte wird man aus Anamnese und Ekg, oft auch aus dem Ekg allein, sicher erkennen können. Kombinationen mehrerer Infarkte können sehr schwer deutbare Ekg-Bilder bedingen, ebenso auch atypisch gelegene Infarkte.

Schwierigkeiten können auch entstehen, wenn starke Linksverspätung vorliegt. Es kann dann bei präkordialer Ableitung eine „falsche Infarktkurve" (Mortensen) auftreten, die von der echten Infarktkurve nicht zu unterscheiden ist: rein negativer Initialkomplex, d. h. keine R-Zacke am linken Sternalrand und großes R in der Medioclavicularlinie. Wenn in solchen Fällen auch die Anamnese in Stich läßt, wird man nur die Linksverspätung, nicht aber den Infarkt mit Sicherheit diagnostizieren.

Der Infarkt kann durch nachträglichen Untergang von anfangs nur geschädigtem Myokardgewebe größer werden. So kann ein anfänglich inkompletter Block nach Tagen und Wochen komplett werden, oder aus einem TawaraSchenkelblock kann sich ein Arborisationsblock entwickeln. Die Entstehung all dieser Leitungsstörungen, wie auch ihre allmähliche Verschlechterung ist nun keineswegs nur an einen Infarkt geknüpft, Coronarsklerose mit dem allmählich fortschreitenden Untergang von Muskelgewebe kann die gleichen Veränderungen herbeiführen.

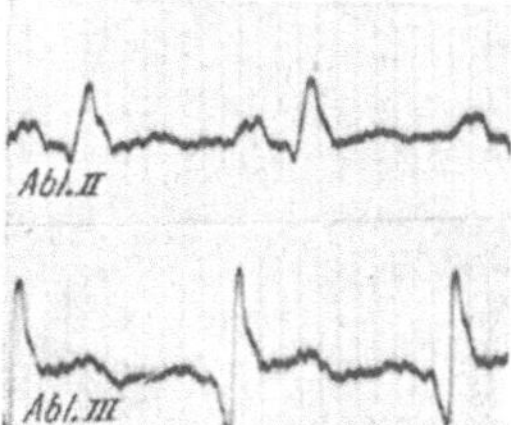

Abb. 148. Großes Q_{III} 8 Tage nach dem Anfall aufgenommen. Nach weiteren 14 Tagen autoptische Bestätigung des Infarktes (Büchner).

Störungen der Reizerzeugung infolge von Coronarsklerose und Infarkt. Bei einem gewissen Grad des Sauerstoffmangels nimmt die Reizbildungsfähigkeit untergeordneter Zentren zu. So erklärt es sich, daß E.S. bei Coronarsklerose und nach Infarkt sehr oft beobachtet werden, und zwar von verschiedenen Ursprungsorten in buntem Wechsel nebeneinander oder auch immer vom selben Entstehungsort aus, der in den Vorhöfen, im Tawara-Knoten oder in den Ventrikeln gelegen sein kann.

Wenn speziell der Sinusknoten geschädigt ist, so kommt es leicht zu Störungen des Grundrhythmus vom Herzen, entweder in Form von Wettstreit zweier Zentren oder als vollständige Ausschaltung des Sinusrhythmus durch ein untergeordnetes Zentrum, meist als paroxysmaler Anfall. Coronarsklerose und ganz besonders Herzinfarkt führen nicht selten zu bleibendem Vorhofflimmern und Arrhythmia absoluta.

Leitungsstörungen infolge von Coronarsklerose und Herzinfarkt. Werden Teile des spezifischen Systems unterbrochen, so entsteht kompletter Block oder ein typischer Tawara-Block oder auch ein Wilson-Block. Bei ausgedehnteren Zerstörungen kommt es zu Bayley- oder auch zu *Arborisationsblock,* oft mit W- oder M-förmigem Ventrikelinitialkomplex. Entsteht nicht eine völlige Unterbrechung, sondern nur Schädigung von spezifischem Gewebe, so kann ein inkompletter Block oder, falls ein Tawara-Schenkel vorwiegend betroffen ist, eine ausgesprochene Verspätungskurve die Folge sein.

Große Q_{II}- und Q_{III}-Zacke. Nach Hinterwandinfarkt bleibt nicht selten eine besonders große Q-Zacke in *II* und noch ausgesprochener in *III* zurück (Abb. 148). Dabei pflegt Q_{III} länger als normal zu dauern, nämlich über 0,03 Sek. Ein großes Q_{III} kommt auch ohne Infarkt vor, z. B. bei Querlage des Herzens. Zur Unterscheidung sind von verschiedenen Autoren bestimmte Mindestmaße, entweder absolut oder im Ver-Verhältnis zu *R* angegeben worden. Dies Kriterium scheint mir aber sehr unsicher zu sein. Besser entscheidet man sich danach, ob noch andere Hinweise auf Infarkt vorhanden sind, nämlich eine entsprechende Anamnese und Senkung von ST_{II} und ST_{III}.

Kleine Ausschläge in allen drei Ableitungen. Als Dauerveränderung findet man nach Infarkt zuweilen auffallend kleine Ausschläge in allen drei Ableitungen (Abb. 149). Die Entstehungsweise kann verschieden sein: entweder es handelt sich um einen mäßigen Grad von Rechtsverspätung, dann vermindert sich das normale Voreilen der rechten Kammer, eine Ver-

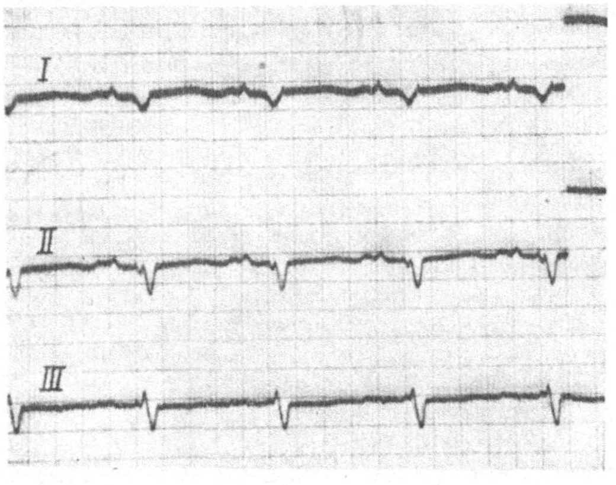

Abb. 149. Ekg mit abnorm kleinen Ausschlägen in allen drei Ableitungen.

kleinerung aller Ausschläge muß die Folge sein. Es kann aber auch vermehrte Nebenschlußwirkung vorliegen, z. B. durch eine begleitende Perikarditis; auch an Lungenödem als auslösende Ursache hat man gedacht. Eine rasche Rückbildung müßte bei einer solchen Auslösung zu erwarten sein und ist auch tatsächlich beobachtet worden. Bemerkenswerterweise findet man zuweilen die kleinen Ausschläge nur in den Extremitäten ableitungen, nicht aber bei Thoraxableitung.

Für die Infarktdiagnose auf Grund des Ekg ist die Tatsache von Bedeutung, daß unter verschiedenen Umständen ähnliche Ekg-Veränderungen beobachtet wurden.

a) **Das Ekg bei Perikarditis** (*2, 51, 134, 172, 274, 327, 390, 353, 412*).

Bei Perikarditis sind von zahlreichen Forschern Ekg-Veränderungen gefunden worden, die man kennen muß, weil sie unter Umständen zu Verwechslungen mit Herzinfarkt führen können.

Bei frischer Perikarditis fibrinosa sieht man *vorübergehend* in allen drei Ableitungen einen erhöhten Abgang von *T*. Der Unterschied gegenüber dem Ekg bei frischem Infarkt beruht darin, daß in allen drei Ableitungen der erhöhte Abgang von *T* zu sehen ist, bei Infarkt bekanntlich jeweils immer nur in Abl. I und II oder in Abl. III und II. In anderen Fällen wurde innerhalb weniger Tage ein Wechsel des Ekg gefunden: zunächst erhöhter Abgang von ST_I und ST_{II}, dann von ST_{II} und ST_{III}. Dieser erhöhte Abgang von T scheint immer nur 8—16 Tage lang (Holzmann) zu bestehen dann geht das Ekg grundsätzlich dieselben Veränderungen ein wie nach Infarkt, d. h. T wird flacher und schließlich negativ.

Bei größerem Exsudat kommt es zu starker Erniedrigung aller Ausschläge. Korth und Wirkus (*213*) fanden bei schwieliger Perikarditis mit Verkalkung Senkung von ST mit nach oben konvexem Verlauf und negatives T in zwei oder drei Ableitungen. Häufig fanden die Autoren auch Veränderungen der P-Zacke oder Vorhofflimmern, seltener kleine Ausschläge in allen drei Ableitungen. Namentlich bei jugendlichen Leuten, bei denen Coronarsklerose von vornherein wenig wahrscheinlich ist, müssen diese Ekg-Veränderungen den Verdacht auf schwielige Perikarditis lenken.

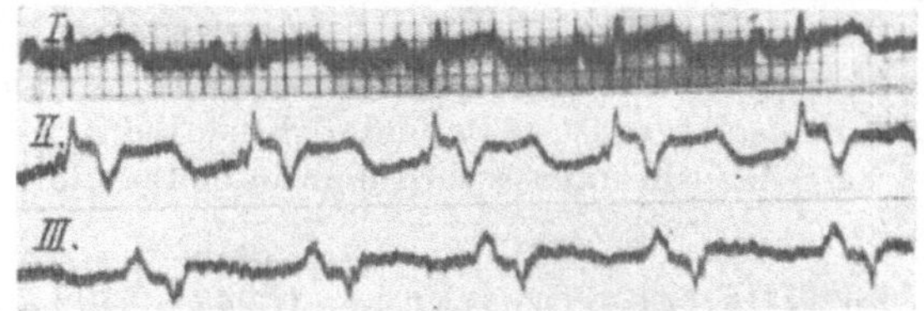

Abb. 150. Ekg nach Fußballkontusion.

Das Zustandekommen der genannten Ekg-Veränderungen ist mit größer Wahrscheinlichkeit folgendermaßen zu erklären: der erhöhte Abgang von T in allen drei Ableitungen kann einer schalenförmig das ganze Herz umgebenden Schädigung in den subperikardialen Schichten zugeschrieben werden, die Verkleinerung aller Ausschläge der Kurzschlußwirkung des Flüssigkeitsmantels, der das Herz umgibt.

b) Das Ekg bei Herzverletzung (*332, 336—338*).

Ekg-Veränderungen wie bei frischem Infarkt findet man auch nach penetrierenden und nicht penetrierenden Herzverletzungen, z. B. nach Stich- oder Schußverletzungen, ferner nach Kontusionen, wie sie z. B. hin und wieder beim Fußballspiel vorkommen. Einen selbst beobachteten Fall gibt Abb. 150 wieder. Aus den Feststellungen von Schütz (*345*) ergibt sich, daß schon ein Unterdruck von 2—3 mm Hg (mittels der Saugelektrode erzeugt) genügt, um einen rein monophasischen Strom zu erhalten. Man muß annehmen, daß eine lokale Unterbrechung der Capillarzirkulation ausreicht, um in kürzester Zeit die Bedingungen der monophasischen Ableitung zu schaffen. So erklärt es sich auch, daß unter Umständen schon verhältnismäßig geringe Kontusionen des Herzens zu monophasischer Deformierung des Ekg führen können (Schlomka und Mitarbeiter).

Andere Störungen, die nach Herztrauma beobachtet wurden, waren verschiedene Formen der Leitungsstörungen, wie Verlängerung der Überleitungszeit, AV-Block und Tawara-Schenkelblock. Diese Veränderungen können bleibend sein oder sich auch zurückbilden. Die

Anamnese und vor allen Dingen eine etwaige Aufnahme von der Zeit vor dem Unfall wird die Differentialdiagnose gegenüber Coronarsklerose ermöglichen.

c) **Das Ekg bei Lungenembolie** (*51, 53, 159, 198—201, 330*).

Bei Lungenembolie kommt es bekanntlich zu schweren, nicht selten tödlichen Kreislaufstörungen, unter Umständen auch dann, wenn nur ein unbedeutender Lungenarterienast verstopft wird. Verschiedene reflektorische Einflüsse spielen dabei eine Rolle, wie Coronarspasmen und vor allen Dingen spastisch bedingter Hochdruck im Gebiet der Pulmonalarterie, der eine starke Überlastung des rechten Ventrikels bedingt. Wie von Büchner und seiner Schule nachgewiesen, kommt es dabei zu zahlreichen disseminierten Nekrosen im *rechten* Ventrikel. Das Ekg zeigt vorübergehend ein Bild, genau oder fast genau wie bei Hinterwandinfarkt. Kienlè hat darauf aufmerksam gemacht, daß R in den Extremitätenableitungen verschmälert zu sein pflegt. Vor allem ist für die Differentialdiagnose der sonstige Befund wichtig. Bei vorausgegangener Operation und bei Venenthrombose wird man in erster Linie an Lungenembolie denken.

d) **Das Ekg bei Digitaliseinwirkung** (*31, 141, 230, 355, 418, 423*) zeigt:

1. Frequenzverlangsamung.
2. Verlängerung der Überleitungszeit, eventuell **Wenckebachsche** Perioden, inkompletten und kompletten Block.
3. Verlängerung der QRS-Dauer, die bei toxischer Wirkung bis zu monophasischer Deformierung zunehmen kann.
4. Relative Verkürzung der QT-Dauer, d. h. QT ist kürzer als es bei der gleichen Kammerfrequenz ohne Digitaliseinwirkung sein würde. Die absolute Verlängerung kann dabei jedoch sehr erheblich sein.
5. Senkung von ST und Abflachung von T. Sog. Halbseitenwirkung.
6. Neigung zu E.S., Bigeminie, Vorhofflimmern.

Für den Ekg-Befund spielen Frequenzverlangsamung und Abkürzung der QT-Dauer keine Rolle. Wichtiger ist schon die Verlängerung der Überleitungszeit, aus der man unter Umständen eine unerwünschte Überdosierung erkennen kann, z. B. beim Auftreten von **Wenckebachschen** Perioden. Verlängerung von QRS, besonders aber monophasische Deformierung des Ventrikelkomplexes sind stets als Zeichen zu starker Digitaliswirkung anzusehen.

Die *ST-Senkung als Digitaliswirkung* hat in der Literatur eine größere Rolle gespielt als ihr wohl in Wirklichkeit zukommt. Bei therapeutischen Dosen findet man in nicht wenigen Fällen auch beim Herzgesunden eine ganz unbedeutende Senkung von ST im Betrag von weniger als 0,1 mV, meist in Abl. I und II. Wenn es zu stärkerer muldenförmiger Senkung kommt, liegen immer pathologische Verhältnisse vor. Man beobachtet dann die sog. *Halbseitenwirkung der Digitalis*, d. h. die schon im voraus geschädigte Seite zeigt unter Digitaliswirkung besonders ausgeprägte Ekg-Veränderungen, nämlich Senkung von ST_I und ST_{II}

bei Linksschädigung und Senkung von ST_{II} und ST_{III} bei Rechtsschädigung. Von Selzer wurde vorgeschlagen, durch Digitalisgaben latente Links- bzw. Rechtsschädigung aufzudecken. Treten während einer Digitalisbehandlung E.S. (ventrikuläre oder auriculäre) auf, so darf das Mittel nur dann weiter gegeben werden, wenn eine tägliche, auch elektrokardiographische Untersuchung möglich ist. Andauernde Bigeminie oder E.S. verschiedenen Ursprungs in buntem Wechsel nötigen zum Aussetzen des Mittels.

Die Beziehungen der Digitalis zum Vorhofflimmern sind noch durchaus undurchsichtig. Einesteils wissen wir aus Experiment und Klinik, daß Digitalis die Flimmerbereitschaft steigert und manchmal Flimmern direkt auslöst, andererseits gelingt es — selten — in klinischen Fällen, bestehendes Flimmern durch Digitalis zu beseitigen.

Nach den Ergebnissen des Tierexperiments ist die Wirkung der Digitalis auf die Kranzgefäße nicht erheblich. Am kranken Menschen sehen wir jedoch, wie schon erwähnt, daß Digitaliskörper eine sehr erhebliche ST-Senkung auszulösen vermögen, ferner, daß Strophanthininjektionen heftige anginöse Beschwerden hervorrufen können. Dies in Zusammenhang mit der experimentell festgestellten Tatsache (*48*), daß durch starke Digitalisdosen ausgedehnte disseminierte Nekrosen, genau wie bei schwerer Coronarinsuffizienz, entstehen, zwingt doch zu der Annahme, daß die Digitalis unter Umständen, d. h. bei brüsker Einwirkung auf einen im voraus geschädigten Muskel stark gefäßverengernd wirken kann.

e) Das Ekg bei Unterdruck.

Wie in großen Höhen, wird auch in der Unterdruckkammer bei stark vermindertem Druck die Sauerstoffaufnahme ungenügend. Der Körper wehrt sich zunächst [I. Phase nach E. Koch (*208*)] durch Verminderung des Vasomotorentonus, die Frequenzsteigerung zur Folge hat. In der II. Phase wird das Vaguszentrum durch Sauerstoffmangel gereizt, es kommt zur Frequenzabnahme. In der III. Phase schließlich hat hochgradiger Sauerstoffmangel lähmende Wirkung auf das Herz.

Das Ekg zeigt schon in der I. Phase Tendenz zur Senkung von ST und zur Abflachung von T, noch deutlicher sind diese Veränderungen in der II. Phase. Wahrscheinlich ist Negativwerden in diesen Phasen als pathologisch anzusehen.

In großen Höhen (10 000—14 000 m) wird T abnorm hoch und es kommt schließlich zu fast rein monophasischer Ableitung mit Ausschlag oberhalb der Nullinie in Abl. I und II (*333*). Der Grund hierfür ist jedenfalls Abschwächung der Erregung im linken Ventrikel, dafür spricht auch der Nachweis von zahlreichen disseminierten Nekrosen in den inneren Schichten des linken Ventrikels. Die Beobachtungen in der Unterdruckkammer zeigen also auch wieder die besondere Empfindlichkeit des linken Ventrikels gegen Sauerstoffmangel.

f) Belastungs-Ekg (*142, 226, 262, 335*).

Eine Reihe von Myokardstörungen bestehen nicht selten latent, sie sind dann im Ruhe-Ekg nicht erkennbar, werden es aber bei Vermehrung der Herzarbeit. Es handelt sich in erster Linie um erschwerte

Sauerstoffversorgung bei Coronarsklerose, Hypertension und bei Klappenfehlern, ferner um verzögerte Erholung vor allem bei infektiöser und fokaltoxischer Einwirkung und schließlich um Neigung zu abnormer Reizbildung, die ebenfalls hypoxämisch oder toxisch bedingt sein kann. Man nimmt das Belastungs-Ekg immer dann auf, wenn bei anginösen Beschwerden und nach Infektionskrankheiten das Ruhe-Ekg normal befunden wird, aber doch Vorsicht wegen des Herzens geboten ist, so z. B. nach Angina und besonders nach Diphtherie.

Es gibt verschiedene Prüfmethoden, die zwar alle eine Belastung des Kreislaufs darstellen, aber an ganz verschiedenen Stellen angreifen. Die gebräuchlichsten Methoden sind:

1. Kniebeugen oder Treppensteigen.

2. Arbeit am Ergometer.

3. Stehauf-Ekg.

4. Einatmung eines sauerstoffarmen Gemisches und Prüfung in der Unterdruckkammer.

g) Kniebeugen und Treppensteigen (*226, 323*).

Das Arbeits-Ekg nach Kniebeugen oder Treppensteigen hat den Vorteil der großen Einfachheit, man braucht keine besonderen Apparate und kann es mit Hilfe eines transportablen Elektrokardiographen überall aufnehmen. Kniebeugen soll man nur von jüngeren Leuten, die sportsgewohnt sind, ausführen lassen. Treppensteigen dagegen kann man von jedermann, auch von älteren Leuten, verlangen. Arbeit am Ergometer ist besonders gut zu dosieren, setzt aber den Besitz eines kostspieligen Apparates voraus. Es sind mehrere Todesfälle nach Aufnahme des Arbeits-Ekg beobachtet worden (*89, 90, 104*), deshalb soll bei schon nachweisbaren Störungen im Ruhe-Ekg das Arbeits-Ekg überhaupt nicht aufgenommen werden. *Symptome ungenügender Sauerstoffversorgung schwinden nach Aussetzen der Arbeit nicht sofort.* Deshalb muß auch die Ekg-Aufnahme nicht nur unmittelbar nach der Arbeit, sondern noch wiederholt nach 3, 6 und 10 Minuten vorgenommen werden. Ein Nachteil der Methode ist, daß bei starker Erhöhung der Herzfrequenz die Feststellung der Nullinie im Ekg unmöglich wird, weil überhaupt keine Herzpause auftritt und P sich auf den absteigenden Ast von T des vorhergehenden Schlages aufsetzt.

Durch Körperarbeit werden verschiedene Veränderungen im Körper hervorgerufen, die auf physikalischem oder auf dem Nervenwege Einfluß auf das Ekg haben, es handelt sich um:

1. Erhöhung des Acceleranstonus. (Frequenzsteigerung, eventuell Größenzunahme von P und T, Verkürzung der QRS-Dauer.)

2. Zunahme des Schlagvolumens (Verkleinerung von R durch verstärkte Nebenschlußwirkung).

3. Tiefertreten des Zwerchfells (Steilstellung des Herzens, Ekg wird mehr rechtstypisch).

h) Das Stehauf-Ekg (*3, 4, 228, 247, 335*).

Bei aufrechter Körperstellung ist der venöse Rückfluß zum Herzen erschwert. Wenn nicht besondere Regulationseinrichtungen, über die der Gesunde verfügt, in Kraft treten, verbleibt zu viel Blut in der unteren Körperhälfte, das Schlagvolumen nimmt entsprechend ab. Das kann zum orthostatischen Kollaps führen, der, wie Meesen gezeigt hat, Coronarinsuffizienz und ausgedehnte disseminierte Nekrosen im Myokard hervorruft. Viele Menschen bekommen orthostatischen Kollaps, wenn sie längere Zeit ruhig stehen. Noch ehe es zum Kollaps kommt, zeigt das Ekg die Symptome der Coronarinsuffizienz. Man wendet daher systematisch das Aufsteh-Ekg an, um eine eventuell bestehende latente Coronarinsuffizienz manifest zu machen. Man darf aber nicht übersehen, daß es sich dabei in erster Linie um eine Prüfung des peripheren Kreislaufs handelt. Ist dessen Regulation ungenügend, so kann auch bei intaktem Myokard und Coronarsystem eine Coronarinsuffizienz entstehen.

Zwei schwedische Autoren, Ewert (*86*) und Nordenfelt (*265, 266*), verfechten die Auffassung, daß die Ekg-Veränderungen, die man sonst auf Coronarinsuffizienz schiebt, besonders auch die bei orthostatischem Kollaps, nicht unmittelbare Folge von Hypoxämie des Herzmuskels, sondern durch erhöhten Sympathicustonus bedingt seien, der immer bei Sauerstoffmangel auftritt.

Wenn Nordenfelt die Erhöhung des Sympathicustonus durch Ergotamin verhindert, so blieben die Ekg-Veränderungen beim Orthostatiker aus. Ebenso vermißte er die Ekg-Veränderungen bei „Postural Hypotension", einer seltenen Form des orthostatischen Kollapses, bei der anscheinend jede Erhöhung des Sympathicustonus beim Aufstehen ausbleibt. Die Resultate vom Ergotaminversuch sind gewiß auffällig, aber das Ekg ist nur 2 Min. nach dem Aufstehen aufgenommen worden, und es bleibt unbekannt, wie sich der Erregungsablauf bei etwas längerer Dauer des Kollapses entwickelt haben würde. Die Ergotaminwirkung ist recht komplex und in mancher Hinsicht noch nicht geklärt.

Nach Amylnitritinhalation fand Nordenfelt in den ersten 30—40 Sek. starke Abflachung von T, teilweise auch Senkung von ST, wie im Aufsteh-Ekg der Orthostatiker. Er dokumentiert nun, es sei doch unwahrscheinlich, daß das gleiche Mittel, das seit vielen Dezennien bei Angina pectoris mit gutem Erfolg angewendet wird, eine Coronarinsuffizienz in der ersten Minute der Einwirkung noch erhöhen sollte. Dazu ist zu sagen: um einen bestehenden Spasmus zu beseitigen, sind größere Dosen einer gefäßerweiternden Substanz nötig als zur Erweiterung von normal weiten Gefäßen. Es ist deshalb durchaus möglich, daß bei verengten Arterien mit derselben Dosis Amylnitrit eine Annäherung an den Normalzustand, also eine Besserung erreicht wird, die beim Gesunden schon zu einer Coronarinsuffizienz infolge von übermäßiger Arteriendilatation führt. In diesem Sinne sprechen auch die Befunde von Nagl (*263*), der bei „discordantem Lävogramm", das ist bei Linksverspätung, eine Hebung von ST und T beobachtete, beim Gesunden aber Senkung.

Nordenfelt findet Unterschiede zwischen den orthostatischen Ekg-Veränderungen von Tieren und Menschen. Er weist vor allem darauf hin, daß in den bekannten Versuchen von Meesen die Ekg-Veränderungen erst 10—20 bis 60 Min. nach Vertikalstellung der Tiere auftraten. Diese Unterschiede sind aber doch wohl kaum grundsätzlich: das Ekg wird sich erst dann ändern, wenn so viel Blut durch Absacken der raschen Zirkulation entzogen ist, daß das Herz selbst nicht mehr genug bekommt. Da das Tier nicht ganz ohne Regulationsmöglichkeiten sein wird — es stellt sich ja auch in der Freiheit wohl manchmal vorübergehend auf —, muß eine gewisse Zeit vergehen, ehe das Herz ernstlich Sauerstoffnot leidet. Beim Orthostatiker wird dieser Moment entsprechend einer fehlerhaften Anlage früher eintreten, aber auch nicht augenblicklich nach dem Aufstehen.

Noch rascher reagiert der Patient mit Postural Hypotension, der unter Umständen sofort bewußtlos wird, wenn er aufsteht. Bei ihm liegen wahrscheinlich zentralnervöse Störungen vor. Man muß mit der Möglichkeit rechnen, daß durch mangelhafte Anpassungsfähigkeit der Blutversorgung des Gehirns Bewußtlosigkeit schon eintritt, ehe das Herz ernstlich an Dyspnoe leidet. Man kann an solchen Menschen die Bewußtlosigkeit nicht längere Zeit bestehen lassen, um die Entwicklungen der möglichen Ekg-Veränderungen zu studieren. Diese Frage kann nur im Tierexperiment geklärt werden.

Einen weiteren Unterschied sieht Nordenfelt in der Form des Ekg: von Meesen wurde beim orthostatischen Kollaps besonders die Senkung von ST hervorgehoben, von Nordenfelt die Abflachung von T. Hier ist daran zu erinnern, daß ST und T nicht als zwei besondere, voneinander unabhängige Gebilde betrachtet werden können. Welche Einflüsse auch auf ihre Form einwirken mögen, sie werden sich immer gleichsinnig ändern müssen. Der Weg, auf dem eine Formänderung des Ekg zustande kommt, kann nur durch Veränderung der Erregungsleitung oder der Erregungsform geschehen, ganz gleichgültig, ob die langen Herznerven oder eine Intoxikation oder Sauerstoffmangel auslösend wirken.

Nach den Untersuchungen von Nordenfelt erscheint es wohl möglich, daß Erhöhung des Sympathicustonus bei den Veränderungen des Ekg, die wir unter gewissen Bedingungen als charakteristisch für Coronarinsuffizienz ansehen, eine Rolle spielt. Wenn diese Ekg-Abweichungen nach Ergotamin zurückgehen, will sie Nordenfelt als funktionelle Veränderungen des Ekg, nicht als etwas Krankhaftes angesehen wissen. Da das Ekg nur und in allen Fällen Ausdruck der Myokardfunktion ist, sollte man nicht funktionelle Ekg-Veränderungen krankhaften Abweichungen entgegen stellen.

Nach dem heutigen Stand unseres Wissens können wir eine Coronarsklerose nur dann mit Sicherheit diagnostizieren, wenn neben typischen subjektiven Beschwerden und chronische Veränderungen des Ekg vorliegen. Wir dürfen aber auch mit Sicherheit annehmen, daß Coronarsklerose in einzelnen Fällen viele Jahre lang keine Ekg-Erscheinungen macht. So lange sich nicht ein Infarkt bildet, vollzieht sich meist die Entwicklung der Ekg-Symptome außerordentlich langsam. Es ist daher kaum zulässig, Ekg-Veränderungen deshalb als harmlos hinzustellen, weil sie nur geringes Ausmaß haben oder nicht dauernd vorhanden sind. Wenn man durch Vertikalstellung eines Tieres neben Senkung von ST und T schwere, anatomisch nachweisbare Myokardschäden auslösen, ja den Tod herbeiführen kann, so erscheint es gewagt, ähnliche Ekg-Veränderungen beim Orthostatiker deshalb als bedeutungslos hinstellen zu wollen, weil es gelingt, sie mit Ergotamin zu verhindern. Es wäre wichtig, den Ergotaminversuch auch am aufgebundenen Tier anzustellen.

i) **Einatmung eines O_2-armen Gemisches** (*67, 142, 303, 356*).

Während eines Zeitraumes von 6—8 Min. wird ein Gemisch von 8% Sauerstoff mit 92% Stickstoff geatmet. 80 Liter dieses Gemisches werden in einen Gummisack gefüllt, der mittels kurzen Schlauchansatzes mit dem Ein- und Ausatmungsventil der Versuchsperson verbunden ist. Der Patient liegt bequem auf einem Ruhebett und atmet zunächst durch das Atmungsventil Außenluft. Erst, wenn Gewöhnung an die Apparatur eingetreten ist, wird auf den Gummisack umgeschaltet. Das Ekg wird vor, während und mehrmals in Abständen von je einer Minute nach der Einatmungsperiode aufgenommen. In pathologischen Fällen sind vor allem die Veränderungen von ST wichtig. Wie Semadeni fand Heinrich die Messung der Dauer von QRS unsicher.

Gegenüber den verschiedenen Formen des Arbeits-Ekg hat die O_2-Mangelatmung große Vorzüge, sie ist ungefährlich, da man die künstlich ausgelöste Coronarinsuffizienz rasch beseitigen kann. Spätestens 3 Min. nach Aussetzen der Mangelatmung schwinden deren Symptome aus dem Ekg, beim Arbeits-Ekg unter Umständen erst nach 15 Min. Bei vergleichenden Untersuchungen konnte Heinrich latente Myokardschädigungen eher durch die Mangelatmung aufdecken als durch das Arbeits-Ekg. Bei *Untersuchungen in der Unterdruckkammer* wirkt in erster Linie die Verminderung des Sauerstoffteildruckes, ob der verminderte Atmosphärendruck an sich noch außerdem eine Rolle spielt, ist noch unsicher.

k) Das normale Belastungs-Ekg.

Für die Praxis muß man vom normalen Belastungs-Ekg wissen: QRS ist unmittelbar nach anstrengender Arbeit um 2 σ verkürzt, es soll nicht längere Dauer bekommen. Etwa 1 Min. nach der Arbeit kann sich QRS um etwa 2 σ verlängern, ehe der Ruhewert wieder erreicht wird.

ST tritt nicht tiefer, nur kann die Tachykardieform von ST auftreten, bei der ST unter der Nullinie beginnt und dann rasch schräg nach oben verläuft. Es fehlt in diesen Fällen an einem deutlich abgrenzbaren aufsteigenden Ast von S. Die Veränderung verschwindet mit Rückkehr der normalen Herzfrequenz. Der Ventrikelkomplex bekommt etwas Rechtstypcharakter infolge von Tiefertreten des Zwerchfells.

l) Das pathologische Belastungs-Ekg.

Diagnostisch von Bedeutung sind folgende Veränderungen:

a) *Reizbildungsstörungen,* wie vor allen Dingen E.S., ferner Vorhofflattern und -flimmern, selten auch einmal Interferenz zweier Zentren und Wandern des Reizursprungsortes.

b) Leitungsstörungen, wie Verlängerungen von PQ bis zu inkomplettem und komplettem Block, Verlängerung von QRS, selten Tawara-Schenkelblock. Am häufigsten trifft man jedoch Veränderungen im Aussehen von ST, und zwar in der verschiedensten Ausbildung von länger dauerndem horizontalem Verlauf bis muldenförmiger und schräg abwärtsverlaufender Senkung mit nach oben konvexer Krümmung. Handelt es sich um Linkstyp, so findet man die ST-Veränderungen in Abl. I und II, bei Rechtstyp in II und III. Wichtig für die Beurteilung der ST-Senkung ist nicht so sehr ihr Ausmaß, als der Unterschied gegenüber dem Ruhe-Ekg.

Das Arbeits-Ekg ist die gegebene Methode, um in Zweifelsfällen die Eignung zu Sport und Militärdienst zu prüfen. Mit besonderer Vorsicht kann es auch zur Untersuchung nach überstandenen Infektionskrankheiten herangezogen werden, eventuell nachdem in einer besonderen Sitzung die O_2-Mangelatmung vorausgeschickt war. Das Stehauf-Ekg paßt in den Rahmen der Regulationsprüfung nach Schellong (*323*). Möglicherweise läßt sich das Aufsteh-Ekg bei Beurteilung der Operationsprognose verwerten. Die O_2-Mangelatmung sollte in allen Fällen von Verdacht auf Coronarsklerose oder bei Lues mit Verdacht auf Aortenbeteiligung (Coronarstenose) angewendet werden.

m) Ekg und Operationsprognose.

Die Prognose eingreifender Operationen hängt in hohem Grade von der Widerstandsfähigkeit der Kreislauforgane ab. Daher liegt die Frage nahe, ob ein so feines Untersuchungsmittel wie die Elektrokardiographie,

die Prognose zu sichern vermag. Möglicherweise gibt das Aufsteh-Ekg
Hinweise auf erhöhte Kollapsgefahr.

Die zweite Gefahr, der plötzliche Herztod durch Kammerflimmern,
kann prämonitorische Zeichen im Ekg haben, braucht es aber nicht:
die subjektiven und objektiven Zeichen der Coronarsklerose, ganz besonders in Verbindung mit den Symptomen der Coronarinsuffizienz,
vor allem Anzeichen von frischem Herzinfarkt, Anfälle von Kammer-
tachysystolie, ventrikuläre E.S. von verschiedenem Ursprungsort, weiterhin ganz allgemein die Zeichen der Myokardschädigung, das sind alle
Formen von Verzögerung der intraventrikulären Erregungsleitung, wie
Verlängerung des Ventrikelinitialkomplexes, negatives ST-Stück sowie
abgeflachtes, fehlendes oder negatives T in Abl. I und II oder in III und II,
und schließlich Tawara- und unvollständiger doppelseitiger Schenkelblock.

Ein Klappenfehler ohne die eben aufgezählten Symptome der Myo-
kardschädigung und ohne Zeichen von Dekompensation (normaler
Wasserhaushalt, keine Beschwerden bei den Anforderungen des täglichen
Lebens, Treppensteigen usw.) erhöht die Gefahren einer Operation und
einer Geburt kaum. Bestehen neben dem Herzfehler noch Zeichen der
Myokardschädigung, so ist die Gefahrenquote erhöht.

Besondere Aufmerksamkeit erfordert die Hypertension. Die Blutdrucksteigerung an sich, auch wenn sie sehr hochgradig ist, 230 mm Hg
und mehr, stellt kein erhöhtes Gefahrenmoment dar. Dagegen besteht
erhöhte Gefahr, wenn der hohe Blutdruck zu Herzinsuffizienz geführt
hat, die meist ganz allmählich eintritt und vom Patienten oft nicht
empfunden wird. Das Ekg zeigt in solchen Fällen immer Veränderungen
des ST-Intervalles und von T, noch wichtiger aber ist die stetho-
skopisch oder exakter die photographisch nachweisbare *Verstärkung des
Vorhoftones*, in schweren Fällen auch der Nachweis des *Herzalternans*.
Der Nachweis der Vorhoftonverstärkung bedeutet viel mehr als die
Feststellung eines systolischen Geräusches, das in der Mehrzahl der
Fälle ganz gleichgültig ist. *Der Herzschall in der Präsystole sollte die
gleiche Beachtung finden wie heutzutage das ST-Intervall im Ekg.* Wie
S. 52 ff. ausgeführt, schließen wir aus verstärkter Vorhoftätigkeit auf
beginnendes Erlahmen des linken Ventrikels: Kammerflimmern oder
Lungenödem können in solchen Fällen eintreten, wenn der linke Ventrikel
plötzlich weiter nachläßt. Die verschiedenen Formen der Herzunregelmäßigkeit sind meistens harmlos, soweit sie nicht mit Zeichen von
Myokardschädigung kompliziert sind, oder soweit es sich nicht um E.S.
von verschiedenen Ursprungsorten im bunten Wechsel handelt, oder soweit
sie nicht mit Anfällen von Herzjagen verbunden sind. Die dänischen Autoren
Foged und Geill (*95a*) haben an einem großen statistischen Material
gezeigt, daß die Operationsmortalität bei Patienten mit Ekg-Abweichungen
durchschnittlich größer ist als bei solchen mit normalem Ekg. Das gilt
für sehr große Zahlen, im Einzelfall kann man aber wegen der vielen
Abweichungen vom Durchschnitt mit dieser Feststellung nicht allzu viel
anfangen.

Sachverzeichnis.

Literaturverzeichnis.

(1) Aalsmeer u. Wenckebach: Wien. Arch. inn. Med. **16**, 193 (1929).

(2) Agostini u. Papp: Wien. klin. Wschr. **1930 II**.

(3) Å kesson: Uppsala Läk. för. Förh. **41** (1936).

(4) Å kesson: Z. klin. Med. **131**, 687 (1937).

(5) Andersen: Acta med. scand. (Schwd. **84**, 253, 286, 297, 308 (1934).

(6) Aschenbrenner: Z. klin. Med. **127**, 160 (1934).

(7) Aschenbrenner: Klin. Wschr. **1935 II**, 1494.

(8) Aschenbrenner: Klin. Wschr. **1936 II**, 1039.

(9) Aschoff: Verh. dtsch. path. Ges. **1910**.

(10) Assmann: Ther. Gegenw. **1935**, 104.

(11) Basch: Ber. sächs. Ges. Wiss. Math.-phys. Kl. **1875**, 373.

(12) Bass: Kongr.zbl.inn.Med. **1929**, 364.

(13) Baumann, H. u. A. Weber: Z. klin. Med. **127**, 41 (1934).

(14) Baur: Dtsch. Arch. klin. Med. **145**, 129 (1924).

(15) Bazett: Heart **7**, 353 (1918—1920).

(16) Becher, E.: Dtsch. Arch. klin. Med. **121**, 207 (1916).

(17) Becher: Verh. dtsch. Ges. Kreisl.- forsch. **1934**, 296.

(18) Behr: Z. Kreisl.forsch. **27**, 793 (1935).

(19) Bergmann v.: Funktionelle Patho- logie, 1. Aufl. 1932.

(20) Bernstein: Fschr. Med. **1890**, 130.

(21) Bernstein: Elektrobiologie. Die Wissenschaft, H. 44. Braunschweig: F. Vieweg & Sohn 1912.

(22) Bertha: Z. Biol. **88**, 369 (1929).

(23) Bertha u. Schütz: Z. Biol. **89**, 555 (1930).

(24) Bethe: Pflügers Arch. **244** (1944).

(25) Bethe: Klin. Wschr. **1941**.

(26) Bittorf: Berl. klin. Wschr. **1913**, 387.

(27) Bittorf u. F. Trendelenburg: Z. Kreisl.forsch. **19**, 681 (1927).

(28) Boden u. Neukirch: Verh. dtsch. Ges. inn. Med. **1914**.

(29) Böhme: Erg. Physiol. **28**, 252 (1936).

(30) De Boer: Erg. Physiol. **21**, 1 (1923).

(31) De Boer: Pflügers Arch. **173**, 78 (1919).

(32) De Boer: Physiologie und Pharma- kologie des Flimmerns. München: J. F. Bergmann 1923.

(33) De Boer: Arch. malad. coeur. **1927**, 287.

(34) Bohnenkamp: Pflügers Arch. **201**, 131 (1923).

(35) Du Bois Reymond: In Bern- steins Elektrobiologie. Die Wissen- schaft, H. 44. Braunschweig: F. Vieweg & Sohn 1912.

(36) Bondi: Wien. Arch. klin. Med. **18**, 13 (1929).

(37) Bondi: Wien. Arch. klin. Med. **25**, 245 (1934).

(38) Bondi: Wien. klin. Wschr. **1928**, Nr 24.

(39) Bosco: Diagnostioco-Anatomo-To- pografico de la Obstruccion arterial Coronaria. Buenes Aires 1935.

(40) Brauer, L.: Münch. med. Wschr. **1902**, 982.

(41) Brockbank: Brit. med. J. **1909**, 510.

(42) Broemser u. Ranke: Z. Biol. **90**, 467 (1930).

(43) Büchner: Beitr. path. Anat. **89**, 644 (1932); **92**, 311 (1933).

(44) Büchner: Klin. Wschr. **1932 II**, 1737.

(45) Büchner: Oeynhausener Vortrag 1933, S. 5.

(46) Büchner u. v. Lucadou: Klin. Wschr. **1933 I**, 473.

(47) Büchner u. v. Lucadou: Beitr. path. Anat. **93**, 169 (1934).

(48) Büchner: Arch. Path. (D.) **176**, 64 (1934).

(49) Büchner: Fortbildungslehrgang Bad Nauheim 1934, S. 29.

(50) Büchner: Verh. dtsch. Ges. Kreisl.- forsch. **1934**, 52.

(51) Büchner, Weber u. Haager: Koronarinfarkt und Koronarins. Leip- zig: Georg Thieme 1935.

(52) Büchner: Zbl. inn. Med. **58**, 497 (1937).

(53) Büchner: Die Koronarins. Kreis- laufbücherei, Bd. 3. 1939.

(54) Christ: Beitr. path. Anat. **94**, 11 (1934).

(55) Clement: Z. Biol. **58**, 110 (1912).
(56) Clerc, Levy u. Christesco: Arch. malad. coeur. **31**, 569 (1938).
(57) Cobet u. v. d. Weth: Z. klin. Med. **126**, 318 (1934).
(58) Coelho: Infarktus du Myokard. Paris: Masson & Cie 1934 u. A. Patalogia circulaçao Coronaria 1937.
(59) Collatz u. A. Weber: Münch. med. Wschr. **1932**, 880.
(60) Cremer: S.ber. Ges. Morph. u. Physiol. Münch. **1905**, H. 1.
(61) Cushney: Heart **1**, 1 (1909/10).
(62) Cushney: Berl. klin. Wschr. **1913**, Nr 16.
(63) Czermak: Wien. S.ber. **49**, 938 (1863).
(64) Deindl: Dtsch. Arch. klin. Med. **178**, 445 (1936).
(65) Dietrich: Verh. dtsch. Ges. inn. Med. **1932**, 525.
(66) Dietrich u. Schwiegk: Z. klin. Med. **125**, 195 (1933).
(67) Dietrich u. Schwiegk: Klin. Wschr. **1933** I, 135.
(68) Dietrich u. Dunker: Arch. Kreisl.-forsch. **5**. 239 (1939).
(69) Dressler: Wien. klin. Wschr. **1928**, 1361.
(70) Drury: Heart **8**, 23 (1921).
(71) Duchosal: Arch. Mal. Coeur etc. **1934**.
(72) Duchosal: Amer. Heart J. **19?2**, 5.
(73) Durig: Pflügers Arch. **97**, 457 (1903).
(74) Edens: Dtsch. Arch. klin. Med. **100**, 229.
(75) Edens: Erkrankung von Herz usw. Berlin: Springer 1929.
(76) Edens: Dtsch. Arch. klin. Med. **137**, 32 (1921).
(77) Eggleston: Amer. J. med. Sci. **177**, 153 (1929).
(78) Eimer: Dtsch. Arch. klin. Med. **159**, 164 (1928).
(79) Einthoven u. Wieringa: Pflügers Arch. **149**, 48 (1913).
(80) Einthoven, Fahr u. de Waart: Pflügers Arch. **150**, 275 (1913).
(81) Einthoven and Korteweg: Heart **6**, 107 (1915—1917).
(82) Engelmann: Pflügers Arch. **56**, 198 (1894).
(83) Epping: Arch. Kreisl.forsch., **6**, 109 (1940).
(84) Eppinger u. Rothberger: Z. klin. Med. **70**, 7 (1910).
(85) Eyster, Meck, Goldberg and Gilson: Amer. J. Physiol. **124**, 717 (1938).

(86) Ewert: Cardiologia (Schwz.) **2**, 107 1938).
(87) Fahr u. Weber: Dtsch. Arch. klin. Med. **117**, 361 (1915).
(88) Faleiro: Dtsch. Arch. klin. Med. **179**, 238 (1936).
(89) Faleiro: Z. klin. Med. **130**, 808 (1936).
(90) Faleiro: Dtsch. Arch klin. Med. **182**, 346 (1938).
(91) Fahrenkamp: Dtsch. Arch. klin. Med. **117**, 1 (1915).
(92) Feldmann u. Koch: Z. Kreisl.-forsch. **1943**, 512.
(93) Feil and Siegel: Amer. J. med. Sci. **175**, 255 (1928).
(94) Fenichel: Amer. Heart J. **7**, 514 (1931).
(95) Fleisch: Pflügers Arch. **180**, 138 (1920).
(95a) Foged u. Geil: Hosp.td. **1936**, 1177.
(96) Frank, H.: Dtsch. Arch. klin. Med. **179**, 433 (1936).
(97) Frank, O: Z. Biol. **45**, 465 (1905).
(98) Frank, O.: Z. Biol. **46**, 441 (1905).
(99) Frank, O.: Z. Biol. **53**, 429 (1910).
(100) Frank, O. u. Hess: Verh. dtsch. Ges. inn. Med. **1908**.
(101) Franke u. Vetter: Arch. Kreisl.-forsch. **11**, 283 (1943).
(102) Freundlich: Dtsch. Arch. klin. Med. **179**, 622 (1936).
(103) Freundlich u. Lepeschkin: Cardiologia (Schwz.) **3**, 269, 331 (1939).
(104) Frey, A.: Z. Kreisl.forsch. **29**, 41 (1937).
(104a) Frey, A.: Med. Klin. **1938**, 1227.
(105) Frey, W.: Z. Kreisl.forsch. **1929**, 545.
(106) Friberger: Dtsch. Arch. klin. Med. **107**, 280 (1912).
(107) Fridericia: Acta med. scand. (Schwd.) **53**, H. 4 (1920).
(108) Gallaverdin: Arch. Mal. Coeur etc. **14**, 71 (1914).
(109) Gallavardin: Zit. nach Duchosal, Amer. Heart J. **7**, 613 (1932).
(110) Garrey: Amer. J. Physiol. **33**, 397 (1914).
(111) Garten: J. Physiol. (Brit.) **4**, 43 (1883).
(112) Garten: In Tigerstedts Handbuch der physiologischen Methodik, Bd. 1, II. Abt., S. 115. 1911.
(113) Garten: Skand. Arch. Physiol. (D) **29**, 114 (1913).
(114) Garten: Z. Biol. **66**, 23 (1915).
(115) Garten u. A. Weber: Z. Biol. **66**, 83 (1915).

(*116*) Geraudel: Arch. Mal. Coeur etc. **1926**, 80. — Le mecanisme du Coeur et ses anomaliss. Paris: Masson & Cie. 1928.

(*117*) Gerhardt, D.: Dtsch. Arch. klin. Med. **118**, 171 (1916).

(*118*) Gerhartz, H.: Die Registrierung des Herzschalls. Ausführliche Übersicht über alle bis 1911 veröffentlichten Herztonregistriermethoden. Berlin: Springer 1911.

(*119*) Gildemeister: In Bethe-Bergmanns Handbuch der Physiologie, Bd. 8/II, S. 657. 1928.

(*120*) Gilson: Amer. J. Physiol. **120**, 571 (1937).

(*121*) Gönczy u. Györgi: Z. exper. Med. **63**, 130 (1928).

(*122*) Goldhammer u. Scherf: Z. klin. Med. **122**, 134 (1932).

(*123*) Gotsch: Dtsch. Arch. klin. Med. **175**, 241 (1933).

(*124*) Grober: Münch. med. Wschr. **1912**, 1437.

(*124a*) F. M. Groedel u. E. Koch: Z. Kreisl.forsch. **25**, 794 (1933); **26**, 18 (1934).

(*125*) Groß: Z. Kreisl.forsch. **26**, 545 (1934).

(*126*) Grosse-Brockhoff u. Strotmann: Z. exper. Med. **98**, 227 (1936).

(*127*) Grotel: Z. Kreisl.forsch. **1931**, 37.

(*128*) Grundig: Z. Kreisl.forsch. **1934**, 769.

(*129*) Haager u. A. Weber: Z. klin. Med. **127**, 51 (1934).

(*130*) Haas u. A. Weber: Z. klin. Med. **131**, 132 (1936).

(*131*) Haberlandt: Pflügers Arch. **200**, 519 (1923).

(*132*) Hadorn: Z. klin. Med. **130**, 643 (1936).

(*133*) Harrison: Failure of the Circulation. Baltimore 1939.

(*134*) Harvey and Scott: Amer. Heart J. **7**, 532 (1932).

(*135*) Hasebroek: Über den extrakardialen Kreislauf des Blutes. Jena: Gustav Fischer 1914.

(*136*) Hausner u. Scherf: Z. klin. Med. **126**, 166 (1934).

(*137*) Hegglin u. Holzmann: Z. klin. Med. **132**, 1 (1937).

(*138*) Hegglin: Arch. Kreisl.forsch. **13**, 173 (1943).

(*139*) Hegler: Biol. Ver. Hamburg 15. Dez. 1912.

(*140*) Heinrich, K. u. A. Weber: Z. klin. Med. **137**, 272 (1940).

(*141*) Heinrich, K.: Inaug-Diss. Breslau 1936.

(*142*) Heinrich, K.: Z. klin. Med. **141**, 631 (1942).

(*143*) Henriques u. Lindhard: Pflügers Arch. **183**, 1 (1920).

(*144*) Hering, H. E.: Dtsch. med. Wschr. **1900**, 213.

(*145*) Hering, H. E.: Zbl. Physiol. **15**, 193 (1902).

(*146*) Hering, H. E.: Dtsch. Arch. klin. Med. **94**, 193 (1908).

(*147*) Hering, H. E.: Sekundenherztod. Berlin: Springer 1917.

(*148*) Hering, H. E.: Parth. Physiol. **1921**, 17.

(*149*) Herkel u. Frey: Dtsch. Ges. Kreisl.forsch. 10. Tagg, **1936**, 342.

(*150*) Herkel, W. u. A. Weber: Z. klin. Med. **131**, 613 (1937).

(*151*) Herkel, W. u. G. Zur: Klin. Med. **137**, 145 (1939).

(*152*) Hermann, G.: Arch. Kreisl.forsch. **3**, 209 (1938).

(*153*) Hermann and Wilson: Heart **9**, 91 (1921/22).

(*154*) Herzog: Münch. med. Wschr. **1920**, 558.

(*155*) Hesse: Erg. inn. Med. **14**, 370 (1915).

(*156*) Hochrein: Dtsch. Arch. klin. Med. **154**, 131 (1927).

(*157*) Hochrein: Der Koronarkreislauf. Berlin: Springer 1932.

(*158*) Hochrein: Der Myokardinfarkt. Leipzig: Theodor Steinkopff 1937.

(*159*) Hochrein u. Schneyer: Münch. med. Wschr. **1937**, 1929.

(*160*) Hoesslin v.: Klin. Wschr. **1923**, 15.

(*161*) Hösslin: Karlsbader ärztlicher Vortrag 1926, S. 52.

(*162*) Hoffmann, A.: Lehrbuch für Elektrokardiographie, S. 233. 1914.

(*163*) Hofmann, F. B.: Z. exper. Med. **11**, 156 (1920).

(*164*) Hollmann, W. u. E. Guckes: Arch. Kreisl.forsch. **4**, 69 (1939).

(*165*) Hollmann, H. E. u. W. Hollmann: Z. Kreisl.forsch. **1937**, 465.

(*165a*) Hollmann, H. E. u. W. Hollmann: Z. Instrumentenk. **1937**, 147, 285.

(*166*) Holzer: Z. Kreisl.forsch. **28**, 113 (1936).

(*167*) Holzlöhner: Z. Biol. **89**, 423 (1929).

(*168*) Holzlöhner: Z. Biol. **90**, 35 (1930).

(*169*) Holzlöhner: Z. Biol. **92**, 293 (1932).

(170) Holzlöhner u. Sachs: Z. Biol. **88**, 125 (1928).

(171) Holzmann: Schweiz. med. Wschr. **1933**, 472.

(172) Holzmann: Z. klin. Med. **128**, 731 (1935).

(173) Holzmann u. Scherf: Z. klin. Med. **121**, 404 (1932).

(174) Holzmann: Arch. Kreisl.forsch. **1**, 1 (1937).

(175) Holzmann: Klinische Elektrokardiographie. 1944.

(176) Hürthle: Berl. klin. Wschr. **1913**, 387.

(177) Jeckeln: Verh. dtsch. path. Ges. **1935**, 275.

(178) Jervell: Acta med. scand. (Schwd.) **68**, 41 (1935).

(179) Johannsen u. Tigerstedt: Skand. Arch. Physiol. (D.) **1**, 157 (1889).

(180) Kahn: Pflügers Arch. **129**, 379 (1909).

(181) Kalähne: Handbuch der Physik, Bd. 8, S. 270. Berlin 1927.

(182) Kampmann: Dtsch. med. Wschr. **1942**, 461.

(183) Katz and Ackermann: J. clin. Invest. (Am.) **11**, 1221 (1932).

(184) Katz and Ackermann: Amer. Heart J. **8**, 490 (1933).

(185) Kaufmann u. Rothberger: Z. exper. Med. **5**, 349 (1917).

(186) Kaufmann u. Rothberger: Z. exper. Med. **7**, 199 (1919).

(187) Kaufmann u. Rothberger: Z. exper. Med. **9**, 104 (1919).

(188) Kaufmann u. Rothberger: Z. exper. Med. **11**, 40 (1920).

(189) Kaufmann u. Rothberger: Z. exper. Med. **29**, 1 (1922).

(190) Kaufmann u. Rothberger: Arch. exper. Path. (D.) **97**, 209 (1923).

(191) Kaufmann u. Rothberger: Z. exper. Path. u. Ther. **19**, 251 (1917).

(192) Kayser, G.: Z. Biol. **95**, 236 (1934).

(193) Kayser, G.: Verh. dtsch. Ges. Kreisl.forsch. **1936**, 358.

(194) Kayser, G. u. G. Unger: Verh. dtsch. Ges. Kreisl.forsch. **1939**, 121.

(195) Kayser, G.: Verh. dtsch. Ges. Kreisl.forsch. **1939**, 121.

(196) Keith and Flack: Lancet **1906**, 359.

(197) Kern: Z. Kreisl.forsch. **33**, 209, 279, 311 (1941).

(198) Kienle: Z. klin. Med. **135**, 651 (1939).

(199) Kienle: Ztbl. inn. Med. **1940**, 33.

(200) Kienle: Arch. Kreisl.forsch. 2, 224 (1938); **4**, 19 (1939).

(201) Kienle: Lehrbuch der Elektrokardiographie, S. 85. 1943.

(202) Kisch, B.: Z. exper. Med. **24**, 106 (1921).

(203) Kisch, B.: Z. exper. Med. **26**, 228 (1922).

(204) Kisch, B.: Der Herzalternans. In Ergebnisse der Kreislaufforschung, 2. Aufl. Leipzig: Theodor Steinkopff 1932.

(205) Klewitz: Z. Biol. **67**, 279 (1917).

(206) Klump: Bewegung des Herzens usw. Diss. Gießen 1910.

(207) Koch, E. u. Galli: Z. Kreisl.forsch. **1934**, 204, siehe auch Groedel u. Koch: Z. Kreisl.forsch. **1934**, 18.

(208) Koch, E.: Luftf.med. Abh. **1**, 40 (1936/37).

(209) Koch, E. u. Momm: Verh. dtsch. Ges. Kreisl.forsch. **1933**, 115.

(210) Koumans: Arch. Kreisl.forsch. **2**, 327 (1938).

(211) Korth u. Schrumpf: Dtsch. Arch. klin. Med. **178**, 589 (1936).

(212) Korth: Lehrbuch der Elektrokardiographie, S. 137. 1941.

(213) Korth u. Wirkus: Dtsch. Arch. klin. Med. **190**, 498 (1943).

(214) Krayer, O. u. E. Schütz: Arch. exper. Path. (D.) **167**, 99 (1932). — Z. Biol. **92**, 453 (1932).

(215) Kroetz: Oeynhausener Vortrag 1933, S. 44.

(216) Krogh: Skand. Arch. Physiol. (D.) **1912**, 126, 127.

(217) Krogh u. Lindhard: Skand. Arch. Physiol. (D.) **27**, 100 (1912).

(218) Krogh: Anatomie und Physiologie der Kapillaren, 2. Aufl., S. 224. Springer 1929.

(219) Landes, G.: Klin. Wschr. **1941**, 902.

(220) Landes, G.: Dtsch. Arch. klin. Med. **186**, 288 (1940).

(221) Landes, G.: Z. techn. Physik **1941**, 192.

(222) Lauber: Erg. inn. Med. **44**, 678 (1932).

(223) Lauber, Przywara u. Velde: Z. klin. Med. **119**, 67 (1932).

(224) Lauber u. Przywara: Z. klin. Med. **114**, 96 (1930).

(225) Laubry, Ch. u. Y-Bouvrais: Arch. Mal. Coeur etc. **34**, 1 (1941).

(226) Laurentius: Arch. Kreisl.forsch. **10**, 346 (1942).

(227) Lauter u. Baumann: Dtsch. Arch. klin. Med. **163**, 161 (1929).

(228) Leimdörfer: Arch. inn. Med. **27**, 215 (1935).

(229) Leonhard: Z. exper. Med. 84, 470 (1932).

(230) Lepeschkin, E.: Handbuch der Ekgraphie. 1942.

(231) Lewis: Brit. med. J. 1910, 1670.

(232) Lewis: Heart 4, 241 (1913).

(233) Lewis: Heart 5, 367 (1913/14).

(234) Lewis: The mechanism. usw., 3. Aufl., S. 51, 76, 77, 87, 351, 381. London 1925.

(235) Lewis and Mathison: Heart 2, 48 (1910).

(236) Lian: Medicine (Am.) 1, 333 (1920).

(237) Lian, G. et G. Minot et J. Welt: Phonocardiographie. Paris: Masson & Co. 1941.

(238) Löffler: Schweiz. med. Wschr. 1926, Nr 32.

(239) Lohmann u. Müller: S.ber. Ges. Naturw. Marbg. 1913.

(240) Lueken u. Schütz: Z. Biol. 99, 339 (1939).

(241) Luft: Beitr. path. Anat. 98, 323 (1937).

(242) Mahaim: Les maladies organiques du faisceau de His-Tawara. Paris: Masson & Co. 1931.

(243) Mahaim: C. r. Soc. Biol. 23, 1 (1932). — Ann. Méd. 32, 347 (1932).

(244) Martini u. Sechel: Dtsch. Arch. klin. Med. 158, 350 (1928).

(245) Master and Pardee: Arch. int. Med. (Am.) 37, 42 (1932).

(246) Mayer, A. S.: Papers from the Tortugas labor of the Carnegie instituts, Vol. 1, p. 115. 1908. Zit. nach De Boer: Physiologie und Pharmakologie des Flimmerns. München: J. F. Bergmann 1922.

(247) Meesen: Verh. dtsch. Ges. Kreisl.-forsch. 1937, 198.

(248) Meesen: Arch. Kreisl.forsch. 6, 117 (1940).

(249) Melnik-Gülnasarian: Z. exper. Med. 80, 390 (1931).

(250) Mendl u. Wittgenstein: Kongr.-zbl. inn. Med. 1924.

(251) Mines: J. Physiol. (Brit.) 46, 188 (1913).

(252) Mobitz: Dtsch. Arch. klin. Med. 141, 257 (1923).

(253) Mobitz: Z. exper. Med. 34, 490 (1923).

(254) Moja u. Inchauspe: Rev. argent. Card. 5, 114 (1938).

(255) Moll: Arch. Anat. u. Physiol. (Leipz.) 1892.

(256) Molz: Z. Kreisl.forsch. 29, 361 (1937).

(257) Mönckeberg: Erg. Path. 14, 593 (1910).

(258) Mönckeberg: Untersuchungen über das atrioventr. Bündel im menschlichen Herzen. 1908.

(259) Moritz, F.: Handbuch der normalen und pathologischen Physiologie, Bd. VII/1, S. 184. 1926.

(260) Mortensen v.: Arch. Kreisl.-forsch. 10, 28 (1942).

(261) Müller u. Veiel: Slg. klin. Vortr. 1910, 606.

(262) Muyden, v.: Z. klin. Med. 127, 192 (1935).

(263) Nagl: Klin. Wschr. 1935, 1460.

(264) Nehb: Klin. Wschr. 1938, 1807.

(265) Nordenfelt: Acta med. scand. (Schwd.) Suppl. 119 (1941).

(266) Nordenfelt: Hygiea (Schwd.) 99, 577 (1937).

(267) Noyons: Onderzoek Physiol. Labor Utrecht, 5. Reihe, Bd. 10, S. 28. 1908.

(268) Nylin u. Crafoord: Nord. Med. 16, 3609 (1942).

(269) Ohm: Münch. med. Wschr. 1910, Nr 7.

(270) Ohm: Bad Nauheimer Pfingstvortrag 1925. Leipzig: Georg Thieme.

(271) Öhnell: Acta med. scand. (Schwd.) Suppl. 152 (1944).

(272) Opitz: Z. Kreisl.forsch. 1935, 227.

(273) Opitz u. Tillmann: Luftf.med. 1, 154 (1936).

(274) Oppenheimer and Mann: Proc. Soc. exper. Biol. a. Med. (Am.) 20 (1923).

(275) Oppenheimer and Rothschild: Proc. Soc. exper. Biol. a. Med. (Am.) 1916.

(276) Papageorgiou u. A. Weber: Z. klin. Med. 139, 259 (1941).

(277) Parade: Verh. dtsch. Ges. inn. Med. 1936, 339. — Klin. Wschr. 1934, 1791.

(278) Pardee, H.: Clinical Aspects of the Elektrocariogram. London: W. Heinemann 1924.

(279) Parkinson: Heart 6, 57 (1915).

(280) Parkinson and Bedford: Heart 14, 195 (1928).

(281) Parkinson and Bedford: Lancet 1931, 220.

(282) Peters: Dtsch. Arch. klin. Med. 156, 99 (1927).

(283) Posener u. F. Trendelenburg: Wiss. Veröff. Siemenskonzern. S. 228. 1929.

(284) Radnai: Z. klin. Med. 127, 304 (1934).

(285) Radnai u. Mosonyi: Z. exper. Med. 98, 651 (1936).
(286) Radtke: Dtsch. Z. gerichtl. Med. 19 (1932). Zit. nach Büchner.
(287) Ranke: Verh. dtsch. Ges. Kreisl.-forsch. 1937.
(288) Rein: Verh. dtsch. Ges. inn. Med. 1931. Z. Biol. 92, 101 (1931).
(289) Reme: Z. exper. Path. 178, 667 (1935).
(290) Rihl: Dtsch. Arch. klin. Med. 94, 303 (1908).
(291) Rihl: Z. exper. Med. 50, 93 (1926).
(292) Rihl: Z. exper. Path. u. Ther. 2, 83 (1916).
(293) Rihl: Z. exper. Path. u. Ther. 6, 646 (1919).
(294) Ritter: Münch. med. Wschr. 1942, 395.
(295) Robinson and Auer: J. exper. Med. (Am.) 18, 556 (1913).
(296) Rothberger: Z. exper. Med. 87, 774 (1933).
(297) Rothberger u. Scherf: Z. exper. Med. 53, 792 (1926).
(298) Rothberger u. Winterberg: Z. exper. Med. 5, 264 (1917).
(299) Rothberger u. Winterberg: Pflügers Arch. 132, 233 (1910).
(300) Rothberger u. Winterberg: Pflügers Arch. 135, 506 (1910).
(301) Rothberger u. Winterberg: Pflügers Arch. 154, 571 (1913).
(302) Rothberger u. Winterberg: Zbl. Herzkrkh. (Ö.) 5, 206 (1913).
(303) Rothschild and Kissin: Amer. Heart J. 8, 745 (1932).
(304) Routier, D.: Lededoublement du premier brait du coeur Gaston. Paris: Doin & Co. 1938.
(305) Routier, D.: Lecons de cardiol a Hospital. Paris: Broussait 1936.
(306) Routier, D. et Heerswynghels: Arch. Mal. Coeur etc. 1935.
(307) Sahli: Lehrbuch der klinischen Untersuchungsmethoden, 5. Aufl., S. 19 Bern.
(308) Samojloff: Pflügers Arch. 135, 417 (1910).
(309) Samojloff: Pflügers Arch. 155, 471 (1914).
(310) Schäffer: Verh. dtsch. Ges. inn. Med. 1926, 457.
(311) Schaefer, H.: Pflügers Arch. 246, 728 (1943).
(312) Schaefer, H.: Elektrophysiologie. Berlin-Wien: Franz Deutike 1940. (Umfassende Literaturangaben.)
(313) Scheer u. Albers: Klin. Wschr. 1940, 343.
(314) Schellong: Z. exper. Med. 50, 488 (1926).
(315) Schellong: Klin. Wschr. 1923 II, 1394.
(316) Schellong: Klin. Wschr. 1929 II, 2042.
(317) Schellong: Z. exper. Med. 36, 297 (1923).
(318) Schellong: Z. Biol. 82, 174, 435 (1925).
(319) Schellong: Verh. dtsch. Ges. inn. Med. 1936, 288.
(320) Schellong: Klin. Wschr. 1936 I, 361.
(321) Schellong u. Schütz: Z. exper. Med. 61, 285 (1928).
(322) Schellong: Z. exper. Med. 75, 767, 789 (1931).
(323) Schellong: Regulationsprüfung. Kreislaufbücherei. Dresden: Theodor Steinkopff. 1938.
(324) Schellong u. Stetzer: Dtsch. med. Wschr. 1936, 1785, 1828.
(325) Scheminzky: Z. exper. Med. 57, 470 (1927).
(326) Scherf: Z. exper. Med. 51, 816 (1926).
(327) Scherf: Wien. klin. Wschr. 1930 I.
(328) Scherf: Z. exper. Med. 70, 375 (1930).
(329) Scherf: Z. exper. Med. 78, 511 (1931).
(330) Scherf: Z. klin. Med. 120, 715 (1932).
(331) Scherf: Z. klin Med. 124, 125 (1933).
(332) Scherf u. Schönbrunner: Z. klin. Med. 128, 455, 750 (1935).
(333) Scherf u. Shookoff: Z. exper. Med. 49, 302 (1926).
(334) Schirrmeister: Arch. Kreisl.-forsch. 5, 264 (1939).
(335) Schlomka: Arb. physiol. 8, 80, 705 (1934). Schlomka u. Reindell: Arb. physiol. 8, 172 (1935). Schlomka u. Lammert: Arb. physiol. 8, 742 (1935).
(336) Schlomka u. Hinrichs: Z. exp. Med. 81, 43 (1932).
(337) Schlomka: Klin. Wschr. 1933, 1677.
(338) Schlomka: Erg. inn. Med. 47, 1 (1934).
(339) Schlüter: Die Erlahmung des Hypertrophischen Herzmuskels. Leipzig u. Wien 1906.
(340) Schöndorf: Verh. dtsch. Ges. inn. Med. 1936, 350.
(341) Schütz: Erg. Physiol. 35, 632 (1933).

208 Literaturverzeichnis.

(*342*) Schütz: Erg. Physiol. **38**, 493 (1936).
(*343*) Schütz: Erg. Physiol. **38** (1936).
(*344*) Schütz: Z. Biol **92**, 451 (1931). — Z. exper. Med. **81**, 428 (1932).
(*345*) Schütz: Verh. dtsch. Ges. Kreisl.-forsch. **12**, 15 (1939).
(*346*) Schütz: Luftf.med. **132** (1939).
(*347*) Schütz u. H. Lehne: Z. exper. Med. **110**, 137 (1942).
(*348*) Schütz u. K. E. Rothschuh: Z. exper. Med. **110**, 143 (1942); **154**, 174 (195).
(*349*) Schütz, Rothschuh u. Mehring: Klin. Wschr. **1940**, 97.
(*350*) Schuppler: Jb. Kinderhk. **145**, 135 (1935).
(*351*) Schwab, R.: Z. exper. Med. **103**, 1 (1938).
(*352*) Schwingel: Z. exper. Med. **98**, 539 (1936).
(*353*) Scott, Feil and Katz: Amer. Heart J. **5**, 68, 77 (1929).
(*354*) Sell: Med. Klin. **1932**, Nr 5.
(*355*) Selzer: Amer. Heart J. **16**, 336 (1938).
(*356*) Semadeni: Arch. Kreisl.forsch. **5**, 31 (1939).
(*357*) Semerau: Dtsch. Arch. klin. Med. **126**, 161 (1918).
(*358*) Siebeck: Dtsch. med. Wschr. **1937**, 413.
(*359*) Skramlik: Pflügers Arch. **180**, 28 (1920).
(*360*) Stolnikow: Pflügers Arch. **28**, 287 (1882).
(*361*) Straehl, E. O. (bei W. R. Heß): Dtsch. Arch. klin. Med. **131**, 230 (1920).
(*362*) Straub, H.: Arch. exper. Path. (D.) **45**, 346 (1901).
(*363*) Straub, H.: Z. Biol. **53**, 499 (1910).
(*364*) Straub,H.: Dtsch. Arch. klin. Med. **118**, 22 (1915).
(*365*) Straub, H.: Dtsch. Arch. klin. Med. **123**, 403 (1917).
(*366*) Straub, H.: Münch. med. Wschr. **1918**, 643.
(*367*) Straub, H. u. Kleemann: Dtsch. Arch. klin. Med. **123**, 296 (1917).
(*368*) Straub, W.: Klin. Wschr. **1922 II**, 1638.
(*369*) Straubel: Dtsch. Arch. klin. Med. **133**, 193 (1920).
(*370*) Sulze: Z. Biol. **60**, 495 (1913).
(*371*) Tabora v.: Z. exper. Path. u. Ther. **3**, 499 (1906).
(*372*) Tandler: Anatomie des Herzens. Jena 1913.
(*373*) Tawara: Das Reizleitungssystem im Säugetierherzen. Jena 1906.

(*374*) Tesseraux: Zbl. path. Anat. **42**, 344 (1928).
(*375*) Tigerstedt: Skand. Arch. Physiol. (D.) **20**, 330 (1908).
(*376*) Tigerstedt: Skand. Arch. Physiol. (D.) **22**, 120 (1909).
(*377*) Trendelenburg, W.: Arch. Anat. usw. **1903**, 271.
(*378*) Trendelenburg, W.: Pflügers Arch. **144**, 39 (1912).
(*379*) Trendelenburg, W.: Z. exper. Med. **92**, 1, 20, 30, 36, 41 (1933).
(*380*) Trendelenburg, W.: Dtsch. med. Wschr. **1935**, 201 (dort weitere Angaben).
(*381*) Trendelenburg, F.: Wiss. Veröff. a. d. Siemenskonzern 5, S. 175. 1927.
(*382*) Uhlenbruck: Die Herzkrankheiten im Röntgenbild und Ekg. Leipzig: Johann Ambrosius Barth 1936.
(*383*) Uhlenbruck: Z. Kreisl.forsch. **34**, 737 (1942).
(*384*) Unghvary: Klin. Wschr. **1940**, 499, 1130; **1941**, 196, 449, 591, 985; **1942**, 63, 795.
(*385*) de Waart, A. u. C. I. Storm: Arch. neerld. Physiol. **20**, 255 (1935).
(*386*) Warburg: Om Coronarkredslobet og om Thrombosen af en Coronararterie med en historik Oversigt. Levin u. Munksgaards 1930.
(*387*) Weber, A.: Dtsch. Arch. klin. Med. **108**, 311 (1912).
(*388*) Weber, A.: Münch. med. Wschr. **1913**, 46.
(*389*) Weber, A.: Z. exper. Path. u. Ther. **21**, 2 (1917).
(*390*) Weber, A.: Dtsch. Arch. klin. Med. **129**, 349 (1919).
(*391*) Weber, A.: Münch. med. Wschr. **1921**, 508.
(*392*) Weber, A.: Verh. dtsch. Ges. inn. Med. **1924**, 261.
(*393*) Weber, A.: Z. Kreisl.forsch. **21**, 138 (1929).
(*394*) Weber, A.: Z. klin. Med. I.—X. Mitt. **1934—1937**.
(*395*) Weber, A.: Dtsch. med. Wschr. **1937**, 430.
(*396*) Weber, A.: Z. Kreisl.forsch. **1939**, 186.
(*397*) Weber, A.: Verh. dtsch. Ges. Kreisl.forsch. **1939**, 43.
(*398*) Weber, A. u. Wirth: Dtsch. Arch. klin. Med. **105**, 562 (1912).
(*399*) Weicker: Klin. Wschr. **1937 I**, 516.
(*400*) Weitz, W.: Med. Klin. **1919**, Nr 4.
(*401*) Weitz, W.: Erg. inn. Med. **22**, 402 (1922).

(402) Weitz, W.: Erg. inn. Med. 22, 410 (1922).
(403) Weitz, W.: Dtsch. Arch. klin. Med. 124, 155 (1917).
(404) Weitz, W.: Dtsch. Arch. klin. Med. 129, 309 (1919).
(405) Weitz, W.: Z. Kreisl.forsch. 1930, 273.
(406) Weitz, W. u. Schall: Erg. inn. Med. 22, 418 (1922).
(407) Weitz, W. u. Warnecke: Klin. Wschr. 1938, 441.
(408) Wenckebach: Arch. Anat. u. Physiol. (Leipz.). 1906, 297.
(409) Wenckebach: Dtsch. Arch. klin. Med. 1910, 101.
(410) Wenckebach: Münch. med. Wschr. 1925, 1015.
(411) Wenckebach u. Winterberg: Die unregelmäßige Herztätigkeit. Leipzig: Wilhelm Engelmann 1927.
(412) d. Weth v.: Verh. dtsch. Ges. Kreisl.forsch. 1939, 94.
(413) Wezler: Z. Kreisl.forsch. 27, 721 (1935).
(414) Wezler u. Böger: Arch. Path. u. Pharmakol. 180, 381 (1935); 186, 43 (1937); 187, 68 (1937).
(415) Wezler u. Böger: Erg. Physiol. 41, 292 (1939). — Klin. Wschr. 1939, 401.
(416) White: Arch. int. Med. (Am.) 16, 517 (1915); 28, 213 (1921).
(417) Wiersma: Z. Neur. 1913, 19.
(418) Weese: Digitalis, S. 193. Leipzig: Georg Thieme 1936.
(419) Wiggers: Amer. J. Physiol. 118, 333 (1937).
(420) Wilson, Johnston, Macleod and Barker: Amer. Heart J. 9, 459 (1937).
(421) Wilson, Garrard and Parker: Proc. Soc. exper. Biol. a. Med. (Am.) 29, 1010 (1932); 30, 797 (1933).
(422) Winterberg: Z. exper. Med. 8, 131 (1919).
(423) Winternitz: Med. Klin. 1935, 1575.
(424) Wolf, Parkinson and White: Amer. Heart J. 5, 685 (1930).
(425) Wolfert and Wood: Amer. J. med. Sci. 183, 30 (1932).
(426) Wong u. Heinrich: Erscheint demnächst.
(427) Wood, Wolfert u. Geckler: Amer. Heart J. 25, 454 (1943).
(428) Yoshida: Z. Biol. 84, 151, 453 (1926).
(429) Zackow u. Schleicher: Z. Kreisl.-forsch. 1943, 413.
(430) Zarday v.: Z. exper. Med. 98, 663 (1936).
(431) Zarday v.: Z. Kreisl.forsch. 1937, 268.
(432) Zarday v.: Klin. Wschr. 1940, 226.
(433) Zothe, H.: Z. exper. Med: 184, 85 (1939).
(434) Zwillinger: Z. klin. Med. 132, 264 (1937).